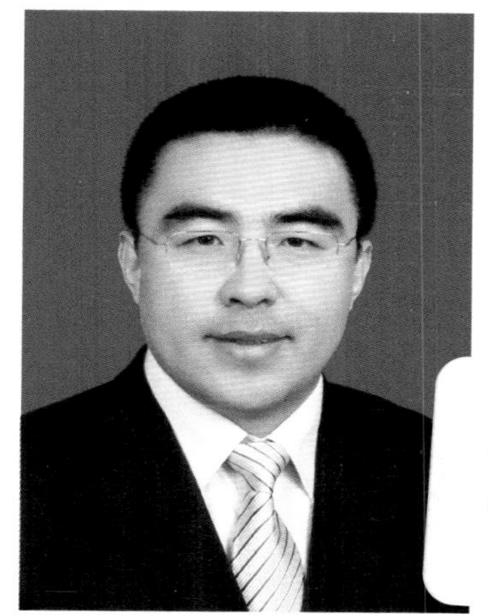

π 水杯研发者陶国林先生

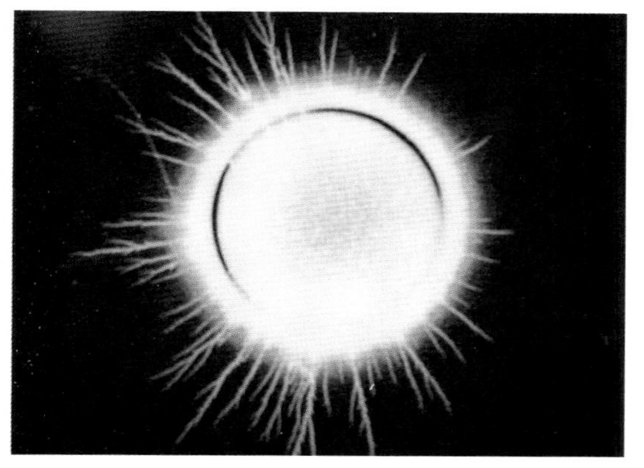

掺入 π 水资讯的陶磁所发散的气
（吉利安摄像法）

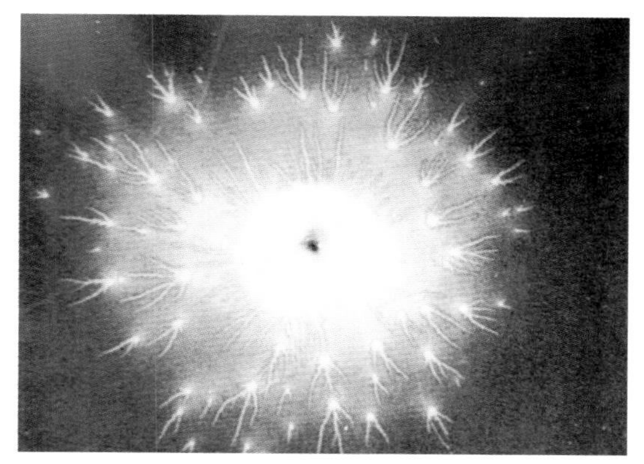

放置 π 水于试管中发散的气
（照片取自《神奇的 πwater》）

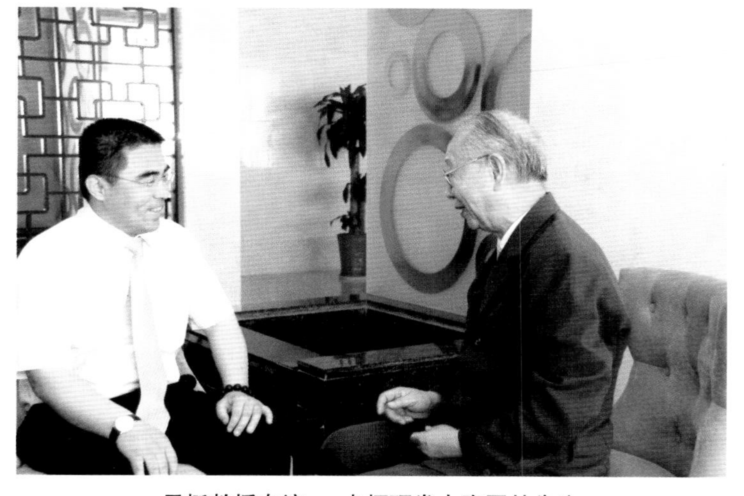

孟挺教授专访 π 水杯研发人陶国林先生

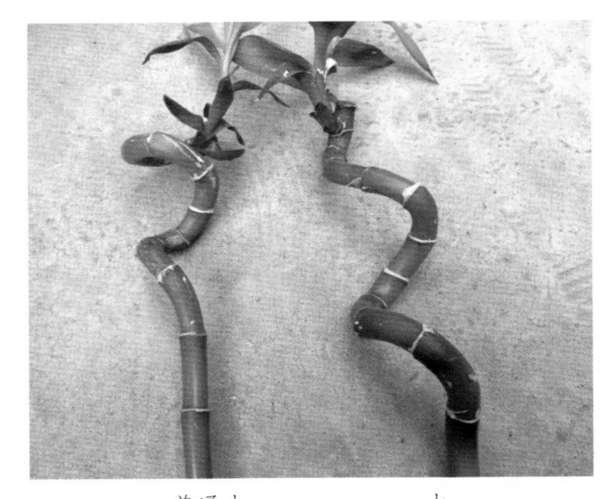

普通水　　π 水

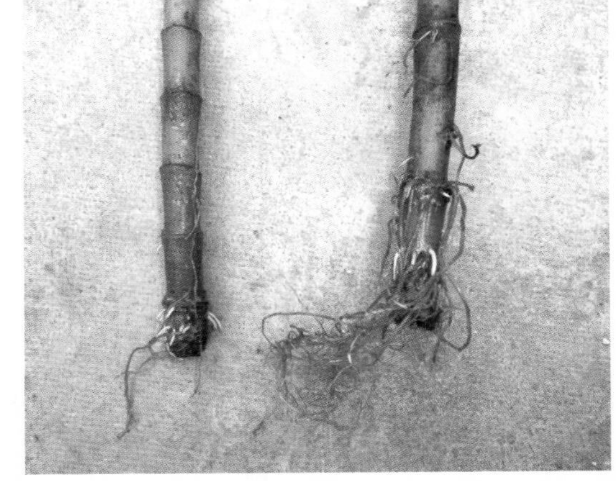

普通水　　π 水

π 水、普通水生长的富贵竹区别

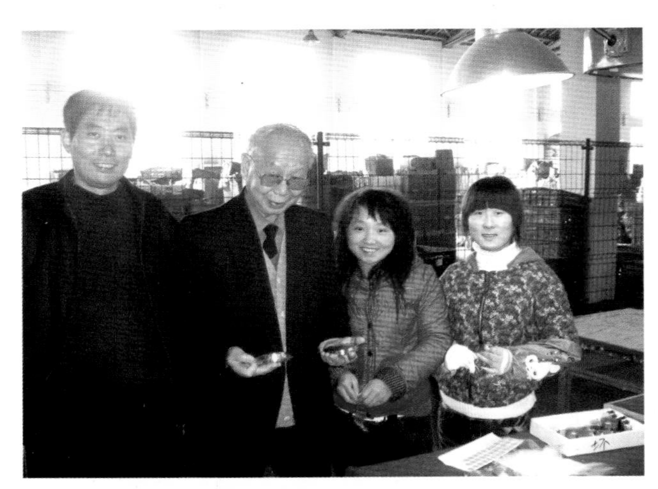

孟挺主任在生产厂实地考察

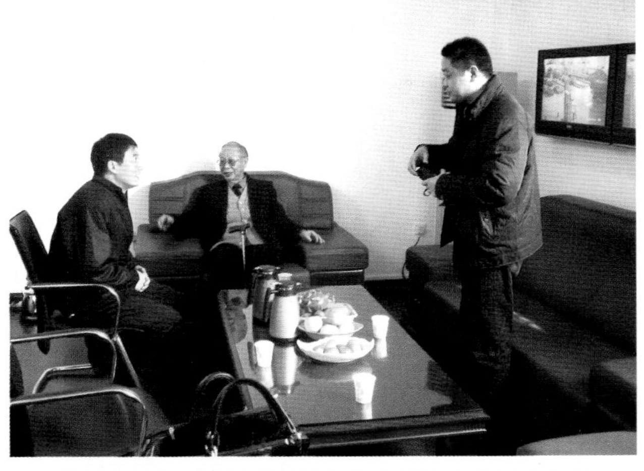

孟挺主任与大公报记者张仁雄主任和生产厂长交谈

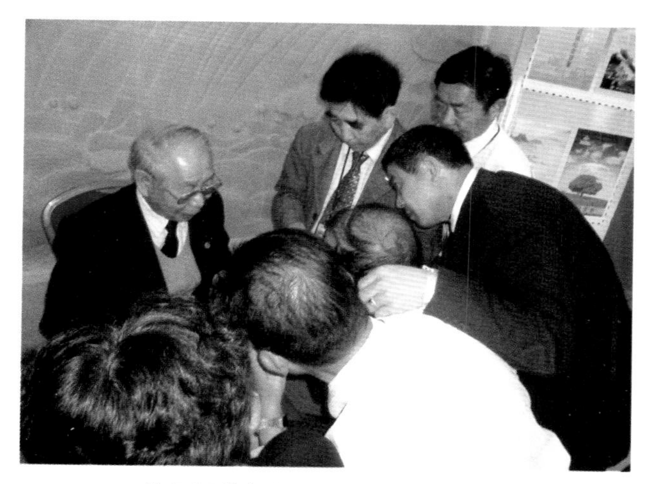

资深医学专家孟挺主任与病人交谈

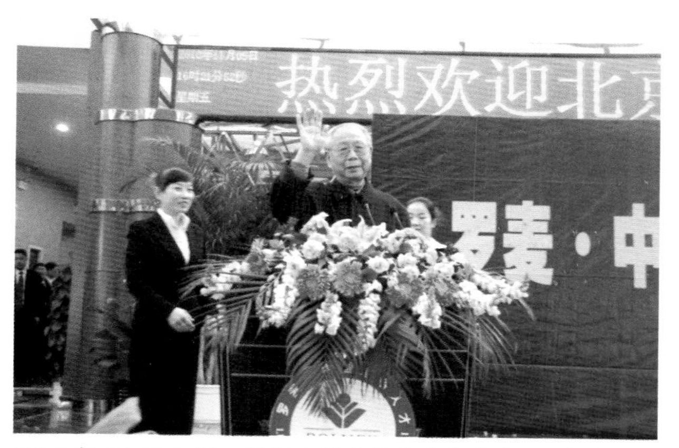

2010 年 11 月 5 日，孟挺主任在北京率先宣布 π 水能治病

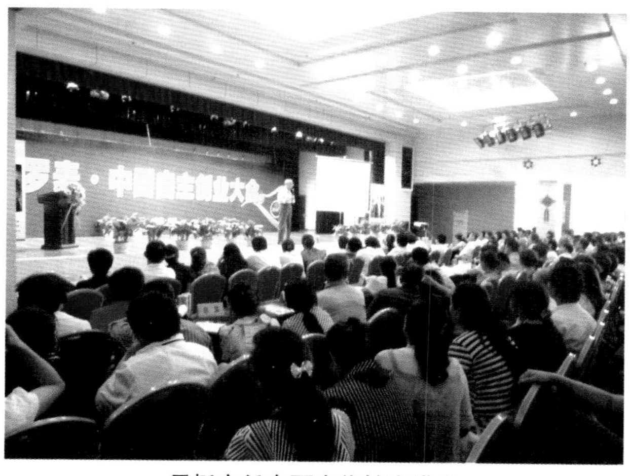

孟挺主任在西安作健康讲座

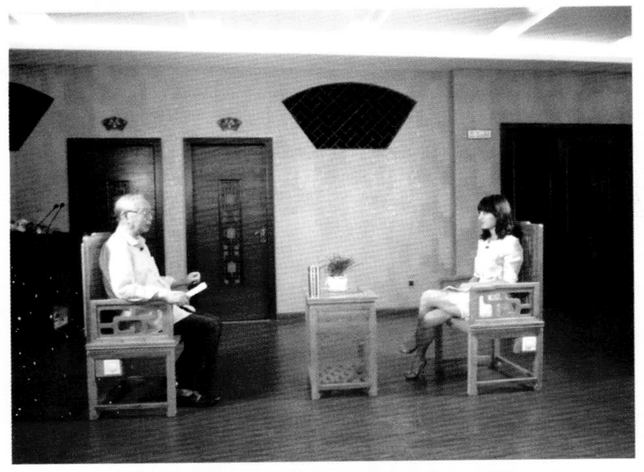

孟挺主任接受海南省电视台节目采访

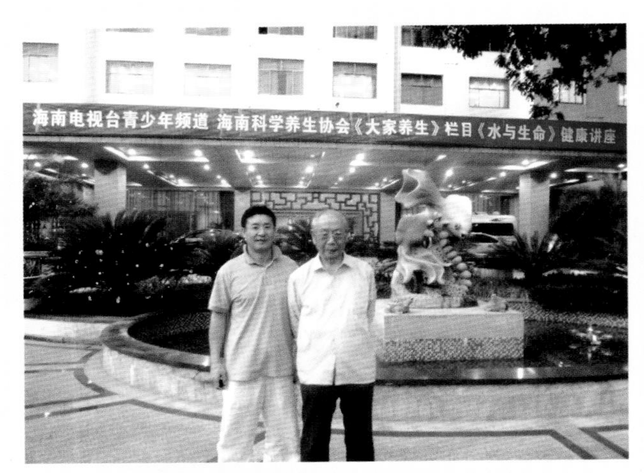

孟挺主任参加海南省电视台关于《水与生命》的健康讲座

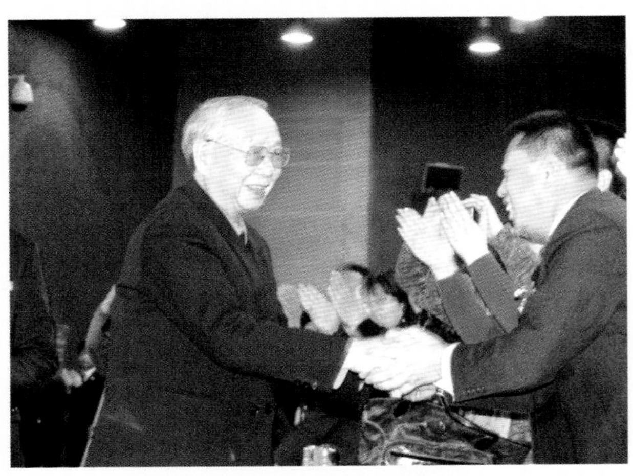

孟挺主任在天津作报告

谨以此书献给渴望健康的人们!

π WATER AND LIFE

π水与生命

中国π水研究中心◎组编
孟挺 胡伟 李体金◎主编

江苏科学技术出版社/凤凰新联

图书在版编目（CIP）数据

π水与生命/孟挺等主编．—南京：江苏科学技术出版社，2011.11
ISBN 978-7-5345-8014-7

Ⅰ．①π…　Ⅱ．①孟…　Ⅲ．①水－关系－健康－普及读物
Ⅳ．①R123-49

中国版本图书馆CIP数据核字(2011)第071524号

π水与生命

主　　编　孟　挺　胡　伟　李体金
责任编辑　徐祝平
责任校对　郝慧华
责任监制　曹叶平　周雅婷

出版发行　凤凰出版传媒集团
　　　　　凤凰出版传媒股份有限公司
　　　　　江苏科学技术出版社
集团地址　南京市湖南路1号A楼，邮编：210009
集团网址　http://www.ppm.cn
出版社地址　南京市湖南路1号A楼，邮编：210009
出版社网址　http://www.pspress.cn
经　　销　凤凰出版传媒股份有限公司
印　　刷　北京燕旭开拓印务有限公司

开　　本　787mm×1092mm　1/16
印　　张　13.5
字　　数　220千字
版　　次　2011年11月第1版
印　　次　2011年11月第1次印刷

标准书号　ISBN 978-7-5345-8014-7
定　　价　30.00元

编委会名单

前言

民以食为天，食以水为先，水是人类赖以生存的最基本条件。饮水安全问题牵动着党和国家领导人的心。胡锦涛总书记在中央人口资源环境工作座谈会上指出："要把切实保护好饮用水源、让群众喝上放心水作为首要任务"。温家宝总理在政府工作报告中讲："一定要让人民群众喝上干净的水，呼吸清新的空气，有更好的工作和生活环境"。这反映了国家高度重视饮水安全问题，也是党和人民政府以人为本的具体体现。

保障饮水安全是维护人的健康生命的必要条件。水利部汪恕诚部长指出，经济社会发展对水利工作提出五个层次的要求，饮水安全是第一个，也是最基本的要求。早日解决群众饮水安全问题，是水利人实现"三个代表"重要思想、落实"立党为公、执政为民"的具体行动和体现，也是在解决饮水困难之后人类对水的更高层次的要求。卫生部陈啸宏副部长在第三届国家环境与健康论坛上指出，我国饮用水安全面临多重挑战。生活饮用水安全保障工作是关系国计民生的大事，新修订的《生活饮用水卫生标准》已颁布并施行，国务院《全国城市饮用水安全保障规划》也将开始实施，"饮水安全与人类健康"成为各界关注的焦点问题。

联合国秘书长潘基文近期在纽约总部举行的一个安全饮水与公共卫生专题展览上致辞时，呼吁国际社会重视安全饮水问题。潘基文说，由于人口增长快、不良和低效的用水习惯、管理模式落后和基础设施建设投入不足等诸多因素导致的饮用水短缺问题是一个全球性"无声的危机"。解决安全饮水问题也是消除贫困的重要一环，对实现千年发展目标和可持续发展至关重要。

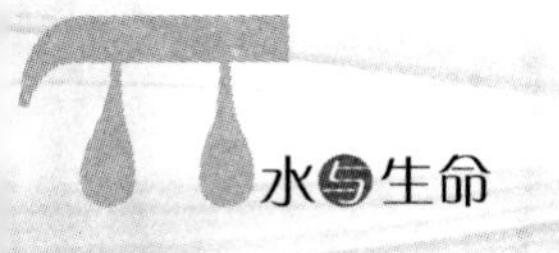

饮水安全是实现水利可持续发展首要解决的问题，也是件繁重的大事，既有水质先天差劣和水源短缺问题，也有社会经济发展导致的水污染现象。按照可持续发展的要求，在经济社会发展的同时，要处理好与生态环境的关系，饮水安全是人居环境的重要内容和基本条件，与干旱缺水、水污染等水问题密切相关，解决饮水安全，将为解决其他水问题奠定基础，为水资源的可持续利用和经济社会的可持续发展创造条件。由于受自然和经济社会条件制约，在我国许多偏远地区居民饮水困难和饮水安全问题仍然比较突出，直接影响人民群众的身体健康和生活质量。让人民群众喝上放心水已经成为各级政府面临的重大问题，相信有国家的重视、全民的参与，实现人人享有青山碧水、人人喝上优质洁净水的目标不会太远。本书将从人类的起源、发展、水在人体的作用、水与疾病以及现在饮用水的状况等方面阐述水与生命的关系，并介绍目前已被世界和国内实践并认可的对人体健康有益的优质水。

孟 挺

目录

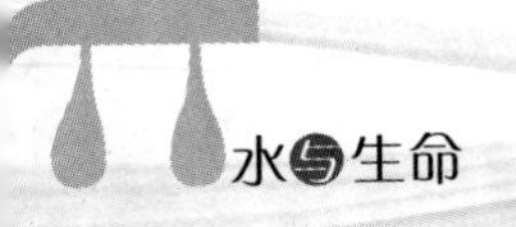

胡锦涛总书记在中央人口资源环境工作座谈会上讲：

“环境保护工作要着眼于让人民喝上干净的水，真正健康的水！”

第一章 水与生命

纵观人类发展的历史长河，水源是至关重要的。百万年以来，人类和大自然中天然存在的淡水水源，形成了和谐的依赖关系。因此，我们要珍惜每一滴来自天然的好水，让生命和自然保持和谐一致。人类通过自己的长期实践对水早已有所认识。早在公元前600年，古希腊哲学家米列斯基就提出了水是“万物之始”的科学论断。中国古代的五行学说也把水看作是构成万物的一大元素。在漫长的历史长河中，人们对生命中水的认识不断深化，到20世纪70年代，美国著名生物物理学家圣乔治进而把水称颂为“生命的中心，生命的母亲，生命的模板”。这说明对水与生命关系的探索，在科学发展上占有何等重要的地位。今天，随着生命科学的发展，人们对于水与生命的认识又进入了一个新的阶段。水是一切生命赖以生存、且不可替代的重要自然资源和环境要素。没有水，也就没有生命的存在。所以我们要珍惜水源、保护水资源。

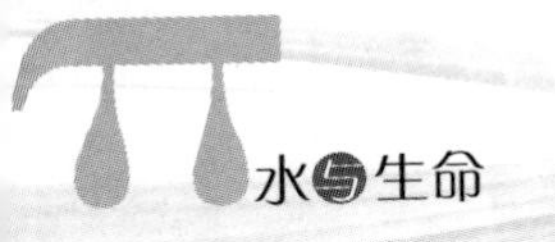

第1节
水是生命之源

生命的起源一直是科学家们研究的课题，中国科普博览网中介绍：现代的科学研究认为生命起源于海洋。

海洋面积占地球表面积的71%，如果将海洋中所有的水均匀地铺盖在地球表面，地球表面就会形成一个厚度2700米的水圈。所以有人说地球的名字起错了，应该叫作“水球”。

无论从地球上生命的起源到人类社会的形成，还是从生产力低下的原始社会到科学技术发达的现代社会，人与水都结下了不解之缘。水既是人类生存的基本条件，又是社会生产必不可少的物质资源。没有水，就没有人类社会的今天。

大约在50亿年前的原始地球，天空烈日似火，电击雷鸣；地面熔岩滚滚，火山喷发。这种自然现象成了生命起源的“催生婆”。巨大的热能，孕育着生机并促使原始地球各种物质激烈地运动和变化。原始地球由于不断散热，灼热的表面逐渐冷却下来，原来从大地上“跑”到天空中去的水，凝结成雨点，又降落到地面，持续了若干亿年，形成了原始海洋。在降雨过程中，氢、二氧化碳、氨和甲烷等，有一部分带入原始海洋；还有一部分矿物质和有机物随着雨水冲刷大地汇集海洋。广阔的原始海洋，诸物相聚，气象万千，大量的有机物源源不断产生出来，海洋就成了生命的摇篮。

“蛋白体是生命的存在方式”，蛋白体主要由蛋白质和核酸组成。蛋白质和核酸等有机物，在地球早期的原始海洋中，与水浑然一体，经过亿万年的发展和聚合，又发生了重大的变化，形成了“团聚体”的多分子体系，它们周围产生了一层“界膜”，开始与水分隔开来。独立出来的多分子体，从环境中吸收物质，扩充和改造自己，同时排出“废物”，使自己的化学组织不断自我更新。大约在38亿年前，当地球的陆地上还是一片荒芜时，在咆哮的海洋中已经开始孕育生命——最原始的细胞，其结构和现代细菌很相似。这样，它们就从无生命领域跨入了生命领域，生命宣告诞生了！

大约经过了1亿年的进化，海洋中原始细胞逐渐演变成为原始的单细胞藻类，这大概是最原始的生命。由于原始藻类的繁殖，并进行光合作用，产生了氧气和二氧化碳，为生命的进化准备了条件。这种原始的单细胞藻类又经历亿万年的进化，产生了原始水母、海棉、三叶虫、鹦鹉螺、蛤类和珊瑚等。海洋中的鱼类大约是在4亿年前出现的。

由于月亮的吸引力作用，引起海洋潮汐现象。涨潮时，海水拍击海岸；退潮时，把大片浅滩暴露在阳光下。原先栖息在海洋中的某些生物，在海陆交界的潮间带经受了锻炼；同时，臭氧层的形成，可以防止紫外线的伤害，使海洋生物登陆成为可能，有些生物就在陆地生存下来，开始了生命的进化。此时，无数的原始生命在这种剧烈变化中死去，而留在陆地上的生命则经受了严酷的考验，适应环境，逐步得到发展。大约在2亿年前，爬行类、两栖类、鸟类出现了。研究认为，所有的哺乳动物都在陆地上诞生，他们中的一部分则又回到海洋母亲的怀抱。大约在300万年前，出现了具有高度智慧的人类。

当然，上述观点也有人提出了反对意见。例如，俄罗斯科学家称生命起源于泥土，而非起源于海洋。俄罗斯科学院生理科学委员会主席、俄罗斯科学院院士尤里·纳托钦宣布：生命起源于海洋的说法不可信，真实的情况是生命起源于泥土。

纳托钦在接受记者采访时称："传统上一提起生命诞生的环境，都会说生命起源于海洋，但这是不可能的。"他解释说，"生命产生的关键环节是核酸合成蛋白质，这一环节在富含钠离子的海水中是不可能促成的。如果在液体中含有钠离子，合成蛋白质的过程将终止。要知道，海洋自远古就含有丰富的钠离子，生命不可能起源于富含钠的环境中。"他认为，核酸合成蛋白质的过程完全可能在泥土中实现。据此，纳托钦提出：生命起源于距地面不深的泥土中，同时那里存有水。第一个生命——原始细胞，很可能是在雨水浇过后的烂泥中产生的。此后，细胞逐渐适应了海水环境。海水中的盐分依靠渗透作用进入细胞体内，细胞也因此开始进行分裂。至此生命的进化开始走上两条不同的道路：一类生命产生了坚硬的外壳，另一类则没有。至今，人们依然没有搞清楚生命物质分子从何而来，或许这些分子是从外太空落入地球的。纳托钦说："一些生命成分由于机缘巧合进入了地球并且开始发展。"地球上的现代细菌乘坐宇宙飞船从太空返回后，依然生机勃勃，这或许能作为生命成分来自外太空的间接证明。

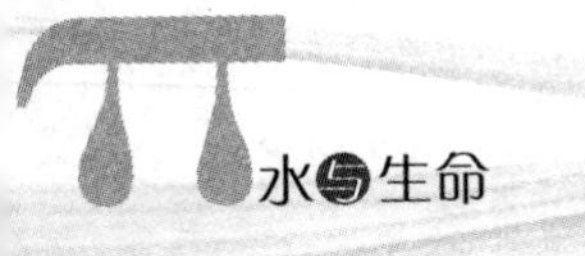

以上两种观点，不管是认为生命起源于海洋的咸海水，还是陆地上的淡水，皆认可生命起源于水。

第2节
水与生命的关系

一、生命之水

《民俗环保》文中介绍每一滴水都是生命体。水，需要的是按照生命本身的节奏和自然规律生存。

科学家又发现：遗传基因（DNA）和氢氧化物的水（H_2O）有很密切的关系。DNA由两根锁链构成，呈螺旋状，是靠氢的结合才形成的。

矿物元素在自然水中的比例同人体的构成比例基本吻合。在人体血液组织中，现已发现有100多种化学元素，与地壳中的化学元素有明显的相关性，即二者之间存在着元素含量分布规律相对的一致性。人和地球中水的组成都为70%，人的血液中矿物质组成及比例又与海水相似。英国科学家测量了人体血液中60多种化学元素含量，把它与水中元素、地壳元素的分布做了比较，发现三者的丰度曲线有惊人的重合性。

人的机体通过化学元素与环境进行物质交换。化学元素把人和环境紧密相连，通过人体的调节、利用、解毒、代谢机能，使人体组织成分与环境取得相对平衡。这种联系和平衡的客观规律，主要归功于水质。

在我们现实生活中，要使身体功能正常，每日必须喝至少八杯水（2000mL）。现代人的食物中常是极度缺水的，而一般的自来水又缺乏活性而导致利用率大大下降，这不仅是人类疾病增加的一个重要原因，更重要的是影响人的生命力。

我们到处可以看到，许多地方病的发生多与水有着直接的原因。古人认为，在轻水边居住的人，常有甲状腺肿大；在重水边居住的人，多有瘸腿或患有克山病；在甘甜的水边居住的人，多健康、美丽且长寿；在辛水边居住的人，皮肤粗糙且易发生多种皮肤病；在苦水边居住的人，多佝偻和驼背，也就是地方性氟骨病。

总之，水的质量决定生命的质量。它不仅决定人的寿命，甚至影响到遗传基因。

二、水与生命息息相关

地球的确是多水的，而水的特性好像是为了使生物存在而设计的。例如，在一切固态和液态物质中，水的热容量最大，足以使地球上的海洋成为一座巨大的蓄热库。不管是夏季烈日曝晒，还是冬季寒风扫荡，水的存在，都可以使地球表面的温度不致过高。而水的固态——冰，一反其他物质固态收缩的特点，反而膨胀。这一特点就使水结冰后，不仅不会沉于水下，反而浮在水上。这样一来，就可以接受阳光的照射，而不至于无限的扩展。你看，南极巨大的冰库下和北冰洋的深层中，都是温暖的液态海水，它使各种海洋生物得以生存。水又是良好的溶剂，各种生命必需的无机盐和氧都可以溶解在其中，因此水又是新陈代谢的重要媒介，没有水，生物体内的一系列生化反应就无法进行。

由于阳光的照射，每天有亿万吨水蒸发为气而浮入大气层。水的不同形态，影响着地球规律的运行，推动着季节周期的更替，调节着地球的气候变化，维持着包括人类的各种生物的生存环境。

人类的生存及文明的发展更是离不开水。翻开人类的文明史，几乎都与水有着不解之缘。著名的古巴比伦与幼发拉底河及底格里斯河的兴衰息息相关；举世闻名的埃及金字塔自然也离不开世界第一大河流——尼罗河；而中华民族几千年的文明也离不开母亲河——黄河。那一条条大河就是人类的大动脉，江河中流淌的就是人类的血液。

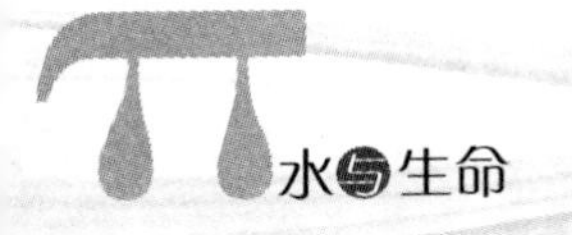

第3节 水在人体中的作用

人们每天在喝水，而大多数人并不清楚喝水的重要性。水在细胞内是物质代谢的主要媒介，而在细胞外又是细胞生存的环境。物质代谢就是在水中进行的化学反应，而代谢产物正是通过溶解到水中才得以排出体外。人体在维持机体正常运行和功能稳定的同时，每天都需要补充一定的淡水。一般情况下，每人每天通过饮水和食物摄入的水量大约为2000~3000mL，在炎热环境下或从事重体力劳动的人，每昼夜需要补充水份800~1000mL或更多。如果身体摄入水分不足，一开始人体可通过调节机制减少水分的排出量，保持机体水平衡，但要是严重不足，自身就无法控制机体水平衡了。随着年纪的逐渐变老，人们会不同程度的失去口渴的感觉，因此会逐渐发生慢性脱水症，容易导致老年人生病。

一、水在人体中的生理作用

水是生命之源。人对水的需要仅次于氧气。人如果不摄入某一种维生素或矿物质，也许还能继续活几周或带病活上若干年，但如果没有水，却只能活几天。由此可见，水对人的生存是多么重要。水在人体的生理作用主要有如下几点：

1. 帮助消化。我们日常的饮食， 在口腔内咀嚼食物要唾液；在胃里消化食物要胃液；在肠内要胆汁、胰液和肠液，这些消化液绝大部分都是由水组成的。如果缺少了水，消化功能便无法完成。

2. 排泄作用。食物经消化和吸收以后所剩余的残渣废物，以大便的形式经肛门排出体外，多余的水分经肾脏、汗腺和口腔排出体外。如果没有水，这些生理活动将无法进行。排泄方法虽有不同，但都需水分的帮助。

3. 润滑作用。体内一些关节囊液、浆膜液可使器官之间免于摩擦受损，并使之灵活转动。眼泪、唾液也都是相应器官的润滑剂，而这些润滑液的主要成分还是水。水还可以滋润皮肤。皮肤缺水，就会变得干燥失去弹性，显得面容苍老。

4. 平衡体温。水与体温的关系非常密切，天冷时，血管收缩，血液流到皮肤的量减少，水分不易排出，体温才能保持平衡。夏天，环境温度往往高于体温，人就靠出汗，使水分蒸发带走一部分热量，来降低体温，避免使人中暑。

5. 维持细胞。人体由亿万个细胞组成，细胞的内外都是水，因为只有水才能维持组织的新陈代谢。

6. 淋巴和血液。我们人体的淋巴液和血液有运送养分、排泄废物的功能，这些都由水来承担，人体各部分的活动和每一个器官的新陈代谢，比如胎儿在子宫内的羊水中长大、精子的游动等，也需要水来维持。

7. 水是最好的药。因为水中含有对人体有益的成分，当感冒、发热时，多喝开水能帮助发汗、退热、冲淡血液里细菌所产生的毒素；同时，小便增多，有利于加速毒素的排出，使人体尽快恢复健康。

此外，在大面积烧伤以及发生剧烈呕吐和腹泻，体内水分大量流失时，都需要及时补充水，以防止严重脱水，而加重病情。

总之，水是生命的基础。人在孤立无援的困境中，只要有水生命就会维持较长时间；生病时若无法进食，需要补充的首先是水。因此有必要对水中各成分和人体的联系有一个较清楚的概念，这样才能使人真正认识到饮水对健康的重要性。

二、水在人体内的调节

《家庭医生报》中介绍：正常成人体内的水约占体重的60～70%，其中40%是在细胞内，20%在细胞外（称为细胞外液），后者主要包括血浆（占5%）和组织间隙液（组织液，占15%）。细胞外液是细胞的直接生活环境（即内环境），细胞外液量的多少及其渗透压的高低直接影响到细胞的生命活动。例如，细胞外液量减少，其渗透压就会升高（高于细胞内液的渗透压），结果细胞内的水分被吸引到细胞外，引起细胞脱水；相反，如果细胞外液量增加，渗透压就降低（低于细胞内的渗透压），水分就进入细胞内，结果引起细胞水肿。但正常情况下，通过人体的稳态调节机制，能维持相当恒定的细胞外液量和渗透压。

人体调节细胞外液量及渗透压主要是通过调节水的摄入和排出实现的。在人的下丘脑有两个特殊部位：渴中枢和渗透压感受器。当体内缺水时，细胞外液量减少、渗

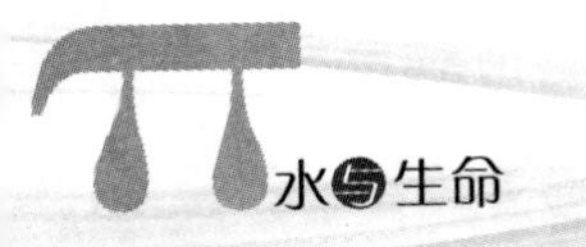

透压升高，会兴奋下丘脑的渴中枢及渗透压感受器，前者引起口渴，后者使脑垂体分泌抗利尿激素（一种使肾排尿减少的激素）。结果通过饮水及减少尿的排泄，使细胞外液量和渗透压恢复。相反，当体内水过多时，细胞外液量增加，渗透压降低，脑垂体分泌抗利尿激素减少或停止分泌，血液中原有抗利尿激素又很快被分解破坏，结果肾脏由于没有抗利尿激素的作用，排出大量稀释的尿，细胞外液量及渗透压又得到恢复。下丘脑渗透压感受器对细胞外液渗透压的改变非常敏感，只要渗透压改变1%就产生反应。渴中枢不仅在细胞外液量及渗透压降低时兴奋，而且口腔、咽及食道干燥，血压降低时也使它兴奋，引起渴感。尿量的变化可从每天400~2500mL不等，前者就如在沙漠缺水时，后者则像在喝啤酒比赛时，可见肾脏通过排尿对体内水的平衡也起着重要的调节作用。

另外，人体水液代谢的全过程，需要五脏六腑生理功能的协同配合，以肺、脾、肾三脏的功能活动为主。中医学认为："盖水为至阴，故其本在肾；水化于气，故其标在肺；水惟畏土，故其制在脾"（《景岳全书·肿胀》）。其中肾的气化作用又贯穿于水液代谢的始终，并且对脾、肺等脏在水液代谢方面的功能起着促进作用。如果脾、肺、肾三脏中任何一脏的功能失常，皆可引起水液的排泄障碍，使水湿停留于体内，而产生痰饮、水肿等病理变化。因此，要想身体健康，必须要维护身体各内脏器官的健康。

三、人体内水的平衡

水的需要量根据年龄、体力活动、膳食、疾病和损伤的情况而有所不同。对于成年人，每人每日从食物中摄取水约为1000mL，从饮水中摄取水约为1200~1500mL。除此之外，食物在分解代谢过程中，氧化的最后阶段也产生水，称为代谢水，每日约300mL。每日排出的水量与每天摄取的水量有密切关系。成人尿中每日约排出35克废物，排出每克废物，约需耗水15mL作为溶剂。故成人每日必须至少排出500mL称为最低尿量。而病人24小时尿量低于500mL称为少尿症。每人每日经呼吸蒸发水分约为400mL，体温高，呼吸快时更多，经皮肤蒸发约500mL，气温高，出汗多的时候更多。即使是无明显出汗时，体表还有蒸发，称为"不知觉汗"。每人每日由大便带走的水分约100mL。以上是在正常情况下，成人失水的途径与每日排出的量，总共约为1500mL，亦称最低需水量。当体内增加或减少水的摄入时，人体会自动通过调节系统以维持水平衡。若在某些病理状态下，就会出现脱水或水肿现象。

正常成人每日水摄入与排出量如下表：

摄入量（mL/24h）		排出量（mL/24h）	
食物	1000	呼吸	350
饮水	1200	皮肤	500
代谢水	300	粪便	150
/	/	肾排水	1500
共计	2500	共计	2500

由上表可以看出：健康的人体应保持适量的水分，正常情况下，无论人是否感到口渴，都应主动饮水。每日摄取与排出的量基本相当，各约为2500mL，这就是体内水平衡。

中国医促会健康饮用水专业委员会主任李复兴教授说：

“好水是药，坏水是毒。”

第二章 饮水与健康

中国医促会健康饮用水专业委员会主任李复兴教授说：“好水是药，坏水是毒。”而现在由于我们身边的环境污染，使与人们生活以及健康息息相关的饮用水资源也日益受到破坏。饮水资源的短缺和污染已成为世界的主要问题。随着人口素质的提高，人们愈来愈认识到饮水与健康的关系。但是面对今天的市场，各种品牌，不同种类的水五花八门，弄得一直以自来水为“生命泉”的当代人，搞不清究竟该喝什么。应该说，现在，对饮水水质提出了更高的要求，这是现代人保健意识提高的表现。问题是，如果对此没有一个科学、全面的概念，很容易走进饮水的误区，反而对健康不利。要喝健康水，首先要认清什么是健康水。李复兴教授还用大量科学数据，总结和归纳了健康水的三个主要标准：一是没有污染的水；二是没有退化的水；三是符合人体生理需要的水。只有这三点全部达到要求，才能称为健康之水。

第1节 水中微量元素与健康

国内有的学者认为，人群从食物中摄取的微量元素已能满足人体的需要，饮水中微量元素对人体健康并不重要，但此类论点科学依据不足，无法推翻水中微量元素和矿物质对人体健康的积极作用。同时，近几年国外学者在科学研究基础上提出“健康水”概念，深化了饮水中微量元素和矿物质对人体健康的积极作用，微量元素与身体健康是生命科学中一个活跃的研究领域。在日常生活中，人体通过饮水吸收的微量元素也占有相应的比例。人体营养中有11种主要元素按所需多少顺序递减为氧、碳、氢、氮、钙、磷、钾、硫、钠、氯、镁。前四种占95%，其余仅占4%，另外人体尚有维持生命活动的“必需微量元素”，约占1%。每种微量元素含量均小于0.01%，它们是铁、锌、铜、锰、碘、钴、钼、硒、氟、钡等10多种。传统的饮水卫生学研究结论认为：水中微量元素对人的健康至关重要，但其也有一定的适宜浓度范围，超过或低于这个范围都会引起疾病。

一、铁（Fe）

铁是维持生命的主要物质，是人体健康不可缺少的微量元素。铁元素在人体中具有造血功能，它参与血红蛋白、细胞色素及各种酶的合成，促进生长发育，是哺乳动物血液中的红细胞交换氧时所必需的。人的颜面泛出红润之美，离不开铁。成年人体内的含量约为3～5g。由于新陈代谢，人体内每天消耗的约为1mg。每天摄取食物和水可以补充人体内消耗的一部分铁元素，但人体所摄取的实际上只有大约8%被吸收而进入血液中。建议每人每日铁摄取量为：成人摄取量是10～15mg，妊娠期妇女对铁元素的需要更高，可达30mg。没有铁，红细胞中的血红蛋白就无法制造，氧就得不到输送，这就是临床上医生们常说的“缺铁性贫血”。此时血液供氧能力降低，导致肤色苍白、干燥、头晕、眼花、耳鸣、疲劳、乏力、食欲减退、活动时心悸及气短等。铁缺乏还可引起心理活动和智力发育的损害及行为改变。可导致婴儿智商低下，对挑逗反应差、易怒不安，学童注意力不集中，成绩差，抗感染能力降低，易患病，体温调节差，在寒冷环境中保持体温的能力受损。值得注意的是，即使是轻度缺铁的儿童，他们的注意力也会明显的降低，从而影响他们的学习能力。食物中的铁有两种形式，一种是非血红素铁，另一种是血红素铁，两种形式的铁在小肠内的吸收率不同，影响它们的因素也不同。非血红素铁存在于植物性食物中。这种铁需要在胃酸作用下还原成亚铁离子才能吸收，吸收率很低，一般吸收1%～5%。被吸收的铁存在于动物的血液、肌肉和内脏中，其吸收率可达20%以上。体内铁储备充足时吸收率低，体内铁缺乏或需要量增高时吸收率高。但人体内微量元素铁的含量也不宜过多，倘若长期大量摄入，又会引起铁中毒，出现组织损坏、肝和脾功能性障碍、青年智力发育缓慢、肝硬化和皮肤色素沉着等病症。如老年人血液中铁元素沉积就会产生老年斑，若铁在大脑皮层中蓄积就会导致老年性痴呆症，若在关节处沉积就会导致关节炎等。

对水而言，当水中铁超过0.3mg/L时，会使洗过的衣服和卫生用品（瓷器）着色，发生斑点；超过0.5mg/L会使水的色度大于30度；含量达1～2mg/L时，会产生苦涩味。所以规定生活饮用水中铁的含量不应超过0.3mg/L。

人们从膳食中，比如谷类、肉类、蔬菜、水果、毛豆、豆制品、蛋黄、动物的肝和肾以及饮水都能获得一定的铁。

二、锌（Zn）

锌以往被科学家认为是促进儿童生长的关键元素和智慧元素，现在已知它是维持人体多种酶正常生理活性的必需成分。专家发现有 90 多种酶与锌有关，体内任何一种蛋白质的合成都需要含锌的酶。锌可促进生长发育、性成熟，并影响胎儿脑的发育。维生素 A 在体内的逆转及其在血液中正常浓度的维持，都与锌有关。锌还是构成多种蛋白质分子所必需的元素，而蛋白质则构成细胞。所以，几乎所有的锌都分布在细胞之内，且其含量比任何其他元素更为丰富。现在，许多研究报告都说明锌具备多方面的生理功能，是一种对人生命攸关的元素，它在生命活动中起着转换物质和交流能量的“生命齿轮”作用。锌的含量仅次于铁，居第二位。成人体内含2.3g左右。按每千克体重所含mg计，男性锌含量平均为 33.3mg，女性为22mg。身体中锌含量最多的器官是眼、毛发和睾丸。一般认为人每天需锌10～14.5mg，多从食物和饮水中获取。一般成人锌的吸收率约为 20%～30%，锌的吸收也受肠道内很多因素的影响。植酸、草酸和纤维素可降低锌的吸收率。动物性食物中锌吸收率高于植物性食物，粮食经发酵可提

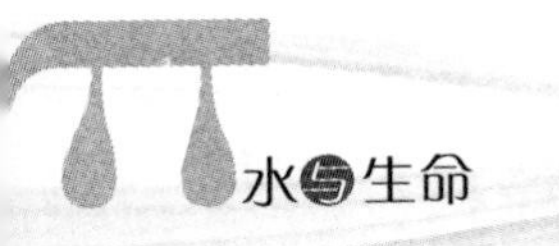

高锌的吸收。

当人体缺锌时，可引起一系列的生理紊乱。缺锌可使味觉减退、食欲不振或异食癖、免疫功能下降、伤口愈合能力差、糖尿病；青春期缺锌男女脸上常长出粉刺或造成夜盲症；儿童缺锌则生长发育停滞、性成熟产生障碍、智力减退以及引起多动症等。我国 19 省市对儿童的调查结果表明，60% 的学龄前儿童，锌含量低于正常值，从而影响到正常生长和发育。只要不偏食，人体一般不会缺锌。

尽管锌对人体有着如此神奇的作用，但是过多摄入也是有害的。锌摄入过多可引起头昏、呕吐、腹泻。

富含锌的主要食物来源：动物的肝脏和瘦肉、贝壳类鱼、奶制品、粗营养食物、坚果、蛋和豆类。

三、锰（Mn）

锰是人体必需的微量元素，人体内多种酶的生理活性均依赖于锰的参与。例如参与精氨酸酶等多种酶的合成；在胎儿早期及出生后参与造血过程。锰还具有促生长发育和强壮骨骼的功能。各种贫血的病人，人体中的锰多半不足。缺锰地区，癌症的发病率高。

正常人体内一般含锰12～20mg，主要分布在脑、肾、胰腺和肝脏中，尤其是脑垂体中含锰量最高。它对人体的作用是多方面的，可促进维生素B1的集蓄，在蛋白质、脂肪和葡萄糖等代谢过程中起重要作用，被称为“益寿元素”。根据科学家的观察，百岁老人头发中的含锰量高，而镉含量低，故认为高锰低镉有助于长寿，因此锰的“身价”高涨，被誉为“长寿金丹”。我国著名的长寿之乡广西巴马县，最近报道，90岁的老人还在结婚，而且那里的长寿老人头发中的含锰量就高。

锰还参与造骨的作用，是合成粘多糖不可缺少的成分之一，而粘多糖是软骨和骨组织中的“支架”。所以一旦锰缺乏，就易使骨组织失去支撑，导致骨骼的畸形生长。体内严重缺锰可导致不孕症，甚至出现畸胎、死胎、孕妇死亡。缺锰可使男性雄性激素分泌减少、性功能低下、精子减少和睾丸萎缩等。世界卫生组织提出，每天摄入2～3mg就足以保持锰平衡。据研究，一般荤素搭配的膳食每日可提供锰约5mg，基本可以满足一个人的需要量，实际上我们的主食谷类食物中含锰就较丰富，所以一般情况下不易出现缺锰，造成人体内锰缺乏的主要原因是食物中的钙、磷、铁及植酸过多而干扰了锰的吸收。脑正常功能的发挥也需要锰，缺锰可使人智力减退，儿童则易患多动症，甚至会诱发癫痫和精神分裂症等。冬季皮肤瘙痒的老人，体内缺锰更为明显。另外，以精细粮食及肉食为主的老人，其中皮肤瘙痒症的发生率最高。

锰吸收过量则引起中毒。早期表现，以神经衰弱综合征和自主神经功能紊乱为主。可出现嗜睡、失眠、头痛、乏力、肌肉酸痛、记忆力减退和情绪不稳定等。

对水而言，锰在水中较难氧化。在净水处理过程中比铁难去除，水中有微量锰时，呈现黄褐色，锰的氧化物能在水管内壁上逐渐沉积，当浓度超过0.15mg/L时，能使衣物和器皿染色，在较高浓度时使水产生不良味道，人们难以忍受，希望饮用水中的锰是越少越好，我国生活饮用水将锰的标准限值定为0.1mg/L。

食物之中以糙米、米糠、核桃和麦芽等含量最丰富。豆类食物含锰量也较高，而肉类、蛋、奶类食物中含量较低。茶叶含有丰富的微量元素，尤其以锰的含量最高，被称为聚锰植物，且其含量因产地而异，名贵茶叶含锰较多。饮茶是人体摄取锰的重要途径。对某些人来说，通过饮茶从中摄取的锰可高达摄入量的10%以上，常饮茶的人不会有缺锰之虑。

四、铜（Cu）

铜是一种必需的微量元素，在人体的新陈代谢过程中起着重要的作用，是生物系统中一种独特而极为有效的催化剂。现将铜对人体健康的影响分述如下：

1. 铜与锌、铁等一样都是大脑神经递质的重要成分。如果摄取不足可致神经系统失调，大脑功能会发生障碍。

2. 铜元素在人体内参与多种酶的合成，其中的氧化酶是构成心脏血管的基质胶原和弹性蛋白形成过程中必不可少的物质，而胶原又是将心血管的肌细胞牢固地连接起来的纤维成分，弹性蛋白则具有促使心脏和血管壁保持弹性之功能。因此，铜元素一旦缺乏，此类酶的合成减少，心血管就无法维持正常的形态和功能。

3. 众所周知，铁是人体造血的重要原料，但铁元素要成为红细胞中的血红素，需依靠铜元素的协助。铜缺乏时可影响血红蛋白的合成，产生寿命短促的异常红细胞。

4. 癌症专家的最新研究表明，铜元素可抑制癌细胞的生长，诱导癌细胞“自杀”。因而癌症病人补适量的铜可阻止癌细胞的繁衍。

5. 据医生研究报告，妇女缺铜就难以受孕，即使受孕也会因缺铜而削弱羊膜的厚度和韧性，导致羊膜早破，引起流产。

6. 英国药物学联合会的专家们最近找到了一种预防“流行性感冒”的最简便办法，那就是将一种普通维生素C与铜元素结合起来服用，这样即可收到良好的效果。因此铜被人们称为流感的“天敌”。

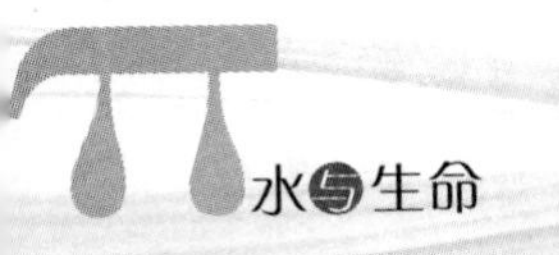

7. 缺铜可使人体内的酪氨酸酶的形成困难，导致酪氨酸转变成多巴的过程受阻。多巴为多巴胺的前体，而多巴胺又是黑色素的中间产物，最终妨碍黑色素的合成，遂引起头发变白。

铜在人体内不易保留，需要经常摄入和补充。含量丰富的食物有：果核、葵花籽、巧克力、肝脏以及牡蛎等，其次如麦片、肉类和鱼类也含较丰富的铜。只要膳食营养均衡，即可获得足量的铜。

一般正常成人体内含铜100~200mg，主要分布在肝、肾、脑等。人体内铜过多而引起慢性中毒的病例极少。健康人的肝脏排泄铜的能力是极强的。

对水而言，水中铜含量超过1mg/L可使衣物皿具染成绿色，达1.5mg/L时，有明显的金属味，达5mg/L时，水显色并带有苦味。为满足感官性状的要求，我国生活饮用水将铜的标准限值定为1.0mg/L。

五、钴（Co）

钴对人体的功能主要是通过维生素B12在人体内发挥其生理作用。其生化作用是刺激造血，促进动物血红蛋白的合成及胃肠道内铁的吸收，防止脂肪在肝脏内沉积；并可扩张血管、降低血压、预防冠心病、心肌炎、贫血、动脉硬化和白内障，还可延年益寿等。营养性贫血已证实与钴和铜的缺乏有关：钴可影响红细胞的数目，而铜则对血红蛋白的浓度产生影响。许多年前，发现地方性甲状腺肿与该地区生产的粮食中钴的含量较低有关。食用钴后，即使没有碘，似乎对甲状腺肿的发生也有良好的预防效果。钴能拮抗碘缺乏所产生的影响而不改变腺体的重量；并且当碘缺乏时，钴还能激活甲状腺的活性。当然，钴和碘联合使用效果最佳。钴可以治疗多种贫血症，钴在胚胎时期已参与造血过程。钴还参与蛋白质的合成，叶酸的贮存、硫醇酶的活化以及骨髓磷脂的形成。人若缺钴，就会引起巨细胞性贫血，同时也可出现舌及口腔炎症。并影响蛋白质、氨基酸、辅酶及脂蛋白的合成。人体每天平均从外界吸收的钴为0.02～0.03mg，就能维持人体钴的平衡。钴广泛分布于人体的各个部位，肝、肾和骨骼中含量通常较高。正常人的钴含量一般为 1.1～1.5mg。人体正常代谢所需要的钴主要从每天的饮水和食物中获得。在一些岩层中的矿泉水，钴的含量较高。

六、钼(Mo)

钼的生理作用：到目前为止，已知钼的生理功能在于通过各种钼酶的活性来实现。钼酶存在于所有生物体内，所有钼酶几乎都含有钼辅助因子，通过氧化——还原作用，积极参与钼酶的各种催化反应以及参与机体解毒功能。钼在人体内分布很广，成年人体内总量约 9mg，以肝内含量最高，肾其次。饮水中含量较少，一般低于1mg／L，这也是人体缺钼的原因之一。钼是一种有实用意义的抗癌元素，缺钼地区的人群食道癌发病率高，我国食道癌高发区的调查资料表明，饮水中钼、铜、锌、锰含量极低或缺少。近年来研究表明，钼缺少可导致营养不良、智力低下、发育迟缓、影响骨骼生长等。钼摄入过多可诱发：痛风、关节痛或畸形。食物中钼主要来源于：动物内脏、肉类、谷类、麦胚、蛋类、蔬菜和酵母。

七、铬（Cr）

铬是人体必需的微量元素，对维持人体正常的生理功能有着重要的作用。铬的生理功能是与其他控制代谢的物质配合后起作用。缺铬易导致胰岛素的生物活性降低，从而发生糖尿病。1959年生物医学家默茨证实，铬是葡萄糖代谢过程中胰岛素的利用所必需的一种要素。对一些来自于饮水中铬含量低地区患蛋白质缺乏症的儿童，用铬剂进行治疗后，恢复了他们对葡萄糖的正常消化力。目前人类对铬的需要量尚未见到明确的报道，从摄取和吸收的情况来看，成年人体内铬的含量约为5~6mg。铬摄入过多易导致肺癌。缺乏可引起：糖尿病、糖代谢异常、粥样动脉硬化、心血管病。人过中年之后，若不能及时补铬，则容易出现近视以及血糖增高、血管硬化等多种疾病。铬的食物来源：动物的肝脏、牛肉、啤酒酵母、蛋、胡椒、小麦面粉、红糖、苹果皮、香蕉、鸡以及马铃薯等。

八、钒(V)

钒具有一定的生物活性，是人体必需的微量元素之一。钒对造血过程有一定的积极作用，可抑制体内胆固醇的合成，从而减少动脉硬化的发生，因此具有降低血压的作用。钒在动物体内主要分布于肝、肾、脾、心、骨骼和胆汁中，在肌肉和血液中含量较低。另外，牙釉质和牙本质都属于羟磷灰石，钒可以置换到羟磷灰石中，起到预防龋齿的作用。正常成年人体内含量约25mg，每日需要量为0.1 ~ 0.3mg。日本学者研究表明，糖尿病病人与体内钒缺乏有一定的关系。缺钒还可引起体内胆固醇含量增加、生长迟缓、骨质异常、生殖功能受损。钒广泛存在于土壤、饮水、植物、动物体内。钒在地壳中含量很丰富，一般为110 ~ 150ppm；在海水中钒的含量为5ppm，有的海水中含量高达6000ppm；食物中钒含量丰富

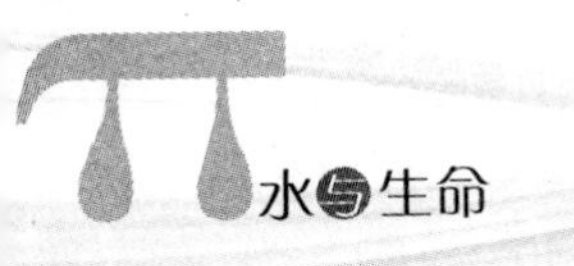

的有五谷杂粮、红薯、土豆、山药、萝卜、竹笋、荸荠、芦笋等新鲜蔬菜以及坚果类食物。

九、硒(Se)

硒在体内是一种保健元素。在防癌、抗癌、预防和治疗心血管疾病、克山病和大骨节病等方面的重要作用已为世人所公认。硒在人体内主要功能是：组成各种过氧化酶的重要元素，参与辅酶A的合成，以保护细胞膜的结构。人体内硒的含量为14～21mg，硒对健康人可以增强免疫力，对儿童可保护眼睛，对中老年人可以减少疾病。缺硒后人体免疫功能低下，抗感染能力下降，甚至可导致癌症的发生。硒还是重金属的解毒剂，能与铅、镉、汞等重金属结合，使这些有毒的重金属不被肠道吸收而排出体外。世界上长寿地区硒含量较高，但因为富硒地区很少，所以很多人都可能缺硒。

过多的摄入硒会出现头痛、精神错乱、肌肉萎缩等。硒的食物来源：海味、蛋、肉类、虾类为最高。植物性食物的硒含量决定于当地水土中的硒含量。

十、碘（I）

碘是人体必需的微量元素，功能是用于合成甲状腺分泌的含碘激素——甲状腺激素。碘的日进量：成人150μg；孕妇175μg；乳母200μg。人体缺碘，可以导致一系列的生化紊乱及生理异常。成人轻度缺碘将出现疲乏、肌无力、粘液分泌过多的症状。碘缺乏的典型特征是甲状腺肿大（大脖子病）。缺碘的孕妇所生的孩子可患有侏儒症，这是一种以甲状腺机能低下、甲状腺肿、智力迟钝和生长迟缓为特征的疾病。有一种饮水净化加碘的方法和装置，饮水过滤净化、消毒和加碘是在同一室进行的，可供饮食行业、家庭、旅游之用。该装置用水不受自来水、江河水或井水限制， 所提供的饮水能解决缺碘地区人们的甲状腺肿大。

若补充大剂量的碘，又会引起甲状腺中毒症，即日摄入量超过2000μg，也有产生甲状腺肿大的潜在危险。人长期摄入过多的碘不但无益，反而有害。

在碘的食物来源中最为有效的是碘化食盐。在自然界的食物中有：干海藻、海水鱼等海产品，以及蔬菜、乳制品、蛋和全小麦等。

十一、氟(F)

现在一些国家的营养标准中已将氟列入人体必需元素。氟对人体的生理功能，主要是形成牙齿及骨骼， 其次在结缔组织的结构以及钙和磷的代谢中也起重要作用。当环境中含氟量高时，特别是饮水中含氟量高时，摄入量就多，环境缺氟时，体内亦随之缺乏。正常成人体内含氟总量为2～3g，约有90%积存在骨骼和牙齿中，少量存在于内脏、软组织及体液中。一般认为：人对氟的生理需要量为每天0.5～1.0mg。成年人在正常情况下，每天可从普通饮水、饮食中获得生理所需的氟，由于从饮水所获得的氟几乎完全被吸收，因此饮水中氟含量对人体健康的影响起着决定性的作用。据认为：饮水中含氟量低于0～0.3mg/L时，长期饮用，而从食物渠道又得不到应有的补充时，就会造成龋齿症，儿童尤为突出，老年人还会出现骨骼变脆，易发生骨折。当饮水中含氟量为1.5～2.0mg/L时，有时会出现斑釉齿而影响美观，而含量达到3～6mg/L时，就会出现氟斑牙、氟骨症及慢性氟中毒症，这是一种严重危害人类健康的疾病，在我国黑龙江、吉林、辽宁、北京、天津、山西、陕西、河南、山东、宁夏、贵州等地均有发生。它使人的牙齿失去光泽，出现白色、黄色、棕褐色乃至黑色斑点，牙齿变脆，易于折碎或脱落，肢体变形，全身关节疼痛，严重影响人体健康。氟骨病的发生虽然和食物中的含氟量也有关系，但主要是由于饮水中的含氟量高，因此对氟骨病的预防主要是改善饮水。氟的食物来源：一般动物性食品中氟高于植物性食品；海洋鱼类中氟高于淡水及陆地食品。其中，鱼和茶叶含氟量很高。

作为人体必需和有益的以上十几种微量元素，虽然主要来源于食物，但水中的微量元素多以离子状态存在，更易渗入细胞被人体吸收。食物中的微量元素由于受植物纤维和植酸的影响，吸收多数不到30%，有的还不足10%。而溶于水中的微量元素吸收率高达90%以上，而且人一天的饮水量要大于食量，所以不足部分，必须靠饮水来补充。也有人说，“矿物质、微量元素缺乏，我可以吃含微量元素、矿物质的营养品来补充，水中有没有微量元素和矿物质无关紧要。”我们认为，营养品是能给人补充微量元素和矿物质，但水中的微量元素、矿物质在水中所起的作用，已不仅仅是营养物质的作用，水中矿物质对生物体不但有营养作用，而且对维持水正常架构起着主要作用。除去矿物质后，水的结构发生异变，功能也发生异变。微量元素对人体必不可少，但在人体内必须要保持一种特殊的平衡状态，一旦平衡被破坏，就会影响健康。从分子生物学、营养学研究进展来看，水不但起解渴、载体的作用，而且直接参与生物物质代谢、能量代谢。至于某种元素对人体是有益还是有害则是相对的，关键在于适量，至于多少才适量，以及它们在人体中的生理功能和形成的结构如何等，都值得我们作进一步更深入的研究。

第2节 一方水土养一方人

在我国历史悠久的传统文化中，前人对水早有自己一定的理解，常说：“民以食为天，食以水为先。”“药补不如食补，食补不如水补。”他们在造词的时候就已意识到，所谓“饮食”，“饮”在前，“食”在后，“饮”比“食”更重要。

水，五行（金木水火土）之母。水为山的“龙脉”。古人择地建村，一般都取水口，他们认为水能生财，水能聚财，而水口更决定了一村的风水。水的“液、固、气”三态，是我国古代最早研究自然规律的对象。先秦著作《吕氏春秋》首次提出“流水不腐”的运动养生观。流水就是活水。一杯运动的、有生命活力的好水，放置多久也不会变味变质；而“死水一团”，就会腐败发臭。明代伟大的医药学家李时珍的《本草纲目》是中国古医药文化的不朽巨著，大家往往只知道里面是药物的记载，其实，水也是药，书的首篇就是水的内容，水部为16部之首。书中对“露水”、“节气水”、“井泉水”、“醴泉（甘泉）”等的释名、气味和主治都有记述。比如“节气水”，按照李时珍的解释，“此乃天地之气候相感”，就是二十四个节气的自然水，如立春水、清明水等。他认为，“井泉水”因来源不同，可以分成几类，其中从地下泉而来的，水质最好。李时珍还说：“水为万化之源，土为万物之母。”他认为，人的饮食均资于水土，而饮食又是人生的命脉。所以对水的性味，即水的流止寒温、浓淡甘苦等，应当潜心了解。

为什么用有的水养鱼鱼不欢，浇花花不鲜？古人说：“水至清则无鱼。”用现代的话来说，水太“清”了，鱼就无法生存，纯净得被剥夺了营养的水甚至连鱼都养不活、花也养不鲜。为什么好茶也要用山泉水冲泡才能出奇香？为什么有的水喝起来不如山泉水甘洌爽口？古人说，“饮水思源”。好的水源才能出好水。农夫山泉的水源是“千岛湖的源头活水”。所谓“源头活水”，就是出自宋代大学问家朱熹在新安江写的脍炙人口的这首诗：“半亩方塘一鉴开，天光云影共徘徊。问渠那得清如许，为有源头活水来。”

中外闻名的黑龙潭位于丽江古城东北角，晶莹清澈的泉潭，也称“玉水龙潭”、“象山灵泉”，始建于清乾隆二年（1737），其后清乾隆六十年、清光绪十八年均有重修记载。旧名“玉泉龙王庙”，因获清嘉庆、光绪两朝皇帝敕封“龙神”而得名，后改称“黑龙潭”。其水质清如翠玉，水冬暖夏凉，养人肌肤，每逢严冬零下天气，满潭飘浮着白雾似的水蒸气，使人浑身透着一股春天的暖酥气流。据说饮龙潭水源的泉水，可理疗胃病和气管炎症。

水是养人的。俗话说：“一方水土养一方人。”什么样的水养成什么样的人。古人以水为镜，水更是人心的镜子。人之性灵因水之情状的不同而各异，是水塑造了人。水质其实与美也有必然的联系。有人认为历代君王从苏杭选美其实是选水。西施后来成为美女的代称，她就是出在美丽的古越山水的淙淙溪水边。因为“一方水养一方人”，水美出美女。

第3节
饮水与生活保健

人类一直在追求健康和长寿。世界卫生组织近日公布了《2008年世界卫生组织报告》，报告显示，我国男性平均寿命70岁，女性平均寿命74岁，人均寿命72岁。世界卫生组织调查全球192个国家和地区后公布的《2006年世界卫生报告》显示，全球人均寿命最短的国家是非洲南部的津巴布韦，只有36岁。目前全球有16个国家人均寿命超过80岁，非洲26个国家和阿富汗的国民则平均活不到50岁。该调查还指出，日本与北非的摩纳哥、南欧的圣马力诺三个国家以人均寿命82岁并列第一。意大利、瑞士等五个国家以81岁紧随其后。其中日本连续24年寿命位居世界之首。世界卫生组织研究还发现，人的健康与寿命取决于生活方式和水质。如今，以素为主，重视喝水的人越来越多了。但真正懂得该如何吃喝的人却为数不多。就饮水而言，不选时间地喝、不动

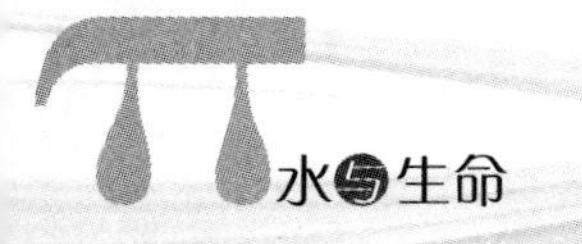

脑筋地喝……都只能证明你只会喝水，却不一定知道正确的喝水方法。

在这个珍爱生命成为一种时尚的年代，曾经被认为最简单的喝水，也成了人们研究的话题。大家都知道，作为生命之源的“水”对于维护机体健康起着至关重要的作用。因此，正确饮水，对于防病保健有重大的意义。

一、晨起补水

清晨喝水要空腹喝，也就是在吃早餐之前喝水。晨起喝杯温开水，是一种简便易行且行之有效的方法。而且最好是一口气喝完，但是不宜速度过猛，否则可能会引起血压降低和脑水肿，导致头痛、恶心、呕吐。人在夜间睡眠中因呼吸、皮肤和小便失水等，会损失大量水分，使水的代谢入不敷出，可引起全身各组织器官供水不足，从而出现众多系统的功能失调。因此，起床后适量饮水，可以一定程度地纠正机体各组织器官的夜间失水。许多女士把起床后饮水视为每日必修课：“润肠道，降低血黏度，让整个人看上去水灵灵的。”是有一定道理的。但要注意的是：肤白，消瘦，阳虚症明显者，早晨最好不喝低于体温的牛乳、果汁或冷水。晨起补水忌盐，煲的浓肉汤、咸馄饨汤都不适合早晨，否则只会加重早晨身体的饥饿。鲜榨果汁并不适合晨起空空的肠胃，即便是在夏季也要配合早餐一起饮用。吃早餐时，可以喝些温热的汤、粥。

二、饭前补水

吃饭前还要喝水吗？那不是会冲淡胃液影响消化吗？其实不然，俗语说：“要想身健康，饭前一碗汤。”西餐亦有餐前开胃的步骤。饭前补水也有同样的意义。进食前，先饮半杯（约100mL）室温的果汁、酸奶，也可以是温热的冰糖菊花水或淡淡的茶水，或者是一小碗开胃汤，这都是很好的养胃之法。

三、间接的水也多饮

有的人看上去一天到晚很少喝水，那是因为由饮食摄取的水分已经足够身体所需。食物也含水，比如米饭，含水量可达60%；而粥呢，含水就更丰富了。蔬菜水果的含水量一般超过70%，即便一天只吃500g果蔬，也能获得300～400mL水分。加之日常饮食讲究干稀搭配，从一日三餐中获取1500～2000mL的水分并不困难。适量用些果蔬和淡淡的汤，补水效果都挺好。

四、平衡水分的利水食物

所谓利水食物是指能增加身体水分排出的食物，如西瓜、咖啡、茶含利水成分，能促进肾脏尿液的形成；粗粮、蔬菜水果等含有膳食纤维，能在肠道结合大量水分，使粪便能顺利排出；辛辣刺激的成分能促进体表毛细血管的舒张，让人大汗淋漓，通过体表将水分排出体外。补也好，利也好，都是使身体水分保持平衡。

五、运动更要注意补水

人们在运动时会出汗，感到口渴，认为喝杯冰镇冷水最解渴，殊不知这样做是对身体有害的。这是因为在运动时体温升高，胃肠道及全身血管扩张，马上喝冷水会使胃肠道的血管突然收缩血流量减少，使胃部不适；重者导致腹痛、腹泻等症状；咽部也可因受冷刺激不适，甚而造成声音嘶哑。然而运动补水并非渴了才补，当你感到口渴时丢失的水分已占到体重的2%。因此运动前、中、后都要补水，运动时按运动中体重的丢失量，体重每下降1kg需要补水1L。如若感觉口渴再喝水，你并不晓得机体缺水严重，从而会使免疫力下降，久而久之，可引发各种慢性病。

六、补水过量也无益

人体内的水分必须处于相对平衡和稳定的状态，若体内水分突然大量增加，轻者可增加消化道负担。如若暴饮将使胃液稀释，妨碍食物消化，很可能导致胃下垂。对有心脏病的人来说，会使心脏负担加重，从而诱发心衰。

正常状态下，成人每天补水1000~2000mL，让小便清澈足量即可。如需大量饮水，首先说明你的身体可能处于脱水状态，如身处高温环境、大量排汗或大量进食盐分等。在这种情况下，补水是必要的。如果有高血糖、肾功能异常、感冒、发烧、泌尿系统炎症、高尿酸血症等疾病，也可以主动大量饮水。

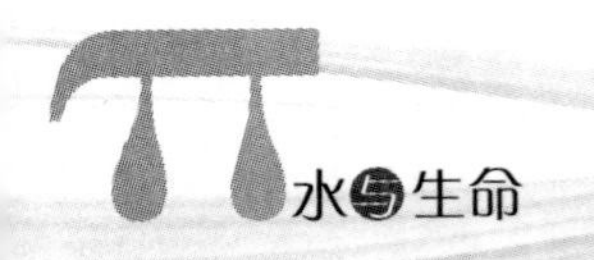

第4节 饮用水选择

一、融化冰雪水及雨水

自然界中，大海、江河、湖泊、冰川以及地下水，构成了一个水的世界，科学家称它们为“水圈”。海洋，是生命的摇篮。在海洋出现之前，地球和太阳系中的其他行星一样，没有任何生命。海洋的暖湿气流是形成云雨的主要因素。在阳光的照射下，大量的水蒸气涌向天空，随着气流飘向大陆，在冷空气的作用下，形成降雨，一部分雨水通过江、河重新回到两极和大海，另一部分则渗透到地下，成为地下水。而在南北两极和大陆高寒地带，降水是以雪的形式出现的。由于气温过低，大量的积雪在阳光的照射下逐渐形成了冰川。我国的喜马拉雅山和昆仑山上的冰川，是青藏高原和新疆地区的主要水源地。我们的母亲河——黄河、长江，也发源于青藏高原的冰峰雪山。每年夏季，当太阳光照射到冰峰的时候，融化的冰雪顺着沟壑江河，流向原野，流向牧场，成了当地人畜饮用和农牧灌溉的主要水源。丰富的水资源给万物带来生机，使生态保持平衡。

从太空观察，地球是一个蓝色的星球，71%的地球面积为水所覆盖。然而，人们很难想象，传统观念中“取之不尽，用之不竭”的水已开始成为稀有资源，水资源保护已成为全球面临的一个重要课题。据科学家估计，地球储存淡水仅占总量的约3%；淡水的68.7%，又封存于南北极冰山和高山永久性积雪之中。这么一来，地球上只有不到1%的可利用淡水，它们存在于地下蓄水层、河流、湖泊、土壤、沼泽、植物和大气层中，这当中又有很大一部分不易取得。根据联合国关于一个国家如果每人每年供水不足1000立方米即为缺水国家的标准来看，中国人口占世界总人口的22%，而淡水占有量仅占世界的8%，人均淡水占有量只有世界人均值的1/3，中国是众所周知的贫水国家。水资源短缺造成的最为严重的后果，便是一些国家的人民身体健康状况恶化。世界卫生组织调查发现，现在发展中国家有10亿人喝不上淡水，全世界每年有1000万人死于因饮用脏水或污染水引起的疾病。而更令人不安的是，在世界许多地区，都隐伏着为争夺水资源而发生的危机。水资源危机中另一个不可忽视的方面便是城市缺水问题，在联合国列出的最有可能面临缺水问题的城市名单中包括我国的北京和上海，另外还有开罗、孟买、雅加达、墨西哥等特大城市。我国是个多山多河的国家，流域面积超过1000平方千米的江河有1500多条。但我国人口众多，相对而言，水资源比较贫乏。就全世界而言，工业的高度发展，不仅对淡水的需求量越来越大，排放的大量污水对江河湖泊以及大海的污染也日甚一日，以至于使大海出现赤潮，江河鱼虾绝迹，有的甚至成为臭河、死河。保护水资源，防止水污染，已成了环保工作的重中之重。

二、江、河、湖水

江、河、湖水属地表水，含杂质较多，混浊度较高，一般说来，沏茶难以取得好的效果。但在远离人烟，又是植物生长繁茂之地，污染物较少，这样的江、河、湖水，仍不失为沏茶好水。如浙江桐庐的富春江水、淳安的千岛湖水、绍兴的鉴湖水就是例证。唐代陆羽在茶经中说“其江水，取去人远者”。说的就是这个意思。唐代白居易在诗中说“蜀水寄到但惊新，渭水煎来始觉珍”，认为渭水泡茶很好。唐代李群玉曰“吴瓯湘水绿花”，说湘水浸茶也不差。明代许次纾在《茶疏》中更进一步说“黄河之水，来自天上。浊者土色，澄之即净，香味自发”。言即使混浊的黄河水，只要经澄清处理，同样也能使茶水清香味醇。这种情况，古代这样，现代也是如此。

然而我国的饮用水资源，正面临着严重威胁，长江三角洲、珠江三角洲，已出现了因水体污染而导致的水质型缺水。长江流域涉及中国19个省区市，面积约180万平方千米，汇集了超过全国1/3的人口和城市，生产了全国1/3的粮食，创造了全国1/3的GDP，提供了全国36.5%的水资源。长江水利委员会最近发布的《长江流域水资源公报》，根据长江水文局2004年度对长江流域内37447千米河长进行的监测评价，水质较好的一、二、三类水河长占总评价河长的72.5%。而劣于三类水的河长占总评价河长的比例，已由上一年度的22.5%上升至本年度的27.5%，其中四类水河长占7%，五类水河长占5%，劣于五类水河长占15.5%。长江水质呈现恶化之势。

国家为了保障人民群众的身体健康，对江、河、湖水等天然淡水采取了净化措施：主要分为过滤、软化、纯化三大类。使用沙滤、活性炭、超滤等技术的净水器能在一定程度上净化水源。能去除泥沙、铁锈，但无法彻底去除水垢和细菌、病毒，属于初级过滤。使用KDF滤材的净水器，能去除部分细菌、病毒和重金属，但无法去除水垢。软水机基本都是采用离子树脂交换技术，用钠型阳离子置换水中的钙镁离子(水碱)，彻底去除水垢。

科学证明饮用净化水有益人体健康。这就从源头杜绝疾病的产生，至少减少了病从口入的机会，为家人的健康筑起一道防护墙。因此，为了你的健康请切勿把身体当做过滤器。关注用水等于关爱生命。

三、井水及深层地下水

井水是地下水的基本类型。这种水由于通过沙土的过滤，不仅水质良好，而且水质稳定。地下水的主要来源是渗入地下的雨雪水和通过河床、湖泊渗入地下的地面水。按照地下水的存在位置和流动情况，可分为浅层地下水、深层地下水和泉水，一般井水多为浅层地下水。

浅层地下水是指第一个不透水层（粘土、页岩、岩石等）上面的含水层（砂、砂砾、砂性土壤、石灰岩、岩石裂隙等）中潜存的水，存在的深度可有二米至十几米。浅层地下水一般比地面水清洁，因为经过地层的渗透，滤去了悬浮物及大部分微生物，因而浑浊度色度都低，细菌含量远比地面水少。因此，当地表水不够用或地表水受到污染不能用，人们就转向地下水。中国北方很多地区因过度抽取地下水，使地下水资源几近枯竭。由于长期超量以及不合理开采地下水，同时大量的矿物质、农用氮肥以及垃圾中的油、酚等，污染着地下水，从而使水的硬度、氯化物、硫酸盐、硝酸盐等含量增高。目前大约有一半城市市区的地下水污染严重，并引发地面沉降等环境恶果。

2003年10月公布的中国地下水资源评价显示：由于大量的超采地下水，中国形成的地下水降落漏斗已有 100多个，面积达15万平方千米。其中海河流域—华北平原地面沉降面积达7 万平方千米，是全国之最；在长江以南的长三角地区，也有区域性地面沉降及地裂缝等地质灾害，地面沉降给长三角中心地区造成损失近3500亿元。

四、自来水

中国的自来水事业，诞生于清朝末期的1908年，当时得到慈禧太后的大力支持。2008年是北京自来水事业的百年华诞。

自来水是经过多道复杂的工艺流程，通过专业设备生产出来的饮用水，其处理过程如下：首先必须把源水从江河湖泊及地下水中抽取到水厂，然后经过沉淀、过滤、消毒、入库（清水库），再送水泵高压输入自来水管道（现在国家规定要用PP管，而不是以前常用的铁管，因为时间一长铁管就会生锈，会造成严重的二次污染），最终分流到用户龙头。整个过程要经过多次水质化验，有的地方还要经过二次加压、二次消毒才能进入用户家庭。

过滤后的水要进行消毒，消毒剂用氯气。现在自来水消毒大都采用氯化法，给水氯化的主要目的就是防止水传播疾病，这种方法流传至今有100多年历史了，已经具有较完善的生产技术和设备。氯气易溶于水，与水结合生成次氯酸和盐酸，在整个消毒过程中起主要作用的是次氯酸。对产生臭味的无机物来说，它能将其彻底氧化消毒；对于有生命的天然物质如水藻、细菌而言，它能穿透细胞壁，氧化其酶系统（酶为生物催化剂）使其失去活性，使细菌的生命活动受到障碍而死亡。氯气用于自来水消毒具有消毒效果好，费用较低，有害物质较少的优点。但最近很多学者认为氯气用于自来水消毒还是有一定的弊端。氯化消毒后的自来水能产生致癌物质，目前有关方面专家也提出了许多改进措施。在现阶段，消毒剂除氯气外，还有二氧化氯，臭氧，采用代用消毒剂可降低有害物质的生成量，同时提高处理效率。目前世界上安全的自来水消毒方法是臭氧消毒，不过这种方法的处理费用太昂贵，而且经过臭氧处理过的水，它的保留时间是有限的（至于能保留多长时间，目前还没有一个确切的概念）。所以只有少数的发达国家才使用这种处理方法。

由于自来水通过水泵动力或重力势能作用输送后，受到管道结构，特别是蓄水塔与管道的材料（不锈钢金属管、P V C等）的影响，由机泵通过输配水管道供给用户的水，往往达不到生活饮用水卫生标准。一般情况下将其煮沸后方可饮用。受到生活用水市场的刺激，目前，在饮用水方面的学术研究进展较快。而且，有关方面也希望自来水提供方多承担一些责任，让输送到用户端的水也完全达到《国家生活饮用水相关卫生标准》。

在我们的日常生活中，普遍以饮用自来水为主，但也要注意以下的水不能喝：

1. 不开的水　饮未煮沸的水，患膀胱癌、直肠癌的可能性增加21%～38%。当水温达到100℃，这两种有害物质会随蒸气蒸发而随之减少，如继续沸腾3分钟，则饮用安全。

2. 生水　生水有各种各样的对人体有害的细菌、病毒和人畜共患的寄生虫。喝了生水，很容易引起急性胃肠炎、病毒性肝炎及寄生类感染等。

3. 老化水　也就是长时间贮存不动的水。常饮这种水，对未成年人来说，会使细胞新陈代谢明显减慢，影响身体生长发育；中老年人则会加速衰老。

4. 千滚水　千滚水就是在炉上沸腾了一夜或很长时间的水，还有电热水器中反复

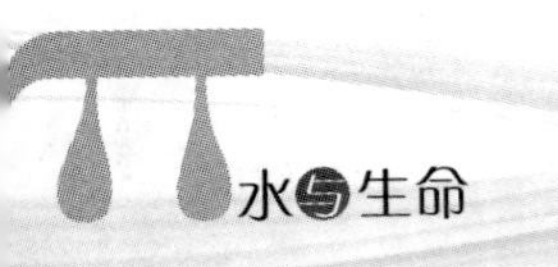

煮沸的水。久饮这种水，会干扰人的胃肠功能，出现暂时腹泻、腹胀。

5. 蒸锅水　蒸锅水就是蒸馒头等剩锅水，特别是经过多次反复使用的蒸锅水，其亚硝酸盐浓度很高。常饮这种水，或用这种水熬稀饭，会引起亚硝酸盐中毒。

6. 重新煮开的水　常喝这种水，亚硝酸盐会在体内积聚，引起中毒。

现在由于水源的污染，自来水虽经处理但仍含有大量的重金属和化学有机物，这些物质日积月累对人体的伤害很大。自来水可以作为家庭用水，但不可直接饮用。

另外，目前国内惠及普通百姓的农村饮水工程，由于地形地势的多样性，很多地方的自来水并不采用水泵输送，这些高山上来的自流水也属于自来水。它是新中国一项非常出色的提高人们生活用水水平的举措。这些自流的地下水大多水质好并含有大量的有益元素，可以用于生产矿泉水。

五、矿泉水、纯净水

（一）矿泉水

矿泉水是一种来自于天然的水源，含有一定的矿物质、微量元素，呈弱碱性，具有较高的营养价值和保健作用。饮用天然矿泉水是指地下深处自然涌出或经人工开采未污染的地下矿泉水。在通常情况下，其化学成分、流量、水温等在天然流动范围内相对稳定。

国家确定了达到矿泉水的界限指标，并且规定了某些元素和化学化合物，放射性物质的限量指标和卫生学指标，以保证饮用者的安全。世界卫生组织（WHO）提出了优质饮用水标准：

1. 不含病菌、杂质、有机物、重金属等有害物质。

2. 含有适量的离子态矿物质，易于人体吸收。

3. pH值呈弱碱性。

4. 小分子团，渗透力和溶解力强。

5. 负电位，能清除体内自由基。

6. 含有适量的氧（约5mg/L)。

7. 水的生理功能性强。

国家标准中根据矿泉水的水质成分，一般来说，在界线指标内，所含的有益元素，对于偶尔饮用者起不到实质性的生理或药理效应；但如长期饮用矿泉水，对人体确有较明显的营养保健作用。以我国天然矿泉水含量达标较多的偏硅酸、锂、锶为例，这些元素具有与钙、镁相似的生物学作用，能促进骨骼和牙齿的生长发育，有利于骨骼钙化，防治骨质疏松；还能预防高血压，保护心脏，降低心脑血管的患病率和死亡率。因此，偏硅酸含量高低，是世界各国评价矿泉水质量最常用、最重要的指标。矿泉水中的锂和溴能调节中枢神经系统活动，具有镇静作用。长期饮用矿泉水还能补充膳食中钙、镁、锌、硒、碘等营养素的不足，对于增强机体免疫功能，延缓衰老，预防肿瘤，防治高血压，痛风以及风湿性疾病也有着良好作用。此外，绝大多数矿泉水属弱碱性，适合于人体内环境的生理特点，有利于维持正常的渗透压和酸碱平衡，促进新陈代谢，加速体力恢复。

矿泉水是富含矿物质的水，其硬度、铁溶解性总固体含量均比纯水和自来水高。经试验，用硬度在170mg/L以下，溶解性总固体在300mg/L以下，铁低于0.005mg/L的矿泉水泡茶，其色、香、味均保持茶的特色，是人们泡茶首选的水。

在炎热的夏季，市场上的矿泉水多从冰箱中取出，由于矿泉水在冰冻过程中易出现矿物质分解，会产生白色的沉淀。尤其钙、镁含量高，矿化度大于400mg/L的矿泉水，冷冻后更会出现白色片状或微粒状沉淀。 但是冷冻后水中其他成分，特别是矿泉水中所富含的对人体有益的微量元素，如偏硅酸、锶等，均无明显变化，因此冷冻后的矿泉水饮用对人体并无害处，对那些贪凉的人，愿喝冷冻水也无妨。

目前国家制定的矿泉水标准只是对矿泉水生产企业的准入限制，并没有对不同地下水源的水质作出更细化的评价。而矿物质水，在纯净水中按照人体浓度比例添加矿物质浓缩液配制成的人工矿泉水，标志着饮用水科学的新高度。然而仅中国而言，幅员辽阔，人口众多，人工矿泉水在相当的人群中是可望而不可及的。因此为了健康，为了子孙后代，就在人们绞尽脑汁地去探索健康之水的关键时刻，我国美鑫科技有限公司创始人陶国林带领科研队伍及全体员工，在全球面临解决科学饮水已成为人类生存的严重课题上取得了重大突破，其生产的π水系列产品已达优质矿泉水的标准。

（二）纯净水

据百度百科介绍，纯净水以符合生活饮用水卫生标准的水为源水，再选用电渗析法、离子交换法、反渗透法、蒸馏法及其他适当的加工方法制得，不含任何添加物可直接饮用的水。经过多重过滤去除了各种微生物、杂质和有益的矿物质，突出的是饮用的安全性，它是软水，但在制作过程中也除掉了健康有益的微量元素和矿物质，如长期饮用纯净水，必定导致营养不良、免疫力下降。因此，纯净水不宜长期饮用。有三个理由：

1. 常饮纯净水不安全　中国绿色食品发展中心称“安全、优质、营养”体现的是绿

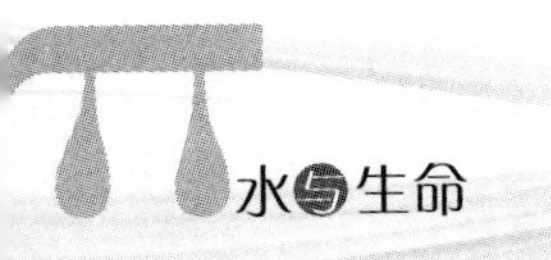

色食品的质量特性。第一特性是它的安全性，也就是说在合理食用方式和正常食用量情况下食品不会引起身体危害的特性。大家都知道，一个成年人每天需饮用2000mL左右的水，才能保证身体所需。北京化工大学水资源研究中心金日光教授说：“纯净水的水分子极度串联和线团化结构，不易通过细胞膜，会导致身体内有益的生命相关元素向体外流失，有些敏感的人越喝越不解渴，越喝越想喝，降低了人体免疫力，甚至引发某种疾病。”我国心血管病专家、中科院院士王士雯教授指出：“长期饮用矿物质少的软水，是造成动脉粥样硬化的原因之一。”海军医学研究所提供了临床反应：“舟山海岛战士饮用雨水半年后普遍感到乏力。”经测试，雨水中缺少矿物质，其水质与纯净水相似。这是在合理饮用方式和正常饮用量情况下引起身体危害的例子。因此，常饮纯净水不安全。

2. 纯净水没有营养　中国绿色食品发展中心说：“除了安全性外，优质、营养也是绿色食品的重要特性，在绿色食品产品标准中有具体体现，要求其有优良的感官特性、品质质量和营养价值。”如此说来，绿色食品不仅要求有优良的感官特性和品质质量，还要求有优良的营养价值。大家都知道，纯净水加工时，在去除水中的污染物的同时也去除了水中人体必需的微量元素和宏量元素。水是人体获取矿物质的重要途径，在特殊情况条件下还是主要来源。清华大学环境系王占生教授强调指出：“最起码我国居民的现有饮食结构比较单一，并不能全面而自然地补充各类元素，所以，饮水的营养功效依然不能漠视。”水营养专家、中国医促会健康饮用水专业委员会主任李复兴教授说：“已经证实水中有近10种微量元素是身体所必需的。就我国目前的膳食结构，许多微量元素难以从食物中摄取，主要从水中得到。水中钙的吸收率可达90%以上，而食物中钙的吸收率只有30%。”全国饮用水卫生组组长、上海医科大学朱惠刚教授着重指出：“对饮水来说，并非越纯越好，水中的无机元素是以溶解的离子形式存在，易被机体吸收。因此，饮水是人们矿物质的重要摄取途径。纯净水含很少或不含矿物质，过去主要用于热电厂锅炉、电子工业洗涤、集成电路板等。饮用纯净水要慎重为之，尤其是对儿童、老年人和孕妇是不适合的。”纯净水基本上不含矿物质，硬度接近于0，含氧量极少（蒸馏水为0），水分子团大（＞100Hz），pH值6.0左右，为弱酸性。显然纯净水不符合健康水的条件。

3. 长期饮用纯净水影响身体健康　水是人类赖以生存六大营养素中最重要的一种，水中的矿物质和微量元素对人体健康至关重要。北京化工大学生命动力和水资源研究中心金日光教授指出：“水在生命的起源及在生命延续过程中起着相当重要的作用，从这个意义上讲，我们不能说水就是用来解渴的，水的深远意义在于维持人类健康，延续生命。”人们在选择饮用水时，更应注重是否有利于健康。国家发改委公众营养与发展中心柴巍中博士在“2005年中国饮用水行业高层论坛”会上强调指出：“纯净水具有极强的溶解矿物质、微量元素的能力，人们大量饮用纯净水后，体内原有微量元素、营养素和营养物质，就会迅速地溶解于纯净水中，最后排出体外，使人体内的营养物质失去平衡，出现健康赤字，不利于身体健康。现在许多欧洲国家都规定纯净水不能直接作为饮用水。”美国著名水专家马丁·福克斯医学博士，在《健康的水》一书中强调指出：“喝被污染的水和脱盐水（即纯水）都会对我们的健康造成伤害。”我国海军医学研究所给水部丁南湖研究员等人，从1987年至1994年对小白鼠进行了7年试验，让其长期喝蒸馏水，结果发现小白鼠生长较慢，体重下降，骨质疏松，肌肉萎缩，脑垂体和肾腺系统功能被破坏。大连某海岛驻军，曾饮用自制的蒸馏水（纯净水），时间久了，官兵们患上了各种缺乏矿物质的疾病。中国科学院资深院士陈梦雄认为：“长期饮用纯净水会减少人体对矿物质和有益元素的摄取。从对健康的关系而言，天然水优于纯净水，矿泉水优于天然水。”国内外大量动物试验和临床反应都证明，长期饮用纯净水有害健康。为此，上海市教委曾发出通知：原则上自1997学年度开始，各中小学校、幼儿园不应再以纯净水作为学生、幼儿的饮用水。上海市工商行政管理局也曾发出通知：纯净水广告不宜宣传“可长期饮用”和用纯净水冲调奶粉、煮饭等内容。2003年3月，杭州市部分中小学生告别了纯净水，已有10万余中小学生喝上了矿泉水。最近中国消费者协会正式发布警示：青少年、儿童和老年人不宜长期喝纯净水。绿色食品以健康为基本目标，而长期饮用纯净水，不但起不到促进健康的作用，反而会对身体造成伤害。因此，**纯净水不属于绿色食品。**

自从纯净水进入市场以来，该喝什么水一直是广大消费者十分关注的话题，经过几年的激烈争论，其结论是明确的，长期饮用纯净水不利于健康，矿泉水是理想的饮用水。全国饮用水卫生组组长、上海医科大学教授、博士生导师朱惠刚说：“矿泉水和一般饮用水不同，它含有锂、锶、锌、碘、硒、等微量元素，有的还含有比较丰富的宏量元素，因而它能补充人体所需的微量和宏量元素，调节人体的酸碱平衡，这些特点都是一般饮用水所不具备的。矿泉水是健康饮水之冠。”中国医控中心环境所卫生资深专家徐方研究员指出：“矿泉水以含有一定量的有益于人体健康的矿物质、微量元素或二氧化碳气体而区别于普通的地下水。由于这种水没有受到外来人为的污染，不含热量，是人类理想的保健饮料。我们曾对我国有代表性的十几种矿泉水进行过动物试验，结果发现这些矿泉水都有不同程度的抑瘤效果，一些流行病学的调查资料也说明矿泉水对促进肌体健康、延年益寿确有很大作用。”由此看来，符合医疗水质标准的天然矿泉水对某些疾病有预防、治疗和减轻症状的作用。

六、五颜六色的饮料、碱性电解水

（一）各种饮料

1. 食品添加剂对人体的危害　当少年儿童来到食品商店时，也许会被那里的色彩所吸引，五颜六色的各种饮料，真是琳琅满目，如果再品尝一下，味道酸甜可口。但是你们想过没有，这些颜色和味道是怎样形成的？其实大多是饮品在生产、加工过程中加入的一些化学物质产生的，这些化学物质称之为食品添加剂。这类饮料也可能添加了过量的日落黄、胭脂红等人工合成色素，从而损害了儿童健康。水果奶茶所使用的辅助材料并不是真正的水果，而是一种名为“果粉”的原料。

碳酸饮料的甜香也是吸引人们饮用的重要原因，这种浓浓的甜味来自甜味剂，也就是含糖量太多。有些儿童长期以饮料代替饮水，导致糖分过量摄入，热量过剩，使体重严重超标。另外，很多青少年，尤其是儿童偏爱这种甜味。张嘉芷教授说，这种糖分对孩子们的牙齿发育很不利，会轻易被腐损。有调查显示，12岁的孩子，齿质腐损率会增59%，而14岁孩子齿质腐损率会增加220%。也许有人会因此而选择无糖型的碳酸饮料，但张教授认为，尽管喝碳酸饮料减少了糖分的摄入，但这些饮料的酸性仍然很强，同样有可能导致齿质腐损。针对此信息，北京大学口腔医院胡易伟博士说，其实除了碳酸饮料，人们常喝的橙汁对牙釉质也有损害。各种酸味饮料多采用柠檬酸作调味剂，如饮用过多，大量的有机酸骤然进入人体，当超过机体的承受能力时，就会使体内的pH值失衡，导致酸血症，使人疲乏、困倦。尤其在夏天，气温炎热，出汗较多，会造成电解质失衡，令体液呈酸性。因此，在炎热的夏季，不宜饮用添加有机酸的酸味饮料。英国牙科协会科学顾问利兹·凯对此深表忧虑：“尽管喝‘无糖’碳酸饮料减少了糖分摄取，但这些饮料酸性仍然很强，也可能导致齿质腐损。”《英国牙科杂志》刊登了这份研究报告。

一些饮料的制造商为使产品好卖，超范围使用食品添加剂。为了确保安全，三聚氰胺事件发生后，我国修订了新的《食品添加剂使用卫生标准》，常用的食品色素包括两类：天然色素与人工合成色素。允许使用的合成食用色素仅存苋菜红、胭脂红、新红、柠檬黄、日落黄、靛蓝、亮蓝、赤红、诱惑红9种，天然食用色素则有40种。从健康、安全等多方面考虑，饮料着色也应向“天然”靠拢。在英美，使用天然食用色素正逐渐成为行业主流。

2. 二氧化碳过多影响消化　碳酸饮料的口味儿多样，但里面的主要成分都是二氧化碳，所以你喝起来才会觉得很爽、很刺激。有人说，碳酸饮料含二氧化碳，可能对人体不太好。王立新教授表示，事实上，足量的二氧化碳在饮料中能起到杀菌、抑菌的作用，还能通过蒸发带走体内热量，起到降温作用。不过，碳酸饮料喝得太多对肠胃是没有好处的，而且还会影响消化。因为大量的二氧化碳在抑制饮料中细菌的同时，对人体内的有益菌也会产生抑制作用，因此消化系统就会受到破坏。特别是年轻人，一下子喝得太多，释放出的二氧化碳很容易引起腹胀，影响食欲，甚至造成胃肠功能紊乱。

3. 磷酸导致骨质疏松　假如你仔细注重一下碳酸饮料的成分，尤其是可乐，不难发现，大部分都含有磷酸。通常人们都不会在意，但这种磷酸却会潜移默化地影响你的骨骼。王立新教授说，人体对各种元素都是有要求的，大量磷酸的摄入会影响钙的吸收，引起钙、磷比例失调。可见一旦钙缺失，对于处在生长过程中的青少年身体发育损害非常大。缺钙无疑意味着骨骼发育缓慢、骨质疏松。有资料显示，经常大量喝碳酸饮料的青少年发生骨折的危险是其他青少年的三倍。

骨质疏松是一个世界范围的、越来越引起人们重视的健康问题。随着年龄的增长，人体对钙的吸收率逐渐下降，故中老年人容易发生骨质疏松，特别是老年妇女。有研究显示，长期大量饮用碳酸饮料，特别是在奶及奶制品又摄入不足时，极易影响到骨骼和牙齿。由于孕妇在怀孕期间容易缺钙，所以更应该尽量少喝碳酸饮料。

4. 常饮功能饮料危害健康　据了解，有些厂家凭借概念热炒功能饮料，如运动饮料、营养素水、活性维生素水饮品等新鲜“标牌”，让消费者一头雾水；有的甚至把功能饮料说成保健品、“神水”，存在拔高产品功效、误导消费者之嫌。

市面上饮料中很多都含有维生素C，维生素C的益处自不必说，为了预防缺乏，每日人体需要补充60～100mg。也就是说，饮用此类饮料一瓶获得维生素C的量就能满足每天的需要。那么，如果你饮用两瓶、三瓶，甚至更多呢？会不会发生维生素C中毒的情况呢？好在维生素C的安全范围广，但是不要以为它是多多益善的，如若过量摄入，能引起泌尿系统结石、腹泻及维生素C依赖症。

有关负责人介绍，根据《中国软饮料分类标准》对功能性饮料的定义，功能性饮料指通过调整饮料中天然营养素的成分和含量比例，以适应某些特殊人群营养需要的饮品。近期国家把功能饮料划入药品食品监督管理局监管，目前还没有制定相关功能饮料法规，其标准也尚未出台。对此，消协提醒消费者要理智对待功能饮料的宣传，根据实际需要选择。购买功能饮料要注意查看产品说明，它适合于哪些特定人群。如一些功能饮料含有钠元素，而人体补充过量的钠会增加肌体负担，引起心脏负荷加

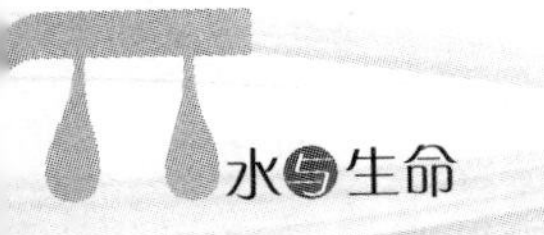

大、血压升高，患高血压和心脏疾病的人应避免饮用。

另外，功能饮料容易影响摄食和食物的消化吸收，造成营养不良，有的还含有咖啡因等刺激中枢神经的成分，所以提醒儿童、老年人要慎用功能饮料，即使是普通人长期饮用功能饮料也可能对健康不利，因为饮料中的糖分能抑制人体摄食中枢，容易造成多尿症。

（二）碱性电解水

普通的水一般pH值为中性。根据电气分解原理，电解制水机把水分离成氧化水和还原水，分别是酸性水(PH<7)和碱性水(PH>7)。因此，碱性水不是简单的加入了碱性物质的水。电解水机把它分解之前就先把它进行过滤了，所以首先它是不受污染的水。韩国江南圣母病院学者、美国抗老化学会会员金辉博士也作了题为“微结构水：超越疾病，促进健康”的报告。所谓微结构水，也是指经电解后的碱性电解水。因为水经电解后，原来由11~13个水分子组成的自来水大分子团可变成由5~6个水分子组成的小分子团，更有利于人体细胞的吸收。

当血液的pH值呈弱碱性时，称为碱性体质，这时身体是充满活力、健康、免疫力强的。但目前我国碱性体质的人只占10%左右，大多数人的血液呈弱酸性，称酸性体质，也就是亚健康状态。而我们平时的饮食结构，基本上是以酸性食物为主。区分食物的酸、碱性，是根据这种食物在体内最终的代谢物来划分。因此，酸性食物包括：米、面、肉类、海鲜、蛋、饮料、糖、酒(葡萄酒除外，它是碱性食物)；碱性食物包括：水果、蔬菜、豆制品、乳制品、海带等。当然，我们体内也有较大的缓冲系统可以调节酸碱平衡。但若过量地摄入酸性食物，如大吃大喝与过量饮酒，使体内酸碱平衡失常，长期下去就会导致酸性物质的堆积。而人们又不可能不去摄入酸性食物，但如果我们把最重要的水变成碱性水，那么我们的饮食结构将得到很大的改善。普通的水和油脂是不相容的，但经过电解的碱性水可以溶解油脂。当然，也可以帮我们清除掉血液和体内的多余脂肪，从而减少肥胖病的发生。

中国医药报（第2814期）介绍，碱性电解水(碱性离子水)可有效改善胃肠功能。日本国际医疗福祉大学附属热海病院内科教授、日本消化系病学会评委北洞哲治博士作了题为“碱性电解饮用水(碱性离子水)的验证”的报告。他在报告中介绍，1960年，日本人就发现饮用碱性离子水可以抗酸，对胃酸过多、消化不良、胃肠内异常发酵、慢性痢疾具有治疗效果。1992年，日本卫生部提出，对碱性离子水在品质、安全性、有效性方面进行再研究。1993年，日本组成了一个由医学、农学、工学专家组成的14人的研究委员会，对碱性离子水的安全性及有效性进行验证。当时，北洞哲治教授担任临床研究委员会的委员长。

北洞哲治教授说，他们的研究结果表明，每日饮用500～1000mLpH值9.0～10.0的碱性离子水对人体是安全的，pH值9.5的碱性离子水最适合饮用。碱性离子水对浅表性胃炎和溃疡、慢性肠炎、慢性痢疾、功能性消化系统疾病(如胃食道逆流症、消化不良、腹痛腹胀、排便异常等)有一定的改善作用。另外，动物实验表明，长期饮用碱性离子水有抑制血清中的超氧化物歧化酶（SOD）生成的作用，即抗衰老的作用。最终的研究结论为：如果按照上述条件（每日饮用量500～1000mL、pH值控制在9.0～10.0之间）饮用，碱性离子水是对健康没有损害的安全饮用水，具有自来水所没有的改善某种症状的准药理功效以及增进健康的准营养功效。用这种水冲奶粉给新生儿喝，可减少新生儿的呕吐症状。科学研究表明，碱性电解水对糖尿病病人也有改善症状的作用。

台湾大学医学院吕锋洲教授也认为，碱性离子水很好。因为他们发现，胰腺炎病人饮用碱性离子水后，血液中的SOD（超氧化物歧化酶）含量明显减少。

原中国保健科技学会功能水研究推广促进会专家委员会主任梁映华教授也是碱性离子水的支持者。他介绍说，他们通过动物实验发现，碱性离子水可以降低SOD含量、抗疲劳、降血脂。因此梁映华认为，碱性离子水是一种优良的功能性饮用水。

吕锋洲教授说，碱性离子水可作为胃肠内异常发酵、慢性下痢、胃酸过多者的饮用水；而酸性离子水可作为收敛剂，供美容等外用。他介绍的超微软酸化水pH值在4.0～6.5之间，杀菌力强，毒性弱，残留少，对人体更安全。可广泛用于各种消毒工作。例如：医院、食品加工、畜产、厨房等。当然，超微软酸化水也可以用来洗脸、洗手、洗澡、洗蔬菜水果、洗厨房用具等。

中国疾病预防控制中心袁洽教授介绍，酸性水已被利用于医院环境和各种物体的表面清洗消毒，在控制医院交叉感染和治疗某些体表感染方面取得了一定效果。其特点是理化性状不稳定，极易受光和大气的影响，杀菌作用易受有机物的影响等。但这也成为了它的一个优势：消毒时可采用冲洗法，消毒后不必用水冲洗，不污染环境。

中国农业大学副校长李里特教授介绍，酸性离子水已被他们广泛应用于农作物生产。将此水喷洒在农作物上，则农作物不会受到病虫害的袭击，效果比农药还要好。李教授兴奋地说：而且这个水是没有污染的!

听上去，似乎电解水有百利而无一害，值得很好地推广。但也有专家对此提出了

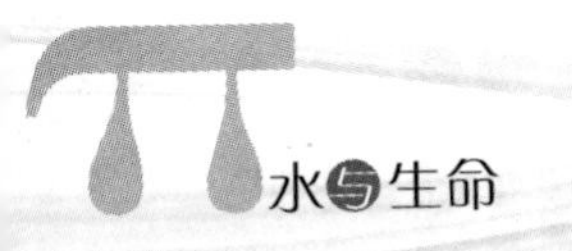

质疑。由中国保健科技协会主办的"2004中国国际功能水研讨会"在北京召开，北京、天津、上海等地的学者们与来自美国、日本、韩国、台湾等国家和地区的专家就功能水的问题进行了研讨，其中，电解水成为了争议的焦点。

著名美籍华裔科学家、美国新泽西理工大学生物信息与系统研究中心主任、国际知名生物分子簇研究专家王志远教授提出，应该将碱性离子水研究的真实情况告诉大家，不能只说其优点不说其缺点。王志远教授拿出在网上搜索到的资料说，日本大学的一个实验室做了很长时间的研究，得出的结论是：碱性离子水会引起母鼠心肌坏死和纤维化，并且会引发大鼠高血钾症碱中毒以及心肌坏死和纤维化。王志远质问："这样的结果为什么不告诉大家？是不是故意隐瞒？而且，美国的《默克诊疗手册》中指出，长期过度给予碱会引起代谢性碱中毒。这其实是一个常识性的问题，这个问题为什么也被忽视了？"王志远教授认为，北洞哲治教授的研究报告是国际上公认的非常优秀的研究报告，其结论是：碱性离子水对胃酸过多、消化不良等有改善作用。该项研究结果表明，pH值9～10才有效，最好是9.5，大于10会引起碱中毒。而9～10这样一个非常小的范围，在实际操作中非常难以控制，稍不当心就会使水的pH值超过10，引起碱中毒。我们现在市场上销售的电解水机通常将碱性离子水的pH值调定在8.5以下，这样虽然避免了碱性过高，但是却在9～10的pH值范围之外，因此，不能用北洞教授的研究来证明这样的水有治疗效果。另外，日本卫生部依据北洞教授的研究批准碱性离子水为"医疗用水"，并没有批准其为"日常饮用水"，而我们现在是否有将其适用范围扩大化的倾向？这样的扩大化是否合适？鉴于目前市场上销售的电解水机通常将碱性离子水的pH值调定在8.5以下，已经低于9～10的pH值范围，王志远提出，应对pH值为8.5的碱性离子水进行双盲的临床评价，以确定其是否具有有益的生理作用，才能最终确定是否可以大规模推广，将其从医疗用水扩大到日常饮用水。王教授认为，人体是一个酸碱平衡的整体，更是一个巨大的酸碱缓冲体系，可以有效地平衡外界各种影响酸碱的因素，给人体加入一些偏酸或偏碱的东西，不会影响血液中的pH值。而各器官的pH值范围则是不一样的，一味地加入偏碱性的东西未必正确。例如，人与动物的乳液就是中性略偏酸性，而母乳和牛乳却是小孩和老人至关重要的饮料。这说明酸性的食物对人体也是需要的。尤其要指出的是，儿童的胃液pH值只有5左右，对酸碱的缓冲能力较低，减低胃液酸度，对小孩的生理代谢会产生严重后果。

中国医促会健康饮用水专业委员会主任、北京IDM生物科技研究所所长李复兴教授说，"医疗用水等于正常饮用水"是重大饮水误区之一。他认为，正常饮水不能违背三个规律：进化规律、自然规律、科学规律。我们应该用科学方法研究自然界中好水的结构、性质、功能，在改造自然的时候，要本着顺应自然、尊重自然的原则。他对记者说："自然界中没有的水不能算好水。"

清华大学水质科学与工程研究所博士生导师王占生教授对记者说，功能性饮用水使得人们在日常生活中有可能通过饮水在不知不觉之中对调节消化、排泄以及代谢等生理功能，起到一定的促进健康的作用，因此具有很大的市场前景。但也必须充分认识到功能性饮用水的局限性。一是适用人群的局限性。由于地域、生活习惯以及种族等方面的差异，对某一特定人群适用的功能性饮用水可能对另一些人群并不适用。二是功能的局限性。这又可以分为两个方面：一是功能性饮用水只能强化人体的一部分生理功能，主要是消化、排泄、血液循环以及新陈代谢等，而不是强化人体的全部生理功能；三是功能性饮用水的这种强化作用是有限的，当这些生理功能出现较大问题时，功能性饮用水就只能作为药物治疗的一种辅助手段了。可见，功能性饮用水不能代替药物治疗。最后，王占生教授说，碱性离子水的功能明确，适用人群也非常明确，因此他不建议正常人将此水当成日常饮用水。

李复兴教授说，水的生理学研究从整体水平逐渐发展到组织水平、细胞水平、分子水平、原子水平，从宏观深入到微观，但究竟什么样的水最适合人类饮用，目前尚未研究清楚。但可以肯定的是，水的纯净、安全是维持生命的基本要求，而健康则是饮用水的第三个层次。

王志远教授曾在美国哥伦比亚大学研究茶叶抗癌的课题，之所以会转到新泽西理工学院生物信息与系统研究中心来研究水，他是这样解释的：他发现，一杯茶中，1%是茶叶，99%都是水，而他以前忽略了这99%，现在要"补课"。

王志远教授介绍，国际上功能饮料和功能水的发展势头很猛，2002年在英国召开了第二届国际功能水会议和第三届国际功能饮料会议，今后还将在法国召开全球瓶装水会议，其中一个重要内容就是讨论功能水的发展趋势。

综上所述，我们认为以上两种观点均有其道理，也就是说要从正反两方面来看事物的本质，而我们要做到的是扬长避短，尽量发挥其长处，避免其对人体的伤害。那么，也就是说，碱性离子水的pH值在7.3 ~ 8.5之间是安全范围，而且也具有一定的保健作用，有利于人体健康。

联合国原秘书长安南在“世界环境日”说：

“水，20亿人口因水而死！”

第三章 水源污染

水污染通常可分为三大类，即物理性、化学性和生物性污染物。物理性污染物包括悬浮物、热污染和放射性污染。化学性污染物包括有机和无机化合物。生物性污染物包括细菌、病毒和寄生虫。污染并不限于特定的先进国家或工业国家，而是在全球加速地扩大，这使得缔造我们生命的地球正濒临着重大的危机。

中国的水资源只有世界平均水平的三成，是全球人均水资源最贫乏的国家之一。随着我国人口数量的几何级增长、现代工业废水、城市垃圾的乱排乱放、农村农药喷洒，等等。这些现象造成河流污染，使水污染物排放总量居高不下。我国532条主要河流中，436条已经被严重污染。2002年国家环保局发布通报显示：五大水系普遍被污染，且主要以致癌物——各种有机物污染为主。2005年，全国一半的城市市区地下水污染严重，一些地区甚至出现了“有河皆干、有水皆污”的现象。2006年国家环境监测网实际监测的745个地表水监测断面中，有28%的断面为最劣等水质。

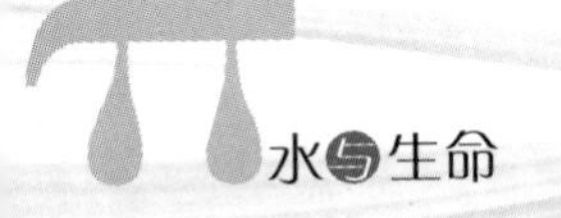

第1节 国民饮用水的现状

水与人类的健康息息相关，随着人们生活水平的提高，人们对自身健康也越来越重视，当然对每天都离不开的饮用水就更加重视。饮水安全主要包括水质和水量等。水质：符合国家《生活饮用水卫生标准》要求的为安全；水量：每人每天可获得的水量不低于40～60升的为足量，不低于20～40L的为基本足量。有的地区常年干旱，导致饮用水缺乏。

一、水质

水是人民生活和社会生产的必需品，是经济社会发展的重要保证。饮水安全直接关系到人类生命健康。而人们对饮用水水质的要求，是一个不断发展的过程。饮用水水质标准的发展是与社会发展和科学进步分不开的。我国水质标准的制定由于受研究经费和各种条件所限，多是参考、依据国外的相关标准，并与我国实际情况相结合。我国最早的生活饮用水技术法规《自来水水质暂行标准》发布于1955年。此后曾多次发布修改饮用水卫生标准。目前我国水厂广泛执行的是国家1985年颁布的《生活饮用水卫生标准》，这是我国唯一对饮用水水质进行管理的技术规范。这一标准的指标主要针对大肠杆菌和重金属等，有许多对人体有害的化合物、特别是有机污染物未列入检测标准之内，难以准确地反映目前我国饮用水中客观存在的问题，也远远落后于国际上的饮用水水质标准。

2005年6月1日，国家建设部针对供水部门颁布了行业标准《城市供水水质标准》(以下简称新《标准》)。该标准参考了世界卫生组织和欧美发达国家的水质标准，建设部城建司负责人介绍，新《标准》与现行国家标准《生活饮用水卫生标准》相比，对水质提出了更高要求。检测项目由35项增加到93项，包括一些分量检测，总项目达101项。全国给水深度处理研究会理事长王占生教授说，因为很多检验项目需要高精度的仪器才能分析测定，大多数地区、城市尚不具备这些条件，实际上等于放弃了非常规项目（这包括众多有机污染物）的检验。饮用水中的微污染物种类繁多，并且含量一般较低，新《标准》对项目的限值有更严格的要求，并增加了对有机污染物和农药的检测项目、对消毒副产物检测项目，特别是对自来水检测细菌学指标，而且还包括“蓝氏贾第鞭毛虫”和“隐孢子虫”两虫在内的原虫类病毒体的检测项目。新《标准》对供水水质保障的系统性做出明确规定，从水源、水厂、配水管网到二次供水设施，各个环节都必须严格控制，实施多级安全屏障。新《标准》的实施对水质分析检测提出了更高的要求。体现了我国对饮用水水质的重视，反映出我国供水行业将有机物和微生物作为控制重点的趋势，既符合我国国情，又与世界水质标准发展趋势相一致。可促进供水行业技术进步、提高供水水质。

二、水量

我国水资源分布的不均衡、降水量的不平衡以及水体污染严重等因素更加剧了水资源的匮乏，城市水资源短缺矛盾十分突出。特别是北方地区，其农业占全国的66%，而水资源供给的80%却在南方，主要在长江流域。粮食生产严重依赖水资源，大约80%的粮食产自水浇地。（这一数据在美国是20%，在印度则是60%。）从1982年到2000年，黄河每年有2/3的时间断流。与20世纪50年代初相比，全国湖泊面积减少15%，长江中下游的湖泊数量减少一半以上，天然湿地面积减少26%。全国每年平均消失20个天然湖泊。建国以来，已有1000个湖泊干涸。而北方的蓄水层被消耗的速度要快于它能得到补给的速度。许多城市，如天津和济南发生了严重的地表沉降。水资源使用效率很低。有专家估计由于种种原因，中国用来灌溉的水资源的60%被浪费掉了。

据《2006年全国水利发展统计公报》显示：2006年全国水资源总量25567亿立方米，比上年减少8.9%；全年总用水量5716亿立方米，比上年增加1.5%。这一增一减，不难看出我国水资源的严重危机。淮河是中国投入最多、开展污染治理最早的河流，但如今仍是受污染最严重的河流之一。在评价的2000千米河段中，78.7%的河段不符合饮用水标准，79.7%的河段不符合渔业用水标准，32%的河段不符合灌溉用水标准。10年前，淮河还生长着60多种鱼类资源，如今这些鱼类几乎绝迹。据统计，全国669个城市中，有400多个城市供水不足，其中有110个城市严重缺水，日缺水量1600万立方米，年缺水量约60亿立方米，平均每年因缺水影响工业产值2000多亿元。北方一些城市由于严重缺水，已经影响到经济社会发展和居民正常生活。与此同时，用水不合理、严重浪费的现象普遍存在。我国万元GDP的用水量约是美国的8倍，万元工业产值耗水量是美国的5~10倍。全国地下水资源与环境调查评价显示，我国地下淡水可开采资源为每年3530亿立方米，但却有一半地区的浅层地下水遭到不同程度污染，其中城市最为严重。水污染直接危害的是百姓饮水安全。据中国科学院发布的国情研究报告称：我国符合饮用水卫生标准的水仅占10%，基本符合标准的占20%，不符合饮用水标准的达70%。以地下水为饮水的城市，90%以上的地下水受到不同程度的污染，而且污染逐年加重。

目前我国污水处理效率低，水污染严重，供水水源质量差。据统计，90%以上城市水体水质劣于Ⅳ类，50%的城市供水水源地达不到饮用水标准，南方城市水质型缺水超过60%。同时，自来水水质指标在检测指标数量和指标数值方面，与发达国家还有相当的差距，管网二次污染严重。

水资源始终处在自然水文循环之中，要求人类对水资源的利用形成一个水源——供水——用水——排水——处理回用的循环系统。水的自然属性要求必须把水资源作为这样一个完整的系统进行统一管理。

中国已正式加入世界贸易组织，标志着我国改革开放进入了一个新阶段，对完善我国社会主义市场经济体制，特别是对水的管理将是有力的推动。

第2节
工业污染

全球经济飞速发展的同时，各区域水源也不同程度地受到了严重污染。中国水资源也不容乐观。近年来我国严重的水污染事件频发：

2004年3月，沱江水污染，沱江水氨氮超标50倍，直接经济损失超过1亿元。

2004年12月，湖南资水化工污染河流；

2005年11月，松花江苯泄漏，造成哈尔滨全城停水4天；

2005年12月，广东北江镉污染，严重影响珠江水系；

2006年1月，湖南湘江株州与长沙河段镉污染；

2006年9月，湖南岳阳饮用水源受到砷（砒霜）化合物污染；

2006年12月，重庆市垫江苯系物泄漏污染河流；

2007年5月，太湖蓝藻污染爆发，严重影响数百万无锡市民生活饮用水；

2007年8月，吉林省松花江支流牤牛河化工污染；

2008年3月，广州市白云区钟落潭镇41人自来水污染中毒；

2008年3月，广州流花湖蓝藻大面积爆发，污染程度50年罕见；

2008年6月，云南高原阳宗海水污染；

2009年2月，江苏盐城化工污染自来水，20多万居民饮用水受影响；

2009年7月，内蒙古赤峰市水污染事件，截至8月2日，已致4322人就医；

……

这一系列的水污染事件，已经成为了危害人们身体健康的头号杀手。难道不能引起我们深思吗？美国夏威夷大学水处理专家董良杰说，重金属污染有三个特点：一是微量剧毒。长期积累、长期饮用含有重金属的水，有毒元素在人体内积累，可导致神经系统被破坏，肺癌、肝癌、食道癌等病症产生，导致区域癌症高发和新生儿畸变。二是终身有害，不可逆转。重金属造成的病变绝大部分是不可逆转难以医治的。三是杀手无形，难以提防。由于大多数重金属在水中以无机物离子存在，无色无味，一般很难直观检测。董良杰坦言，中国的重金属污染致病事件正进入高发期。中国的重金属污染，大部分是人为污染，主要污染源为金属冶炼废水污染、电镀工业废水、化工污染、垃圾填埋和金属加工、废旧电器回收站等。为此，董良杰建议，全面实施饮水安全工程，并设立国家饮水安全办公室，统领国家饮水安全战略。而优先解决重金属污染迫在眉睫。科学在突飞猛进，但带来的核能污染、臭氧层的破坏、酸性雨、地球变暖、沙漠化环境污染等问题，导致今天土壤、水质和空气皆受到严重污染，包括人类的生存都受到了威胁。现在的工业发展超过了环境负荷，珠三角从机械污染、化学污染过渡到多种污染并存局面。世界发达国家达到这一污染程度经历了200年，我们仅为30年！

据长江水利委员会发布的最新公报显示，2004年度有288亿吨废污水排入长江，其中工业废水约占 70%，生活污水约占30%。与1999年相比，长江流域的废污水排放量已增长四成。而在20世纪70年代末，长江流域的年度污水排放量仅为95亿吨，80年代末为150亿吨。长江水质呈现恶化之势。环保专家警告说，如果不及时对长江采取保护措施，长江在十年内可能变成另一条“黄河”。在中国七大水系中，与污染很严重的海河、辽河、黄河、淮河以及松花江相比，长江和珠江一直被认为状况较好。但近年

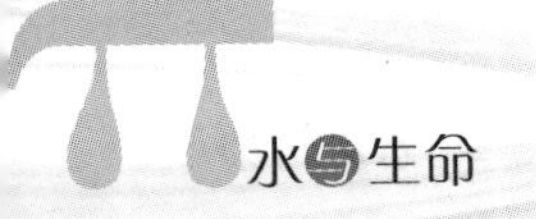

来，随着长江三角州和珠江三角州经济发展，大量工业废污水排入，长江和珠江也厄运难逃。近年来，珠江口已经成为仅次于渤海湾的全国第二大污染海域，官方调查显示，珠江口海域约有95%的海水被重度污染，剩下的5%也是中度污染。水体污染严重威胁老百姓的生命健康。在淮河、海河、黄河流域污染严重的地区，肝病和癌症发病率明显增高，癌症村、肝炎村越来越多。

目前中国很多企业的发展是以对水源的高污染、高消耗为前提，经济发展的代价异常沉重。近期，彭博新闻刊登的美国财经专家白赛克（William Pesek Jr.）的一篇评论文章指出，根据世界银行的估计，全世界污染最严重的十大城市当中，中国占6个，每年的环境伤害和健康成本超过540亿美元，这个数字超过本年11月为止中国吸收的484亿元国外直接投资。

中国水利部部长汪恕诚日前承认，中国农村还有三亿多人饮水不安全，相当一部分城市水源污染严重，威胁到人的生命健康。王维洛认为，水利部的这个数字不准确，实际上，中国有七、八亿人在喝脏水。现在长江有28%的河段也是四类、五类水，在这些流域覆盖的地区，老百姓饮用水的质量是没法保障的。

根据日本理学博士牧野仲先生提示，“地球的环境污染似乎永无止境，这种说法绝不夸张。”他说即使不谈严重的核污染，也有二氯三氟甲烷气体破坏了臭氧层，总三氯甲烷、戴奥辛……和超微量物质的环境花欠蒙造成的污染，等等。这些污染不只影响到人类，对于地球上的生物而言，也会威胁到其生存的环境。进入20世纪之后，科学技术不断地进步，但是真的进步到令人拍手叫好吗？实在令人怀疑。在此，举二氯三氟甲烷气体的例子来探讨一下。二氯三氟甲烷开发初期，被称赞为“梦幻物质”“人类英明智慧的结晶”。这种物质不只用于冰箱、空调设备的冷媒，同时也可以利用在IC晶片的洗净等多方面。不只具有这些有用的功能，同时也很稳定，对于人体完全无害，而且丢弃不用就会成为气体消失。人类开发出了这么方便的东西，可是喜悦没有维持多久，废弃的二氯三氟甲烷气体到达地球大气层的上层部，开始破坏臭氧层。来自太阳的强烈紫外线，大部分会被臭氧层吸收掉，而到达地表的量只有一点点而已。藉着臭氧层之赐，地球上的生物（动物和植物）才能快乐的生活。但是现在的臭氧层遭到了破坏，形成很大的臭氧洞。据资料证明：南极到澳洲上空所产生的臭氧洞，使得澳洲政府规定学生必须戴太阳眼镜和帽子遮蔽太阳光（紫外线）。更糟糕的是，废弃的二氯三氟甲烷气体慢慢上升，需要花15年的时间才能达到上层的臭氧层。 因此，目前破坏臭氧层的是15年前废弃的二氯三氟甲烷气体，即使立刻中止使用二氯三氟甲烷，今后15年内臭氧层还是会持续遭到破坏，臭氧洞会持续扩大。后果将不堪设想……

现代工业尤其是化学工业和城市化的迅速发展（合成化学物质已经超过40000种，每年还有1000个新品种投放市场），人类每年排入环境的各种工业废水、垃圾、废弃物达数千亿吨，使水源受到严重污染，水质每况愈下。这一实情已引起我国领导人的高度重视，胡锦涛总书记在中央人口资源环境工作座谈会上讲："环境保护工作要着眼于让人民喝上干净的水，真正健康的水！"

第3节 农业污染

当前，农民为了提高农产品的产量，将农药喷洒在农田中，经过雨淋被溶解而污染了水源。目前的有机农药可分为有机磷农药和有机氯农药。有机磷农药的毒性虽大，但一般容易降解，积累性不强，因而对生态环境的影响不明显；而绝大多数的有机氯农药，毒性大，几乎不降解，积累性甚高，对生态环境有显著影响。尤其是剧毒的多氯联苯，易被生物吸收，化学性质十分稳定，难以和酸、碱、氧化剂等作用，有高度耐热性，在1000 ~ 1400℃高温下才能完全分解，因而在水体和生物中很难降解。

日常环境监测结果表明：供水水源中已检出农药，许多地面水源中检出了敌菌灵（除草剂），特别是阿特拉津， 也已在可耕土地和深耕细作的农业区内的地面水和地下水水源检出。其他农药，诸如难于降解的有机氯化合物，偶尔也被检出。这说明无论是地下水还是地面水都易被农药污染。地面水中检出的主要农药是二甲四氯丙酸、阿特拉津、西玛津、乐果和林丹，在我国一些主要监测点它们次次都会被检出。

在某些地区地下水的污染特别涉及到硝酸盐的污染和难于降解的农药污染。当某些农药在水中很快地被水解（农药和水本身进行反应）时，许多其他农药并未以此方式降解，因而持久地污染了地下水。

饮用水中也检测出某些化学品对人体有害。我国大连近海海湾多种农药超标；北京重要水源官厅水库近年来污染严重，共检出有机氯农药（六六六，滴滴涕等），多氯联苯，及氯代烃类等污染物数十种，其挥发性有机物总含量为19.4~101 μ g/L，污染严重，不能做水源使用。国外农药污染比我国轻，但是也有许多水源是不合格的。

在绿化和农业生产中，建议逐步使用生物农药替代难降解、残留量高的有机磷农药，特别在城市绿化中的农药喷施方面，禁止使用滴滴涕、六氯苯等。

沈阳农业大学梁成华教授说，目前我国农村过量施用化肥现象十分普遍，平均过量超过30%。多施化肥不仅起不到增产的效果，还严重污染了自然环境。施用的化肥只有1/3能被农作物吸收，2/3的化肥进入天空和水体、土壤及农产品中。其中，最直接的影响是导致作物贫青倒伏、病虫害增加，导致农产品中硝酸盐含量严重超标，同时成为河流、湖泊、水库等重要的污染源，也污染了地下水。农业部门调查显示，我国的耕地只占世界的 7 %，化肥使用量却超过了世界总量的40%，我国平均每公顷施化肥400千克以上，远远高出发达国家认定的225千克/公顷的安全上限。过去几年国家地质调查局的调查结果显示，我国地下水硝酸盐含量远远超过饮用水标准 4 倍以上，这主要是农村化肥污染所致。治理农村对农作物过量施用化肥造成的对水资源的污染，已经到了刻不容缓的地步。据了解，我国的农业生产在养分投入上，在相当长的一段时期内仍然需要以化肥为主。

目前世界上有机农药大约6000种，常用的大约有200多种。世界自然基金会的一次检测发现，欧盟13个国家环境部部长的血液中含有包括滴滴涕在内的55种有害甚至致癌物质。联合国环境规划署执行主任特普费尔认为，在向环境释放的污染物中，持久性有机污染物是最危险的。这类毒性很强的化学物不仅致癌，而且能破坏神经、生殖和免疫系统，使人和动物患病，甚至死亡。

第4节
空气污染

空气污染是指因人类的生产和生活活动使某种物质进入大气，使大气的化学、物理、生物等方面的特性改变，通过雨、雪、雾气和风沙使这些物质沉积到水中，污染了水源，从而影响人们的生活，危害人体健康及各种生物的生存。空气质量的好坏反映了空气污染程度，它是依据空气中污染物浓度的高低来判断的。

目前我国已成为世界上大气污染最严重的国家之一。国际上通行的衡量空气污染的标准，是测量每立方米空气中所含的悬浮微细粒子。世界卫生组织的标准是20μg。我国只有1%的城市居民生活在40μg的标准以下，有58%的城市居民生活在100μg标准以上的空气中。

近年来“灰霾”这个词在各种媒体上出现的频率越来越高。雾主要是由水滴组成的，而霾主要是由干粒子组成的。现在雾和霾已纠缠在一起形成了灰霾天气。仅2007年12月，广州的灰霾天就达到22天。2006年，深圳灰霾天气是164天，2007年已达231天。深圳灰霾天气不是单独的，珠三角城市都受到了这种区域性灰霾的影响。灰霾的形成会对各种传染疾病的流行起到推波助澜的作用，长期生活在这样的大气环境中，人的机体抵抗力必将大为减弱。

我们每人每天需要呼吸15立方米空气，城市里的人就相当于吸尘器，每天要过滤15立方米空气，这样持续下去，细粒子污染对身体的危害要比切尔诺贝利核辐射严重。影响最大的是人类生理年龄的两端——孩子和老人。

空气污染会产生各种健康问题和环境损害。据我国的研究人员预测，空气污染会减少对补充农业用水和饮用水至关重要的小雨。《地球物理学研究杂志》(Journal of Geophysical Research)上新近发表的一份研究报告说，我国东北地区几十年来的工业污染已经导致降雨量下降。美联社(Associated Press)和《中国日报》(China Daily)都报导了这一研究结果。虽然空气中悬浮颗粒的增加有助于云层中的水蒸气凝结成水滴，但上述研究发现，与清洁天空中云层内的水滴相比，空气污染严重地区云层中的水滴在体积方面最多会小50%。这些水滴经常因体积太小而不足以落到地面。

第5节
自来水管道污染

我国多数地下输水管道，是在技术落后时期建设的，长期老化失修，难以保证不受污染，而且输水管道长期使用，缺乏必要的维护和清洁，不少管道发生结垢、锈蚀、渗漏等现象，多种病毒、细菌等微生物肆意滋生，有的输水管道竟有藻类滋生，严重影响自来水水质质量，造成输送中的自来水二次污染。

据建设部提供的对408个城市的统计资料显示，我国城市公共供水系统、自来水的管网漏损率平均达21.5%。由于供水管网漏损严重，全国城市供水年漏损量近100亿立方米。

自来水在流经水泵、水箱、管道等自来水设备之后和到达居民用水点之前，又会通过水管接缝点渗漏，金属管道内壁镀层脱落等方式遭受来自这些设备的污染，即常说的“二次污染”。二次污染物包括加氯消毒副产物，供水管网腐蚀所溶出的金属，在自来水管道中滋生的微生物及其代谢产物等。因此，尽管自来水出水的水质很好，但在经受污染之后，居民们仍然难以喝到放心的直饮水，绝大多数家庭必须将自来水进行煮沸处理才能饮用。然而自来水即使经过煮沸五分钟左右，也仅能消除水中部分有害物质，如具有致癌效应的加氯消毒副产物大部分可通过蒸气挥发掉，细菌、大肠菌群等有害微生物可被高温杀灭，但是还有一些成分，如重金属、部分有机物等无法经加热而去除。即使是在早已普及自来水生饮化的发达国家，专家们也建议最好慎重对待饮用自来水。

所谓生物稳定的饮用水是指在配水系统中不会引起大肠杆菌等菌群再繁殖，因而不会引起水的色、味和混浊度发生变化的饮用水。目前，国内对配水系统中饮用水水质的恶化和管网腐蚀的研究，大都停留在常规的水质监测和对腐蚀现象的宏观观测这一水平上。取管垢进行分析，垢样表面（水侧）为棕红色，附着在管壁一侧为黑色，垢样可研磨粉碎。样品在加热过程中有腐臭味，为沉积腐化的腐植类物质和生物膜，管道垢样的扫描电镜观察发现管道中细菌的繁殖已极为严重，有杆菌、球菌、丝状菌等，它们藏匿、附着并栖息于管垢的颗粒物之中，细菌对氯的耐受能力大大增强，因此在氯消毒时生存的可能性较大。

管道内的结垢和腐蚀的产物以及管道的粗糙内壁是细菌繁殖基地。水中的余氯只会杀死、杀伤水侧一定深度处的细菌，而当水中余氯不足时，藏匿于颗粒物和生物膜内的细菌又会见机再起，造成水中细菌总数的增加，从而引发大肠杆菌的突然增加甚至暴发。细菌的溶解性分泌物（SMP）会腐蚀管壁，从而加速了管道的结垢和腐蚀。近年来报告，这些细菌可引起肺部感染、脑膜炎、心内膜炎、尿道感染及烧伤后的败血症等，特别在癌症化疗、放疗和重大疾病造成机体免疫力低下时，容易发病，因此属于机会病原菌。这里需要指出的是，虽然在管垢中未发现大肠杆菌的繁殖，但是良性和机会病原菌的繁殖会导致有利于病原菌生长的环境。

从自来水厂出来的水，尽管经过各种处理，但仍存有一部分有机物和游离氯结合形成致癌前体物三氯甲烷，另一方面成为微生物再繁殖的培养基地。重新繁殖的微生物常年在输配管道中形成生物膜，膜的老化与脱落引起用户水的臭味、色度的增加，并且这些管网上的微生物渐渐对消毒剂产生了耐抗力，不易被杀灭，更增加了终端自来水微生物的数量。尤其是陈旧老化的管道污垢微生物污染程度更为严重。我国一些自来水厂，有相当一部分采样检测Ames试验(即污染物致突变性检测)呈阳性结果。南方水中有机物污染程度均比北方高，因此南方城市输配管网的二次污染程度比北方更严重。据有关资料统计，我国管网水的水质比出厂时指标均有提高，如浊度、铁、锰、铜、细菌总数等，其中尤以细菌总数增加百分数最高。对自来水二次污染的预防及去除成为目前国际、国内对于提高自来水水质关注的焦点。

第6节 储水槽污染

一、农村

很多农民家中有水缸，缸里的水没有吃完就有新水倒进去。因此，水缸底部沉淀有一层脏东西。里面有大量细菌繁殖，使饮水中的硝酸盐被细菌还原产生许多亚硝酸盐，而亚硝酸盐是致癌物亚硝酸胺的原料。所以要求居民每两三天彻底洗刷一次水缸，在冬季，每周洗刷一次。在不少农民家中，在灶上常有一个小温罐，里面的水常温热。为了节省柴火，往往用温罐里的水煮饭做菜。由于温罐水不冷不热，适合细菌繁殖生长。有的食堂，在饭后利用灶膛余热，在锅内放半锅水，让它经过半天或一夜温热，再用它做饭。这也使得饮水中增加了大量的亚硝酸盐，危害人体健康。所以，温罐和温锅里的水不能饮用，只能作洗涤用。池塘水由于不是流动的活水，容易受污染，微生物大量繁殖，尽可能不饮用。

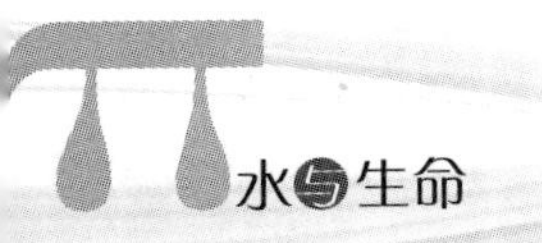

二、城市

大城市居民饮用的自来水是比较洁净的，但由于高层楼房的兴起，自来水的压力低，供应不上。于是在楼房顶层修建了储水槽，先把自来水泵入储水槽，再从储水槽流入各用户。由于许多储水槽处于无人管理状态，经抽查发现不少的储水槽水面上漂浮着杂物，水槽底部有一层尘土，有的水中滋生了水藻，而蓝绿藻毒素有明显的促癌作用。漂浮的脏物增加了水的污染，水槽底部的尘土中滋生着大量细菌，这些细菌把水中的硝酸盐还原为亚硝酸盐，人喝了就会影响身体健康。像这样把水放入不流动的储水池，然后穿过几米的管子，这就会消耗了氧的含量。当您用到自来水时，水已经不具有任何益于健康的属性了。饮用了这样不洁净的自来水对防癌、保健是很不利的。在传统习惯于房顶安置的水箱内，受白昼温差影响，使细菌蔓延，导致二次污染严重。原本干净卫生的自来水变得混浊，有异味并含有大量铁锈、胶体等对人体有害的杂质，导致患肝胆结石、肝病、皮肤病的人日愈剧增。广州每年均有家庭自来水中发现红虫的报道，就是中间水箱引起的。另外在个别中间水箱中有的还发现死老鼠、死猫等，这些腐烂动物的尸体会增加水体的恶臭味和酸腥味。所以，高楼顶层的储水槽应当有人管理，须定期清洁、洗刷、盖好，有的水槽需要对饮水二次消毒。

第7节 消毒剂氯污染

我国城镇居民绝大部分都是使用自来水。但是，自来水取水区域水源不断地被污染，给完全净化造成很多困难。相对发达国家，我国的饮用水净化手段还处于非常滞后的阶段。目前，自来水厂大都还是使用漂白粉。氯为主要消毒剂，是便宜的水处理方法，可以去除一些使水味变差的物质，如锰、铁和硫化氢，用来改进水的味道和清澈度，在水体的净化过程中是杀死细菌的重要手段，可以保证自来水中是无菌的。但是，用氯消毒是有限制的，贾第虫和隐孢子虫通常抗氯，除非氯的浓度高出一般水处理时常用的剂量。而且水中的有机物在氯化消毒过程中与氯作用，不但增加氧耗，影响消毒效果，还生成多种对人体有害的氯化消毒副产物，其中大部分对人体健康构成潜在威胁。特别是传统的预氯化工艺，高浓度的氯与源水中较高浓度的有机污染物直接作用，生成的氯化消毒副产物，浓度会更高。研究证明：氯的残留物与水的残留物，易化合成为新的对人体有害物质，而且现在的净化手段很难将水中的化学污染物彻底去除。氯在消毒过程中及消毒后留在自来水中的游离态余氯与水中所含微量有机污染物——酚、苯、腐植酸等有机物相结合产生反应，所生成的三氯甲烷和四氯化碳等致癌物质，反而比原水高50~100倍。水源中的总有机碳越高，投氯剂量就越大，接触时间越长，反应生成的三氯甲烷就越多，致癌的概率就更大。那么三氯甲烷的本质究竟是什么呢？一言以蔽之，三氯甲烷乃“甲烷”与“氯素类”（氯、溴、碘）互相结合所形成的物质。三氯甲烷的“三”是指有三个氯，亦即三个氯素类和甲烷的氢置换后所形成的。三个氯与甲烷化合物所形成的三氯甲烷，是最具代表性的化合物。三氯甲烷进入人体后，立刻就会被吸收，成为二氧化碳、氯离子及碳醯氯“毒瓦斯”等代谢物质，使中枢机能减退，促成对肝脏、肾脏的毒害，促使胎儿畸型以及致癌性等反应。因此，氯处理后的水有一股令人不愉快的味道，而其他后效应可能会更大，残余的氯会留在处理过的供水中。虽然该化学物质会继续保护处理过的水免受再污染，不幸的是，水中残留过量的氯也可能产生其他负作用，有些可能致癌。不过，这种对健康的危害一般认为与未经处理的水中病原体的影响比较起来还是非常微小的。

第8节 生活废水污染

生活污染源是指在城市和人口密集的居住区产生的污水。多来自于厨房、浴室和厕所等场所排出的污水和污物。按其形态可分为：①不溶物质。这部分约占污染物总量的40%，它们或沉积到水底或悬浮在水中。②溶解质。约占污染物总量的50%。这些物质多含无毒的氯化物、硫酸盐、磷酸钠、钾、钙、镁等重碳酸盐。有机物质如纤维素、淀粉、糖类、脂肪、蛋白质和尿素等。此外，还含有各种微量金属、洗涤剂和

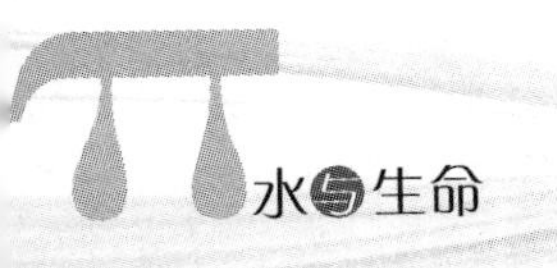

多种微生物。另外，还有胶态物质等约占污染物总量的10%。

当今生活中塑胶（高分子树脂）制成的餐具、水桶、自来水管甚至包括涂料、衣物等生活和办公用品，具有轻巧、耐用的特点。可哪知就是这些废弃的塑胶制品经燃烧，会产生带有剧毒的戴奥辛。在燃烧场附近居住的母亲，她们的乳汁中检测出相当量的戴奥辛。同时亦确认了聚碳酸酯制的餐具溶出的荷尔蒙，会减弱人类和动物的生殖机能。

生活污水常含有大量需氧污染物，如蛋白质、脂肪、木质素等有机化合物，在微生物作用下进行分解，需要消耗大量氧气。若水中有机污染物过多，势必造成溶解氧缺乏，影响水中生物的生存，使鱼虾呼吸困难，以至窒息死亡。

全国农村每年产生生活污水约80多亿吨，而多数的村庄没有排水渠道和污水处理系统，生活污水随意排放，主要有以下特征：①面广、分散。村庄分散的地理分布特征造成污水分散，难于收集。②来源多。除了来自人粪便、厨房产生的污水外，还有家庭清洁、生活垃圾堆放渗滤而产生的污水。例如，太湖洗衣废水占生活污水的21.6%，巢湖、滇池大约为17.9%。③增长快。随着农民生活水平的提高以及农村生活方式的改变，生活污水的产生量也随之增长。④处理率低。以浙江省丽水市的农村污染情况为例，每年全市农村人粪尿产生总量约180万吨，经化粪池处理的量约为23.03万吨，处理率仅为12.9%。

未经处理的生活污水肆意排放，严重污染了农村的生态环境，直接威胁广大农民群众的身体健康以及农村的经济发展。一方面，未经处理的生活污水自流到地势低洼的河流、湖泊和池塘等地表水体中，严重污染各类水源；另一方面，生活污水也是疾病传染扩散的源头，容易造成部分地区传染病、地方病和人畜共患疾病的发生与流行。目前全国农村的自来水普及率只有34%左右，还有3亿多农民存在饮水安全问题。在浙江省丽水市农民家庭用水水质的抽样检测结果中，63个水样中大肠杆菌、浑浊度等主要指标超标的占72%。水源地水质低的状况与农村生活污水未经处理排放有直接的因果关系。

长江流域水资源保护局翁立达教授表示，长江水污染严重，“住在江边没水吃”。国家环保总局提供的环境统计数据表明，长江污水排放量呈快速增长之势。1998年全流域废水排放量为113.9亿吨，2001年为138.3亿吨，2005年为184.2亿吨，短短7年的时间，废水排放量增加了70亿吨。长江水利委员会副主任熊铁说，长江污染下游重于上游，支流重于干流，湖泊半数以上已处于不同程度的富营养化状态。黄浦江、汉江、湘江、嘉陵江、沱江五条支流进入干流的污染物约占所有支流总量的50%。

全国人大常委会副委员长盛华仁在全国人大常委会执法检查组检查水污染防治法实施情况作报告时表示，随着城市污水排放量增加，环境基础设施建设又跟不上城市化发展速度，致使城市生活污水成为水污染的一个重要来源。

城市污水处理厂建设进展缓慢。几年来，各地利用国债资金，加大了污水处理厂建设力度，但进展缓慢。2004年全国的城市污水处理率仅为45%，在中西部地区就更低。兰州市是甘肃全省生活污水处理最好的城市，但处理率也仅为37%，60%以上的污水直接排入黄河。江西省全省城市污水处理率仅为24%，21座城市中投入运行的污水处理厂只有5个。据建设部统计，2004年全国280多座地级以上城市中，还有87座城市的污水处理率为零。再加上配套的管网建设滞后，部分污水处理厂因无法收集污水而不能运行。据国家环保总局提供的资料和我们的典型调查，在目前全国已建成的污水处理厂中，能够正常运行的只有1/3，低负荷运行的约有1/3，还有1/3开开停停甚至根本就不运行。

城市污水处理费用没有落实。水污染防治法规定，城市污水集中处理设施按照国家规定向排污者提供污水处理的有偿服务，收取污水处理费用，以保证污水集中处理设施的正常运行。目前，全国尚有一大批城市没有建立污水处理收费制度，有的城市收费标准偏低，不能满足污水处理厂运营的需要。

之所以探讨这些问题，是因为这些事物的本质是由于人类制造出了“不存在于自然界的化学物质”。这些物质在自然的再生利用的某个阶段上，一定会产生问题。尽管人们对治理环境污染做了很多努力，并取得了一些成果，但这项任务任重而道远，并不是一时就能解决的。

第9节
浮游生物污染

在我们的日常生活中，还有浮游生物对水源的污染。那么，浮游生物是如何生存和繁殖的呢？其营养物质的来源广、数量大，有生活污水、农业(化肥、农家肥)、工业废水、垃圾等。其中包括耗氧污染物和植物营养物。

耗氧污染物：在生活污水、食品加工和造纸等工业废水中，含有碳水化合物、蛋白质、油脂、木质素等有机物质。这些物质以悬浮或溶解状态存在于污水中，可通过微生物的生物化学作用而分解。在其分解过程中需要消耗氧气，因而被称为耗氧污染物。这种污染物可造成水中氧减少，影响鱼类和其他水生生物的生长。水中的氧耗尽后，有机物进行厌氧分解，产生硫化氢、氨和硫醇等难闻气味，使水质进一步恶化。水体中有机物成分非常复杂，耗氧有机物浓度常用单位体积水中耗氧物质生化分解过程中所消耗的氧量表示，即以生化需氧量(BOD)表示。一般用20℃时，五天生化需氧量(BOD_5)表示。

植物营养物：植物营养物主要指氮、磷等能刺激藻类及水草生长、干扰水质净化，使BOD_5升高的物质。天然水体中磷和氮(特别是磷)的含量在一定程度上控制着浮游生物生长。而在日常生活中，每人每天带进污水中的氮约50g。污水中的磷主要来源于洗涤废水，而施入农田的化肥有50%～80%流入江河、湖海和地下水体中。当大量氮、磷等植物营养物质排入水体后，促使某些生物(如藻类)急剧繁殖生长，生长周期变短。藻类及其他浮游生物死亡后被需氧生物分解，不断消耗水中的氧，或被厌氧微生物所分解，不断产生硫化氢等气体，使水质恶化，造成鱼类和其他水生生物的大量死亡。藻类及其他浮游生物残体在腐烂过程中，又把生物所需的氮、磷等营养物质释放到水中，供新的一代藻类等生物利用。如此恶性循环，使水质越来越差。

在人类活动的影响下，生物所需的氮、磷等营养物质大量进入湖泊、河口、海湾等缓流水体，导致水质恶化，使鱼类及其他生物大量死亡的现象，称为富营养化。在自然条件下，湖泊也会从贫营养过渡到富营养状态，沉积物不断增多，先变为沼泽，后变为陆地。这种自然过程非常缓慢，常需几千年甚至上万年。而人为排放含营养物质的工业废水和生活污水所引起的水体富营养化现象，可以在短期内出现。因此，即使切断外界营养物质的来源，也很难自净和恢复到正常水平。严重时，湖泊可被某些繁生植物及其残骸淤塞，成为沼泽甚至干地。局部海区可变成“死海”，或出现“赤潮”现象。

“赤潮”是由于浮游生物异常繁殖使海水变色的现象。种类繁多的浮游生物，其中多数具有一定颜色，少部分还有发光的特点。当港区海面养分过分时，带有各种颜色的浮游生物大量浮于水面，在阳光的照射下五光十色。赤潮并非都是红色，它是随着引起红潮的浮游生物的颜色不同，而呈现不同的光芒（发光和不发光），有红色、红褐色和绿色。发生赤潮时，大量浮游生物浮在水面，这些有毒物质通过食物链而富集在鱼类、贝类体内，产生毒害作用而致死，被人食用就有中毒的危险。例如，北京一位儿童及家长吃火锅，大虾是赤潮中死的虾，后中毒住院。

第10节 细菌污染

生物性污染主要会导致一些传染病的发生，饮用不洁水可引起伤寒、霍乱、细菌性痢疾和甲型肝炎等传染性疾病。此外，人们在不洁水中活动，水中病原体亦可经皮肤、黏膜侵入机体，如血吸虫病、钩端螺旋体病等。

病原体污染物：受病原体污染后的水体，微生物激增，其中许多是致病菌、病虫卵和病毒，它们往往与其他细菌和大肠杆菌共存，所以通常规定用细菌总数和大肠杆菌指数及菌值数为病原体污染的直接指标。病原体污染的特点是：①数量大；②分布广；③存活时间较长；④繁殖速度快；⑤易产生抗药性，很难灭绝；⑥传统的二级生化污水处理及加氯消毒后，某些病原微生物、病毒仍能大量存活。常见的混凝、沉淀、过滤、消毒处理能够去除水中99%以上的病毒，如出水浊度大于0.5度时，仍会伴随病毒的穿透。病原体污染物可通过多种途径进入水体，一旦条件适合，就会引起人体疾病。

时下，许多城镇居民家中都用上了桶装纯净水，并成了家庭饮水的主要方式。有关部门曾检测过开封饮用两周的桶装水，结果其细菌总数都超过了桶装水出厂标准上限的12.5倍。一桶看似干净的桶装水，竟然存在那么多隐患。专家感叹：桶装饮用水的二次污染可谓触目惊心，而且是无法避免的。首先，送水一般都是雇自行车、三轮车送，整个送水过程中由于受时间、气候、环境、人员素质的影响，“二次污染”可能性极大。其次，饮水机在出水的同时，空气中的病菌、尘埃会不可避免地进入饮水机和水桶中，细菌的大量生存繁殖，对人们的身体健康极为不利。另外，桶装水还普遍存在“千滚水”问题，桶装水在饮水机内被反复加热，会形成“千滚水”，看似干净，其实却是重金属、砷化物等有害物质的浓缩液。而且据业内人士介绍，按照规定，每只水桶在反复使用100次后，就要报废。专家说，报废桶往往是细菌滋生的“乐土”。一些中小桶装水厂家对回收的空桶并不进行认真消毒，只在自来水里简单地冲刷一下就使用，导致水桶中的细菌大量繁殖，用这种桶装水，再好的水也肯定被污染了。水桶超时服役现象严重，本该淘汰的废旧桶仍在大量使用，这对桶装水造成很大的污染。还有一些不法商贩用自来水直接灌装成桶装水。有的桶装水的水桶是由工业废料里的高分子聚合物而制成，在水体环境中会渗出，这是一种有机污染物，容易使人体致癌。人饮用了报废桶装的水，不会立刻有感觉，而是像慢性中毒一样，多年后危害才会表现出来。由于桶装水只要有水桶和瓶盖，就可以灌装任何未经加工的水，造假方便、成本低，是名副其实的暴利，所以近年来，虽然国家大力清查，这种现象仍屡禁不止。

近年来，嗜水气单胞菌(Ah)污染饮水而造成急性腹泻的暴发事故时有发生。国外已将嗜水气单胞菌纳入腹泻病原菌的检测范围，是饮用水及食品卫生检测的对象。造成此类事故的直接原因是：水源选址不符合《生活饮用水卫生标准》的有关规定，水井周围30m范围内有动物粪便残渣、农家粪肥、垃圾等污染源，且饮用水井所处地势低洼，村民生活污水、污物、动物粪便等污水，在抽水泵停水取出维修期间通过井管渗入水井内引起水质污染。管理者卫生意识淡薄、水源及供水设施管理不善，蓄水池长期不进行清洗消毒或洗后未进行任何消毒处理。

全国政协人口环境委员会委员王东介绍，他们曾对山西、陕西两省氰污染做过调研，情况触目惊心。其中，陕西省全省每年废污水排放总量是7.515亿吨，水质微生物普遍严重超标，导致饮用后痢疾、眼结膜炎等传染病流行。

近年来，为解决水污染对人体的危害，国家水利部把解决饮水安全问题放在重要位置，投入了大量的人力、物力，全力做好城市水源地水质监测和水质归属监测工作，为保障群众饮水安全提供科学的水文信息。

温家宝总理在政府工作报告中讲：

“一定要让人民群众喝上干净的水，呼吸清新的空气，有更好的工作和生活环境。”

第四章 水与疾病

在我们摄入的食物中，没有一种能像水那样重要，但水却往往被人们忽视。口渴比饥饿更加令人难以忍受。虽然在绝食的条件下，人仍然可以存活数周之久，但必须要不断地补充水分。对所有生物而言，再也没有比水分更珍贵的东西了。水、阳光、空气虽然都是生物生命之源泉，但当你被困于空气稀薄、没有任何食物、黑暗的洞穴环境里的时候，只要有水喝，仍然可以活上两三个星期，然而一旦断绝了水却仅仅能生存几天。我们体内经常维持着一定量的水分，也就是说，我们所摄取的和排出体外的水分要保持相等的量，即出入量动态平衡。当缺水达到体重的 2% 时，就会感到口渴；达到体重的 5% 时，就会感到疲乏无力，活动能力下降；达到体重的 10% 时，就会头痛、头晕、血压下降、脉搏细弱、面色苍白、四肢冰冷，继而休克、昏迷；失水达到体重的 20% 时，就会死亡。所有的衰老症状都伴随着缓慢的细胞脱水。现在许多学者认为脱水是各式各样疾病的根本原因。人体细胞长期慢性脱水是导致高血压、心脏病、动脉硬化、糖尿病、肿瘤、痤疮、消化不良、各种溃疡、哮喘、支气管炎、各种头痛、结石症、关节炎、各类骨质增生、肥胖、抑郁症、失眠和便秘等近百种慢性疾病形成的主要原因之一。对于这些疾病，只要通过提高饮水的质和量，就可以有效地预防、缓解甚至根除。

第1节 脱水与疾病

科学家发现，自然并益于健康的活水，有许多必备的特性，包括一定的分子形状和PH平衡值，这些都是我们人体细胞和生理功能所必需的。脱水、细胞变性和疾病之间的连结促使研究者深入地研究水的功能和特性。 一般来说，流汗、尿频、轻微腹泻不会造成脱水。因为当身体失水时，细胞外液会减少，此时大脑得知这个讯息，就会发出指令让我们感觉口渴，借喝水来补充水分；与此同时，我们体内的荷尔蒙也会努力工作以保留水分和电解质，等待新水的补充。但是，如果身体大量失水而来不及补充，就会造成脱水现象。临床上把“深度脱水”称之为疾病。

一、身体脱水的信号

我们注意身体对水的需求，就会健康，口干是脱水阶段最后的外在信号。另外，很多的药物治疗实际上使身体更脱水，反而导致问题严重。水是一种被忽略却又是最基本的养分，是一种容易被遗忘却又使你更健康、更有活力、寿命更长所必需的成分。没有食物，您可以生存几个星期，但是如果没有水，不用几天，您就会脱水而死。

《水这样喝可以治病》一书中介绍，想象一下这种情形：将一颗饱满多汁的李子从树上摘下来，暴露于阳光下，并使之风干，它最后就会变成李子干。李子脱水后，内部就会萎缩，表皮出现摺皱，表现出干果的主要特征。脱水，会使生命体的内外结构发生改变，人和水果都一样。

人体细胞数目达100万亿之多。在身体缺水最严重的部位，细胞开始变皱，其内在机能也会受到影响。身体任何部位缺水，都会通过不同的信号反映出来。然而，到目前为止，该现象并没有得到充分认识，它们往往被视为原因不明的疾病。

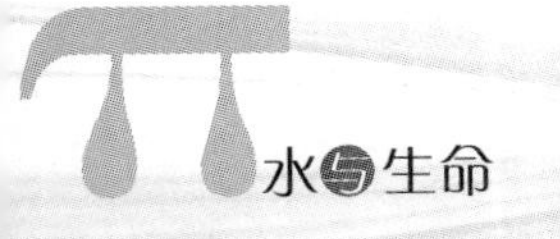

（一）我们最常见的“感觉”

我们的感觉通常包括:劳累，激动，恼火，焦虑，沮丧，压抑，睡眠不足，头昏脑胀；还有，产生某种难以控制的恐惧，害怕见到人群，害怕离开家……我们将在后面讨论其中的一部分感觉。

（二）干渴管理机制

第二类反映身体脱水的症状：①哮喘症；②过敏症；③高血压；④便秘；⑤Ⅱ型糖尿病；⑥自身免疫性疾病。这些是身体干渴管理机制涉及的相关脱水症状。针对其中的前五种症状，我们只要对身体的生理机制进行调整，它们很容易得到修复。第六种症状是由一系列不良反应构成的，我们将其定义为自身免疫性疾病。不过，它们也应被视为身体内部自我摧残的结果。换言之，长期脱水会使身体的组织受到破坏。

（三）更强烈的“危机信号”

经过长期的临床和科学研究，得到了这样的结论：以细胞内部酸性物质的数量和活动状况为基础，下列病痛，都是身体长期脱水、基因遭到潜在破坏的早期信号：①胃灼热；②胃痛；③心绞痛；④腰背痛；⑤关节痛；⑥头痛；⑦腹痛；⑧肌肉痛。

二、脱水与大脑损伤

《水这样喝可以治病》一书中介绍：神经系统的疾病具有相当大的危害性。也许只有遇见这类疾病的病人，才能感受到它们的危害性究竟有多大。即使你不是一个医学天才，也可以了解到失语症、癫痫症、半身不遂、四肢瘫痪、帕金森综合征、老年性痴呆病等各种疾病可怕的症状。

应认为，上述疾病是体内长期脱水造成的，是身体机能衰退的表现。我们一旦了解水在中枢神经系统中的作用，就会知道：预防乃至治疗上述疾病是多么容易！让大脑的水分处于最佳状态，不仅能治疗大脑疾病，还能提高大脑处理信息的效率。

人脑的重量约为1.4kg。脑对水分流失极为敏感，甚至不能容忍哪怕是1%的流失。假如大脑的含水比例从85%降为84%，而且持续了较长的时间，大脑就可能失去正常的机能。人脑的神经细胞只有一次生命。因此，脑细胞因为脱水受到伤害，就很难恢复。

尽管如此，大自然比我们想象的更为睿智！为了确保大脑的全部需要得到满足，约占身体总重量1/50的大脑，获得的血液循环量 (包括所有的水分在内)占到了20%左右。而且，大脑总是处在一种特殊的液体环境的浸泡中，这种液体不同于血液或血清。大脑的毛细血管总是能够产生出这种成分均匀、性质独特的液体环境。这些毛细血管是大脑的大型仓库，它们专为大脑生产的液体称为“脑脊液”。这种具有冲洗作用的液体，能够在头颅遭受冲撞时为大脑提供减压保护。当大脑迅速改变方位时，大脑周围的这种液体能够防止大脑被抛甩出去。大脑的毛细血管还能够过滤脑细胞产生的有毒废物，并把它们运走。脑细胞24小时都在工作，即使身体睡眠时，大脑仍在继续运转。

血液——大脑的防护墙　在血液波动的过程中，大脑受到了最有效的保护。和其他部位的毛细血管不同，大脑的毛细血管管壁上没有那种容许其他化学元素随意渗入的小孔。它们的血管壁密封得相当严实，到达大脑边缘的血液，在通过毛细血管管壁细胞时，都要接受最严格的检查和筛选。可以说，大脑的毛细血管是一种过滤系统的组成部分——这种过滤系统，能够对物质进入大脑内部空间实施严格管理。这样一来，不管在什么时候，当血液成分突然出现变化时，大脑都能够受到保护。大脑的毛细血管系统形成了一种天然屏障，任何物质都无法轻易渗入。这种防卫机制被称为“血液——大脑防护墙”。

脱水会导致这道防护墙出现漏洞，破坏大脑的正常功能。应认为防护墙脱水机制的破坏，是许多中枢神经系统疾病的根源。如果防护墙受到破坏，血液里那些在显微镜下才能看到的固态废物，就会转化成血斑——这是大多数神经性疾病的典型标志。比如多发性硬化症、帕金森综合症和老年性痴呆病。同样的病理过程，也出现在偏头痛这一症状中。

在身体的器官和组织中，任何敏感区域，都会因长期脱水而产生“危机反应”。在肺部和肾脏脱水时，这两种器官都需要补充大量新鲜水分才能够恢复正常运转。如果身体处于脱水状态，而且没有任何新鲜水分及时地进入，这些器官就难以满足自身的需要，就会出现疾病的症状。

肺部和肾脏的这种微量血液循环异常是“肺部—肾脏症候群”的一种特殊症状。同样的病理过程也见于狼疮——一种自身免疫性疾病。如果这种血液循环状态出现在肠道系统，而且程度较深，时间较长，就会患上十二指肠炎或溃疡性结肠炎。这种情形发生在皮下组织(尤其是在孩子身上)，它就被称为紫斑症。

对于溃疡出血性肠炎病人而言，血液流入肠腔内，血液的水分会被再次吸收，使血液过于黏稠，这会使大脑和其他区域出现大面积凝血现象，而这种情形常常是致命的。

在研究了肠道内的流血过程，确认了上述机制后，人们开始用糖水对病人进行治疗，每隔1小时喝8盎司的糖水，直到流血现象消失。使用糖分治疗这些病人，是因为得出了两个结论：首先，大脑需要更多的能量，才能够行使正常功能；其次，在糖的作用下，胰岛素开始分泌，这就能将组织的分解机制转化为组织的形成机制。这一办法果然奏效！肠道内的流血现象消失了。接下来，只要补充水分就可以了，这就是向大家推荐的阻止肠道流血的一种方法。

水——大脑的通讯系统　要了解的是，即使身体皮肤相对干燥，身体内部的结构也应该浸满水分。人体细胞内部和外部所有运输和通讯系统，完全是按照一种"水环境"而设计的，这就如同鱼最喜欢以海洋为天然栖息地一样。

应理解为，含有氧元素的水，是保障大脑有效工作最重要的物质。水是大脑所有功能和信息传送需要的主要滋养物。正因如此，大脑85%都是水，并且置于一个特别的"水袋"中，而这个水袋顺着脊髓，一直通向背部下方，其中容纳的就是脑积液。

三、脱水与中风

正常的人体功能是建立在体内水分的平衡上，身体严重失水时会形成脱水现象，还会影响血液中的电解质，从而造成头痛、抽筋、休克等症状。因此，一旦出现脱水现象，一定要立即补充水分和电解质。

医学界认为，中风是脑血管病，分为出血性和缺血性两种。一般人多认为寒冷的冬天比较容易发生脑中风，却不知夏天也是危机重重。一位美国医学专家指出，循环器官疾病所导致的死亡率虽然会随外界温度上升而逐渐减低，但当温度达到33℃时，因循环器官疾病而死亡的人反而会逐渐增加，尤其是六十五岁以上的老人更易受温度影响。这是因为温度对血液的流量、血压、心律等都会产生影响，特别是血液浓度。

比如，炎热的夏季，体温的调节主要靠汗液蒸发，每天大约出1000mL或更多的汗液。虽然出汗能带走热量，对防暑有益。可是，排汗容易脱水，而老年人，特别是有高血压、高血脂、高血糖、血压低、糖尿病或心脑血管疾病的老年人，他们对缺水的反应已不那么灵敏，身体脱水血液就会更加黏稠，大脑就会发生严重缺血。年轻人可以进行心血管功能自我调节，而老年人的调节功能就很差，且随着年龄增加，动脉硬化程度也会增加，很容易出现中风。

既然中风主要是由脱水引起的，那么，多喝水就是最好的预防措施。水，也有助于周围的毛细血管迅速扩张，防止血液凝块继续增大。同样，如果出现的神经问题是血管痉挛引起的，水也能够减缓动脉血管的收缩。

夏天老年人要主动多喝水。因为天热出汗多，体内的水分又比年轻人约少1/3，所以更缺水。即使老年人没感觉口渴，每天也要喝1000mL以上的水，多喝白开水，少量多次，也可以适当喝点淡茶水。而每天的尿量应不少于1000mL，这样才能保证血液得以稀释，维持人体充足血容量、降低血黏度、排泄毒物、减轻心脏和肾脏负担。尤其在出汗多或发热、腹泻的时候，更要多饮水，以利于血液的稀释，促进大脑的血液循环，防止栓塞。即使在大脑的某一区域果真出现动脉阻塞现象，甚至导致大脑组织“坏死”，只要让动脉血管得到充足的水分供应，就能迅速康复。在实验中，对大脑动脉出现阻塞的动物进行静脉水分注射，“坏死”区域的范围就会迅速减少，大脑缺氧或缺血的区域也会得到康复。现在就让那些患痉挛、中风或麻痹症的人适当多喝水——如果有可能，尽量在他们的血管形成凝块，或者某些神经症状出现之前做到这一点。

一般中风都发生在晨起的时候。因为醒着的时候人们都知道主动补水，而睡眠时身体相对静止，处于低代谢状态，不能及时喝水，所以血液黏稠、流动缓慢，特别容易出现中风。所以，老年人睡前最好先喝一杯水，夜里醒1～2次，再给身体定时补水，这样就不至于因缺水而导致严重后果。

四、脱水与高血压

高血压不是病，只是身体严重脱水了。高血压有原发性和继发性两种。原发性高血压多发生在中老年人身上，是因为身体水量不足而进行自我调整的结果，以脑力劳动者居多；继发性高血压是其他疾病的一种症状，如肾脏、脑、血管及内分泌疾病引起的血压升高。但是无论是原发性或继发性的高血压都与血管里血液的量有关。人体长期慢性脱水，造成血液黏稠度逐渐变浓，血流量变缓，酸性营养物质沉积，附着在血管壁上，使血管壁增厚，弹性降低，形成所谓的动脉硬化。血管为了保持正常的血流量，会自动收缩，提高渗透压，向渗透压低的细胞调水，当细胞内的水分不能满足血管所需的流量时，血管会继续提高渗透压，同时，关闭部分动脉毛细血管的供血量，高血压由此产生。各种心脑血管障碍、中风等并发症也就发生了。这就是饮水和血压的关系。医学专家建议，早晨起床和晚上睡觉前饮适量的水，可用水来降低血液的黏稠度，从而使血压降低。在一定时间内（30～60天左右），只要增加饮水量，高血压会逐渐消失（在此期间内严禁喝茶或咖啡，因这些会增加人体脱水）。

为什么脑力劳动者更容易患高血压呢？因为大脑工作是需要消耗大量养分的，水就是其中最为重要的一种养分。当人们处于思考和焦虑状态时，唯一最缺乏的可能是水。因脑部血管不断向大脑的细胞输送水分。水分是从脑细胞的细胞膜进入的，如果这时候人体处于缺水状态，身体中的内分泌系统就会分泌增压素，来促使血管中的血液集中往头部输送，进而达到对脑部补充水分的作用。这种特供方式是人体动员一切资源的方式，甚至连供给头发的水分和养分都供给了脑细胞（导致脑力劳动者脱发的成因之一）。所以脑力劳动者更加不可以缺水，否则比普通人更易患高血压。

当今社会许多慢性病，其实质都是因人体缺水引起的。只是由于每个人的体质差异，同样的脱水症在不同人的身上会产生不同的反应。在医院里医生会给这些有不同反应的脱水症状贴上患有不同疾病的标签，然后采用不同的化学药物或物理疗法治疗，其结果肯定是效果甚微。同时又使这些脱水病人增添了药物的毒副作用。

水的自然属性及其在一切生命中的作用是任何药物或物质都无法替代的。所以，用药物或其他任何医疗手段去治疗人体因脱水所引发的各种疾病的做法都是非常错误的。这是目前世界上许多疾病无法治愈的主要原因。

水就是最好的天然利尿剂。只要高血压病人肾脏健康且排尿充分，就应该增加饮水量，不需要什么利尿剂。如果长期的“高血压脱水症”已经引发了心脏病综合症，就得逐渐增加饮水量，以免病人体内积水过多，排不出去。在这些病人身上，钠的保存机制是必不可少的。饮水量逐渐增加后，排尿量也会相应增加，水肿液（肿胀）——充满有毒物质的水肿——会被冲洗出去，心脏就能康复。

五、脱水与糖尿病

医学专家指出，多喝水对糖尿病病人至关重要。糖尿病病人多有不同程度的脱水，早期多有口渴，但中后期往往口渴不明显，因此糖尿病病人极容易出现脱水。尤其是非胰岛素依赖型糖尿病病人，每天最应关注的问题应该没有比维持机体水分更重要的了。即使轻微脱水也可能导致严重的健康问题。

Ⅱ型糖尿病病人的血糖调节能力下降主要由不良生活习惯 (如不运动和吸烟等)导致。尽管Ⅱ型糖尿病被称作成人型糖尿病，但目前约有46%的病例是在儿童期开始的。由于儿童生活的自控性较成人差，保持机体水分对糖尿病儿童更为重要。

正常人的血糖平衡被严格控制，从而保证血糖不会忽高忽低。但Ⅱ型糖尿病病人存在胰岛素分泌不足或胰岛素抵抗。即使在糖尿病前期，机体就已存在葡萄糖调节失度，血糖水平呈现不稳定状态。为了将过量的糖从尿中排出，机体将水分从细胞中转移出来。排出一个葡萄糖分子要带走两个水分子，因此糖尿病病人极容易出现脱水。

美国儿童内分泌学家Hochstadt指出，糖尿病成人和儿童病人必须注意饮水，以保证机体水分的充足，原因如下：①对于大多数正常人来说，每天会出现多次轻度脱水，但糖尿病病人忘记饮水会导致高血糖症，如果不及时补充水分使糖分排出，便会出现脱水，因为机体要将细胞中的水分转移出来作为补偿。②糖尿病病人会迅速出现与运动相关的脱水症状，并且造成严重后果。因为糖尿病病人需要更多水来排出体内过高的糖，而且长时间运动时，机体较平时需要更多水分。这两点原因会造成更快失水，因此，糖尿病病人在运动前后和运动中饮足量的水非常重要。③高血糖高渗性非酮症性综合症(HHNS)是Ⅱ型糖尿病病人因重度脱水导致的严重并发症，虽然相对少见，但是一旦出现就会威胁生命。避免HHNS的最好方法是补足身体水分。

Ⅰ型糖尿病的发病机制要复杂得多，但同样也是脱水的结果。病人可以通过大量喝水以降低对胰岛素注射的依赖，并减轻或消除糖尿病的许多并发症。

口渴想喝水是人体保护性的生理调节，饮水自救是人的自然本能。但中老年及长期血糖偏高的病人，口渴中枢已不敏感，体内脱水现象严重存在。喝水有利于体内代谢毒物的排泄，有预防糖尿病酮症酸中毒的作用。

临床上经常可以见到糖尿病酮症酸中毒的孩子，这是由于严重失水引起的。那么糖尿病酮症酸中毒的病人为什么会出现严重脱水呢？主要有以下几个方面的原因：

1. 糖尿病酮症酸中毒时，胰岛素严重不足，使血糖进行性增高，血糖进一步增高可使尿量增多从而带走大量水分；同时，酮体经肾脏从尿中排泄以及从肺脏通过呼吸也带走大量水分。

2. 在感染、高热等情况下，机体蛋白质和脂肪分解加速，产生许多酸性代谢产物，这些产物的排泄也带走了大量水分。

3. 糖尿病酮症酸中毒时，病儿经常有食欲不振、恶心、呕吐等胃肠道症状，也使体内的水分显著减少。

上述三种原因使机体丧失了大量水分，所以病人会出现严重脱水。当失水量达到病人体重5%的时候，就会有皮肤黏膜干燥、皮肤弹性差、眼球下陷、口干舌燥等表现。如病人失水量达体重的15%左右时，就会出现血容量减少、脉细速、血压下降甚至休克，不及时抢救可导致死亡。

正常情况下，儿童体内水分比成人多，从而使细胞内外有足够的水分，以行使人体正常的生理功能。糖尿病酮症酸中毒时，病人由于上述种种原因出现严重的脱水。因此，补足液量成为糖尿病酮症酸中毒治疗的主要原则之一。

如果原本就缺水的糖尿病病人人为限制饮水，缺水状态将更加严重。由于脱水，血液浓缩，血糖值更高，甚至发生高渗性糖尿病昏迷。脱水还会损坏神经纤维，促进糖尿病伴发神经病变。因此，提醒病人注意饮水应是临床医生的重要责任。

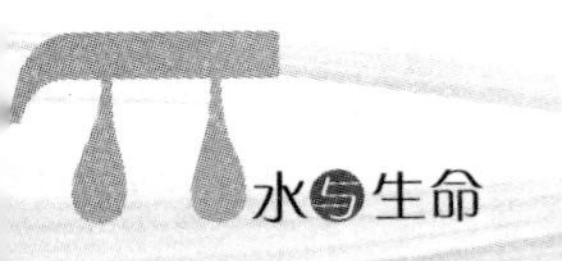

六、脱水与哮喘症

哮喘症是支气管发炎和痉挛引起的呼吸道疾病，其症状是呼吸急促，有时候甚至会使人窒息。每次呼吸伴随干咳，没有明显的肺部感染，呼吸时出现气喘现象，这些都是哮喘症的表现。

医学博士巴特曼认为，哮喘症和过敏症是身体缺水的一种“危机信号”。这种信号证明人体处于脱水状态，若不加以防范，会逐渐地发生一系列脱水性疾病，甚至会导致死亡。

哮喘症和过敏症是身体脱水的重要标志。临床上治疗，通常是服用各种抗组胺剂药物。组胺是一种重要的神经传递素，主要负责身体的干渴管理机制，而且能够为身体摄取更多水分。对于干渴的身体而言，它能够为现有水分建立起一种分配体制。组胺是身体干渴管理系统中最重要的一环。但是，由于我们过去对人体的认识有限，它一直被视为邪恶的角色。当身体脱水时，组胺数量会大幅度增加，活跃性也迅速增强，身体的水分分配系统就会发出信号，证明身体因干渴而进入危机状态；肺部释放的组胺越来越多，导致支气管痉挛和收缩。组胺在支气管内自然产生的痉挛反应，是身体储存那些伴随呼吸、自然蒸发水分的标志之一，这些水分就像是冬天里的“水蒸气”。

在脱水过程中，肺部组织更容易遭到损伤。肺的气囊内壁很薄，需要水分使之时刻保持湿润。气流通过时，会使气囊内壁的水分迅速蒸发。脱水会使这些组织的水分不断减少，除非气流的流动频率得到减缓——对于患有哮喘症的人而言，这也是气流通过肺部组织并形成阻塞的基本原理。组胺会减缓气流通过肺部时的速率，迫使与气囊相连的支气管迅速收缩。组胺也使体内分泌出更多的黏液，其中的一部分会使支气管出现堵塞，同时也用来保护支气管的内壁。当身体脱水时，组胺上述所有的活动，可以与外部气流直接接触，为气管黏膜提供保护。缺少这种保护，这些通道就会变得干燥和枯竭。所以，我们不需要抗组胺药物，水本身具有强大的天然抗组胺特性。

身体也很需要水。因为身体的脱水会使组胺异常增多，这将遏制身体免疫系统的活跃性。由于过多的组胺大量释放，导致更多的组胺进入免疫系统。而且，脱水导致抗体数目减少，效率下降，会使我们的免疫系统无力应付花粉和其他进入人体的外来抗原物质的侵袭，过敏症状就产生了。喝足够多的水，就可以减轻和防治哮喘症和过敏症。

七、脱水与皮肤病

冬天皮肤是否干燥，一般人自己就有感觉。鼻子和嘴角周围、下巴等地方是最容易干燥的地方，一干燥，恼人的死皮就会层出不穷。嘴唇也是特别容易干燥的部位，北风一吹，嘴唇就会出现干裂、脱皮等现象。天冷了，很多人发现自己的秋衣秋裤脱下来的时候，里面会有一层白色的皮屑，严重的，小腿大腿上都会有龟裂的痕迹，特别是寒风吹过的时候，有时候还会觉得疼痛。另外，冬季皮肤病发生和复发的也特别多，如：皮肤瘙痒症、鱼鳞病、面部季节性皮炎、牛皮癣和湿疹等都比较常见。一般来说，皮肤瘙痒是由于天气寒冷、干燥引起的，这个时候偏偏皮肤油脂分泌减少，绝大部分皮肤都会处于“缺水”状态。如湿疹，就可以说是一个循序渐进的过程，从刚开始感觉到皮肤干燥，没有正常皮肤的那种光泽，会有掉皮的情况发生，看上去会有皮屑，这样干燥之后会很容易发生瘙痒，痒了之后自然会很想抓，抓了之后就会激发红斑丘疹，这时就成了皮炎，再往后红斑丘疹再加重，就激发了水疱，皮肤抓烂了，渗出，这样最终便形成了湿疹。在四肢、体侧的皮肤上出现斑片，就是所谓的“鱼鳞病”；在四肢、关节、头皮等处出现多层银白色鳞屑，则是“牛皮癣”。这些经常在冬季出现的皮肤问题，罪魁祸首就是缺水。粉刺的形成大多都是因为皮肤水分不足和不良的生活习惯而导致。不能很好地保持肌肤水分是粉刺形成的重要原因。

在冬季来说，皮肤病人多数为中老年人，这与他们自身的体质是分不开的。我们都知道正常皮肤的角质层通常含有10%～30%的水分，以维持皮肤的柔软和弹性。但随着年龄的增长，皮肤角质层水分含量会逐渐减少，而当皮肤角质层的水分含量低于10%时，皮肤就会出现干燥、紧绷、粗糙及脱屑等，所以老年人容易出现瘙痒症。

有些人不理解，脸、手等部位的皮肤暴露在外面，风吹雨淋，缺水是正常的，可是身体的皮肤明明外面有很多衣服保护着，怎么会缺水呢？身体皮肤的缺水，和不适当的洗澡有很大的关系。我们在生活中经常会发现，中老年人的抗热度比年轻人高很多，冬天洗澡，很多人沿袭了夏天的习惯——每天都洗，再加上洗澡水温度过高，这会过度地清除掉皮肤表面的油脂，从而引起皮肤水分的挥发，很容易让皮肤缺水引起瘙痒。再有，冬天空气比较干燥，风也比较大，很容易引发上述疾病。

八、脱水与不孕症

中国妇女发展基金会提供的数据显示：在黄土高原和西部干旱地区生活的一些女性，患妇科疾病的比例竟然高达90%。由于缺水造成较差的卫生条件，饮水量不足，导致了体内脱水，随之发生一系列如阴道炎、宫颈糜烂、子宫内膜炎、输卵管炎和月经失调等妇科疾病，脱水还可导致男性精液减少，从而引发了不孕不育等一些相关疾病。

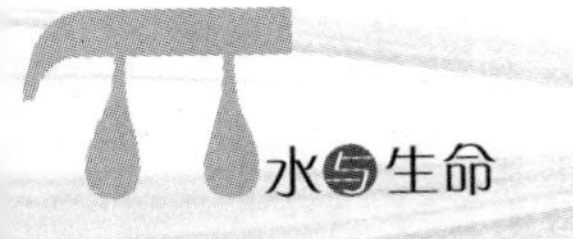

九、脱水与结石病

全球变暖会引起越来越多的潜在后果，结石病也加入了这个后果行列。炎热的夏季，火辣辣的阳光照得人睁不开眼，大汗淋漓的你，是否意识到自己正在受到结石病的威胁？身体脱水、排尿减少、小肠吸收钙质因长期阳光照射而增多，这些都是结石病产生的诱因。

学者们最近一项研究报告：由于全世界的温度越来越高，到2050年患肾结石的人可能会增加230万。原因何在？曾发表在《美国国家科学院院刊》上的研究结果表明：脱水是结石的一个主要原因，而在闷热的气候里人们脱水的风险更大。

威斯康星大学泌尿学教授斯蒂芬·纳卡达说："我认为该研究符合实际、准确无误，因为气温确实在结石病中起到很大的作用。"

肾结石的形成机制有：①是肾脏过滤尿液、矿物盐、毒素以及来自血液的其他产物时，上述物质积累于肾脏中形成的。②是由于尿液中的尿酸盐过多而形成。泌尿学医师经常建议病人多饮水，这样有助于冲掉肾脏中的矿物质，阻止结石的形成。

胆结石是由于机体长期脱水，使胆液黏稠，从而胆汁流动不畅，沉积在胆囊和胆管中形成的。病人如果没有禁忌症（如严重的心、肾脏疾病，特别是心衰和肾衰等），平时一定要多喝水，因为喝水可以稀释血液，同时让肝脏分泌的胆汁浓度下降，这样就不容易形成结石。

痛风是由于体内脱水而使尿酸过高，尿酸盐在关节四周的组织堆积而形成的慢性增生性炎症所致的结节。脱水还可因尿酸所造成的结晶沉积于肾脏中不易排出，而形成尿酸盐结石。

综上所述，增加饮水可降低结石形成的危险性。

十、脱水与癌症

经研究发现，有相当一部分中老年人处于慢性脱水状态，原因主要在于缺乏主动的饮水习惯和口渴感迟钝，导致体内水分不足，这易引发肠癌、乳腺癌、泌尿系癌等症。

21世纪的当今，癌症的发病率已呈上升趋势。年轻人患癌的例子也愈來愈多。其病因应从先天因素——胎儿开始，再加上后天因素。为什么癌症越来越年轻化？虽然原因多种多样，但也要从先天因素开始谈起。首先需要了解母体在怀孕期间情绪的变化、环境、饮食以及出生后12小时之内有没有喝母奶等。婴儿的免疫功能、消化能力、胃的酵素形成，都依赖初乳内所含有的特别营养成分和抗体。一位学者因自己父母都死于癌症，精心研究癌症的发病因素。他30年的研究发现，所有患癌的人，在出生12小时之内没有喝到母奶，当然并不是代表所有没有喝到母奶的人会患癌，但比例较高。也许这是美国人患癌比例惊人的原因，因为只有4%的母亲喂母奶。

在后天因素中，这位学者发现细胞组织缺水，是癌症病人的普遍现象，如果能使细胞吸取充足的水分，则病人容易康复。但是否多喝水即可补充细胞内的水？其实不然。如果水已被污染，或体内的水是酸性的，细胞会自动阻挡水的输入，以免让毒素进入细胞内，这些毒素也许是外来的，也许是新陈代谢产生尚未排出体外的，如尿酸等毒素。当癌症发生的时候，一定存在着几大致命的因素：

1. 只有口渴的时候才喝水，导致体内长期缺水。

2. 有氧运动不足，体内缺氧 。

3. 矿物质、维生素摄入不足。

4. 常吃含有致癌物的食品。如霉变的食物、烧烤类食品等。

5. 精神、生活、工作的压力使情绪长期低落。

以上五点，生活中要特别注意。现实生活中，人们在工作繁忙或无条件及时补充充足的水分时，如果体内长期脱水，身体的多个系统就会出现功能失调，其表现如下：

1. 细胞内的DNA物质遭破坏，导致修复机制不完善，并最终丧失功能。

2. 细胞发生畸变而无限增殖，神经系统无法控制。

3. 全身免疫系统遭到抑制，这会使身体失去识别并摧毁异常细胞的能力。身体也会丧失过滤体制，无法将某些异常的原始基因予以清除。

总之，可以把我们的身体想象成一座化学工厂，它以充足的水分和营养物质为基础，每天都在发生着复杂的化学反应。如果身体水分不足，不仅难以维持高效率运转，而且还会使时刻进行的大量化学反应发生紊乱。脱水会使身体逐渐失去对抗破坏性化学元素的能力，进而无法回归到正常的化学物质模式。在这种情况下，身体就会形成新的不正常化学反应，进而导致疼痛、疾病和过早死亡。癌症的形成，正是这一系列化学反应的结果之一。癌细胞会发展为一个个硬块，侵蚀附近的组织，干涉组织的正常功能。国外专家研究认为，每日饮水2.5L可减少致癌物与膀胱内壁接触的数量及时间，使膀胱癌的发病率减少一半。遗憾的是，癌症研究领域的医学专家并没有认识到，长期脱水会抑制免疫系统。如果我们希望借助水，预防和治疗癌症，还必须为身体提供适当的营养成分，消除那些可能耗尽身体营养储备的代谢机制。此外，我们要确保身体的化学环境倾向偏碱性状态。如果身体越来越呈现酸性，就会产生癌细胞。在某种程度上，癌细胞具有厌氧特性，即使在无空气的情况下，它们也能够存活。癌

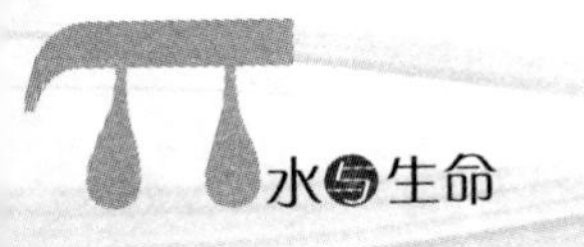

细胞并不喜欢氧气，氧气可以杀死癌细胞。假如身体水分供应充足，并携带了各种防护性介质和必需的营养物质，它就会促使氧元素与癌细胞密切接触，这是水成为治疗癌症良药的另一种原因。

水是世界上最好的预防和治疗癌症的天然药物。尤其是当人们实施节食时，必须加大饮水量。因为要清除人体器官释放的垃圾，每天必须要消耗1.5～2L的水。如果人们喝水不足，机体的细胞就会遭受缺水之苦。于是它们就不能正常工作，而人就会精神不佳。多喝水可以防癌。因此，喝足水是很重要的。

第2节
水质与疾病

水是生命的第一要素，人每天都需要饮水，水质优劣与人体健康密切相关。我国每年报告的法定传染病有几百万例，除重大疫情外，庞大的基础病例信息迅速被淹没。人们日益关注空气、饮用水等因素对健康的影响。比如，大部分肠道传染病可通过水传染，还有一些地区肿瘤、金属中毒、慢性非传染性疾病高发……近年来，与饮用水有关的突发公共卫生事件逐渐增多，其中有一些疾病被怀疑与当地饮用水水质有关。水成了疾病防控的关键点。弄清楚饮用水与疾病的关系，防治才能有的放矢。

一、我国古代的饮水卫生

我国有着许多优秀的传统文化，其中包括不少良好的卫生习惯。我国人民至少在4000年前就已经知道挖凿水井。在河北省邯郸涧沟4000年前的遗址处，考古工作者发现两口干涸的水井，口径约2m，深约7m，这是我国迄今发现的最古老的水井。据三国时刘熙《释名》载："井，清也；泉之清洁者也。"为了保证饮水卫生，防止疫病的发生，我们的祖先很早就重视饮用清洁的井水。春秋时所著的《管子》说："杼井易水，所以去兹毒也。" 这说明，我国古代人民不仅注意饮用清洁的井水以防止疾病的发生，同时还注意到，每隔一段时间，必须淘除淤积，以保持井水的清洁不受污染。

井水是经过过滤渗透而形成的，所以水质清洌。饮用井水较之江河湖塘水更为清洁卫生，可作为良好的供水水源。因此，数千年来，在村落或人们聚居之处，一般多挖有水井。人们也往往以“井乡”两字代表有居民聚居的村落或地方，所以才有“背井离乡”的说法。

我国古代，人们为了维护井水的清洁与用水安全，特在井旁建有井围或井栏，在井口制备井盖，这些措施对于维护井水的卫生都具有重要的作用。

水质的成分，以水源所在地点的不同而不尽相同，对人体的健康也会产生不同的影响。这在2000多年前，战国时代的《吕氏春秋》中已有记载，书中提到“轻水所，多秃与瘿人；重水所，多尰与躄人；……”。所谓瘿病，在中医学上主要是指“甲状腺肿”。据实验证明，在饮水与食物中长期缺乏碘质的情况下，往往会引起“单纯性甲状腺肿”。在长期饮用含有某种过量的化学物质或不正常的水之后，易引起身体发生某种畸形或病变，这在现代科学中也已得到证实。

此外，我国人民在几千年前已知水质的清洁程度与所在地有着密切的关系。公元1世纪，王充在《论衡》中写道：“人间之水污浊，在野外者清洁，俱为一水，源从天涯，或浊或清，所在之势使之然也。”李时珍在《本草纲目》中，更明确地指出：“凡井水有远从地脉来者为上，有从远处江湖渗来者次之，其城市近沟渠污水杂入者，成碱，用需煎滚，停一时，侯碱澄，乃用之，否则气、味俱恶，不堪入药、食、茶、酒也。”这是有关水源、水质及其卫生影响的更为详细的论述。

说到煮沸，这是一种杀灭水中病菌的好办法。早在宋代庄绰所著《鸡肋篇》里，就十分强调饮水必须煮沸消毒说：“纵细民在道路，亦必饮煎水。”就是说，即使是普通老百姓，在出门路途中也一定要喝煮开的水。

文献记载，至少在春秋战国时期，就有了下水道的设置。自汉朝起，城里又出现了公共厕所，这些设置对改善城市卫生环境，预防疫病流行，无疑有着重要意义。又据吴自牧《梦粱录》记载，当时南宋都城临安（今杭州）已经出现了以搬运垃圾、处理残羹剩饭以及清除粪便等为职业的专业户。这类个体劳动者的出现，从侧面反映了当时社会对环境卫生的需求和重视。这些历史资料也为研究我国古代环境卫生设施及其在防病方面，提供了重要的线索和依据。

综上所述，中华民族历来十分讲究个人卫生与防病。并且采用了多种多样的方法来保护水源、防治瘟疫。千百年来的实践证明：这些古老的方法行之有效，即使在科学技术和信息技术高度发达的现代社会，预防措施仍然大同小异。应该看到，近百年来，随着社会文明和科学发展的不断进步，人们对饮水卫生越来越重视，人类的生活

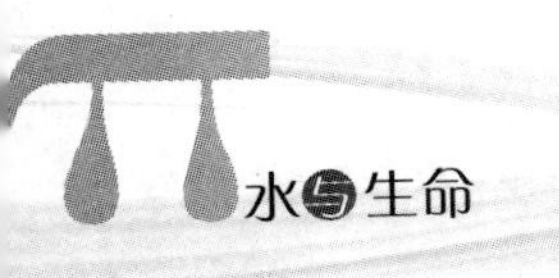

质量和寿命也明显提高。

二、饮用水杂质超标

水是万物生长之本。目前我国一些农村饮水中水质问题十分突出。国家水利部披露出一组令人惊心的数字：目前全国有3.2亿农村人口喝不上符合标准的饮用水，其中约6300多万人饮用苦咸水，1.9亿人饮用水有害物质含量超标。造成水质问题的原因：一种是人为的，即水污染；还有一种是自然的，即地质本身形成的高氟水、高砷水、苦咸水等，在南方还有血吸虫疫水问题。高氟水主要分布在华北、西北、东北和黄淮海平原地区。据调查，目前全国农村有8000多万人饮用水含氟量超过生活饮用水卫生标准。长期饮用高氟水，轻者形成氟斑牙，重者造成骨质疏松、骨变形，甚至瘫痪，丧失劳动能力；在氟病区，氟斑牙、“桶圈腿”、驼背病屡屡发生，直接影响着适龄人员入学、参军、就业和婚嫁。因饮用高氟水而引起的这些病症一般使用药物治疗无明显效果，往往给家庭带来沉重负担，致使家庭贫困。高砷水主要存在内蒙古、山西、新疆、宁夏和吉林等省市的局部地区，受影响人口已达几百万人。长期饮用砷超标的水，造成砷中毒，可导致皮肤癌和多种内脏器官癌变。

苦咸水主要分布在北方部分地区和东部沿海地区。苦咸水主要是口感苦涩，很难直接饮用，长期饮用导致胃肠功能紊乱，免疫力低下等症状。有的地方村民身高只有0.8～1.4米，出现了“矮子村”，村民承受着生理和心理的巨大痛苦。广东省翁源县的上坝村，严重超标的毒水污染给村民健康带来严重损害，皮肤病、肝病、癌症等是该村高发病症。据不完全统计，1986～2001年上坝村共死亡250人，其中50岁以下的有160人，占死亡人数的64%；因癌症死亡的有210人，占死亡人数的84%，最小的患癌症死者仅7岁。随着农村农药、化肥用量的不断增加，许多农村饮用水源受到污染，水中污染物含量严重超标，由于水源恶化，直接饮用地表水和浅层地下水的农村居民饮水质量和卫生状况难以保障，容易导致疾病流行，爆发传染病等危害。

随着城市工业的发展，城市水源受到工业污染，自来水虽经加工，但难全面达到卫生、安全的各项指标。输入管道长期使用缺乏必要的维护、清洁保证，不少管道发生渗漏、结垢、锈蚀现象，多种病毒、细菌等微生物滋生，有的输水管道竟有藻类滋生，严重影响水质量。现代城市中高层楼宇楼顶水箱的锈蚀、污染物沉积，又会造成输送中的二次污染。

我国对水中的藻类处理技术差。藻类具有较高的稳定性，难于混凝，严重地影响给水处理效果；藻类比重小，沉淀效果差；藻类在代谢过程中产生多种臭味，对水的感官性状产生直接影响；某些藻类尺寸很小，可穿透滤池进入到给水管网中，影响管网内水质；藻类是典型的氯化消毒副产物前驱物质，在后续消毒过程中与氯作用生成多种有害副产物，增加水的致突变活性；某些藻类（如蓝藻）能产生藻毒素如肝毒素、神经毒素，对人体健康构成很大的威胁。

化学污染物是目前人们最为关心也是最为复杂的水质问题。1974年以来，美国在饮用水中发现2100种化学物质，其中190种是可疑的，99种致癌或可疑致癌物，82种致突变物，28种急性或慢性致毒物。研究表明，自来水中卤代烃类化合物是多种癌症的致病因子。近年来，在我国不同的饮用水源中检测出了上百甚至几百种化学物质，其中有机污染是主要风险因子。研究发现，我国南方某水源中多种有机氯农药共存，仲丁威、阿特拉津常年存在。

世界卫生组织调查指出：人类疾病80%与水有关。据统计，每年世界上有2500万名以上的儿童因饮用被污染的水而死亡。有关资料显示，我国有24%的人饮用不良水质的水，约1000万人饮用高氟水，约3000万人饮用高硬质水，5000万人饮用高氟化污水，而这些数据每年均呈上升趋势。

据统计，中国每年有500万人死于因水污染而导致的疾病。这冷冰冰的数据足以证明人类赖以生存的生命之源——水，正在遭受着日趋严重的污染，正在成为人类生命的第一杀手。

三、水的酸碱度与疾病

氢离子浓度指数的数值俗称“pH值”。pH值愈小，溶液的酸性越强；pH值愈大，溶液的碱性也就越强。通常pH值是一个介于0和14之间的数。当pH<7的时候，溶液呈酸性；当pH>7的时候，溶液呈碱性；当pH=7的时候，溶液呈中性。但在非水溶液（如血液）或非标准温度和压力的条件下，pH=7可能并不代表溶液呈中性，这需要通过计算该溶剂在这种条件下的电离常数来决定pH为中性的值。

目前，国内外医学界对人体pH值有两种不同看法。

（一）弱碱性体质学说

人体的血液在健康状态下，pH值应在7.35～7.45之间，此时，血液呈弱碱性，属于最健康的弱碱性体质。如果从颜色方面予以分辩的话，处于正常体质下的血液应该呈鲜红色，而酸性体质者的血液则有些偏紫褐色。处于弱碱性状态下，可促进细胞的活性，使身体各种机能有良好的运转环境，有较强的抵抗力，不易生病。

人体pH值为7～7.35，属弱酸性体质（相对与正常体质），易受小病痛干扰，要提

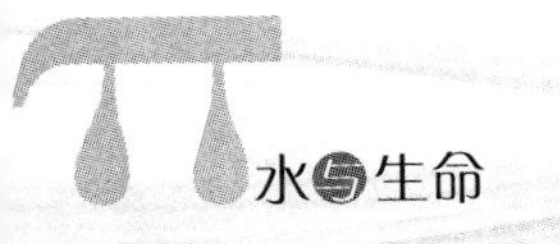

高警惕，防止病情恶化。

人体pH值为6.9～7，属强酸体质。虽然只是0.1的差距，此时人体细胞活性降低，抵抗力大幅度下降，在这种状态下容易让人患上某些重大疾病。

体内pH值为6.8～6.9，属于极度危险状况，说明已病入膏肓。

人体pH值低于6.8，机体各器官将逐渐停止运转，即将死亡。

医学称机体内的水为体液，细胞里的水为细胞内液，细胞外面的水称细胞外液，细胞液亦称机体的内环境。机体内环境是弱碱性环境。内环境的平衡对机体至关重要，机体在新陈代谢过程中许多物质交换和化学反应都在水中进行。水是机体不可缺少的。

随着生活节奏的加快，饮食结构的改变，人们都面临着体质酸性化的威胁。众所周知，化学药品硫酸，它的威力人人皆知，只要沾到皮肤上，即刻会将皮肤烧伤，如若溅到面部亦有毁容的危险。而体液偏酸虽没有硫酸那么强烈，但它在机体中隐蔽的形式可潜伏数十年。pH值偏酸是个看不见摸不着的无形杀手，即使悲剧发生，你也不一定晓得“酸”这个真正的元凶。

在现代常见病中，糖尿病、高血压、高血脂、癌症等疾病的产生都和机体pH值偏酸是分不开的。科学实验表明，SARS病毒作为近年来异军突起的恶性传染病毒，也是在体液pH值偏酸之下才能得到传播的。癌细胞也只有在体液pH值低于6.95时，才能在机体内繁殖、扩散。这是因为pH值偏酸，就会让机体细胞的活性降低，导致机体免疫力下降，各类病毒就会乘虚而入。体内酸性物质的逐渐堆积，使体内环境发生改变，细菌更容易生存。而越来越弱的自愈机能每时每刻都需要与酸性物质进行“搏斗”，被迫放松对其他病毒的驱除，也从客观上帮助了病毒在机体内站稳了脚跟。随着生活水平的提高，鸡、鱼、肉、蛋几乎餐餐都成了桌上客。如果我们日常生活中长期过多摄入酸性食物，就会导致体液pH值的偏酸。交通工具不断朝省力、省时的现代化更新，骑自行车和步行的人越来越少，导致运动量不足。其后果便是体内的排毒量减少，致使酸性毒素滞留。加之快节奏的生活方式，在高度紧张而压力又得不到释放的情况下，也能导致体液的pH值偏酸。如果你掉以轻心，在体内环境pH值是弱酸性的时候，一些病毒就会乘虚而入，此时你如果不在意，使体内的酸性物质继续堆积，那么这就意味着将有大病到来了。

pH值偏酸并非偶然，其实酸性物质是堂而皇之地从正途进入机体的。食物的酸碱性主要看进入机体发生化学反应后剩下的残渣。比如橘子大多都带酸味，但它富含钾，所以属于碱性食物。当酸性食物被吸收后剩余食物之酸性，这就是通常所说的体内酸性物质了。如果机体内有此物质产生，体内器官会自动地抽调碱类物质与其中和，变成盐类的物质排出体外。如果中和速度赶不上酸性物质的产生速度，会自然而然地造成酸性物质在体内的堆积，使机体pH值偏酸而导致不同程度的酸性化病变。人们对pH值偏酸造成的小病痛，总是感觉无所谓。比如感冒，人们会埋怨天气变化无常，穿少了衣服受凉所致；如果胃部不适甚至腹泻，我们往往觉得吃了不洁食物而导致。非常健康的人，他们机体的pH值可以达到7.5，机体pH值若较长时间低于7.3，就会趋于酸性体质，使身体处于亚健康状态，其表现为机体不适、易疲倦、精神不振、体力不足、抵抗力下降等。

（二）人体酸碱度稳定学说

有的学者认为：在现代医学中根本没有“酸性体质”、“碱性体质”这些词。他解释说，正常人体内的酸碱度（pH值）稳定在7.35～7.45之间。之所以这么稳定，在于人体有三大调节系统，分别为体内缓冲调节系统、肺调节、肾脏调节。

在体内缓冲系统中，最重要的是碳酸氢盐系统，其“工作原理”，简单地概括，就是体内酸多了，由碱性物质来中和；碱多了，由酸性物质来中和。而肺调节，就是当体内酸性物质增多时，人会加快呼吸，将酸性的二氧化碳更多地呼出去，反之则呼吸变缓。肾脏也很重要，它能吸收碱性的碳酸氢盐，并排泄酸性产物。只有当以上三大调节系统出了问题，比如在尿毒症、糖尿病酮症、慢性阻塞性肺病等情况下，人体内的酸碱平衡才会打乱，出现代谢性或呼吸性酸中毒，而人体内的酸碱度在正常情况下是不会受到食物影响的。

之所以“身体偏酸”会被着重渲染，这可能跟临床上酸中毒疾病较常见有关。学者认为，人体酸碱平衡紊乱有四种：代谢性酸中毒、呼吸性酸中毒、代谢性碱中毒和呼吸性碱中毒。其中前两者较多见，但绝不能说人病了身体就会“偏酸”了。并且，就酸中毒的治疗来说，最关键的是从“治本”着手。尿毒症引起的，需要透析；糖尿病引起的，要用胰岛素；若是慢性阻塞性肺病引起的，则需要改善肺功能……在病情严重的情况下，才需要静脉给碱性药物，根本不可能靠吃“碱性食物”来解决。

《找对病源，碱回命》一书中，建议读者“通过测尿液的pH值来判断体内酸碱度”。学者就此指出，这毫无科学根据，人的尿液本身就偏酸，而尿液的酸碱度根本不能反映体内的酸碱度。尿液酸碱度是与饮食相关，吃肉蛋奶等高蛋白物质时，尿液会偏酸一些；多吃蔬菜水果，尿液会相对偏碱一些。事实上，通过饮食调节尿液的酸

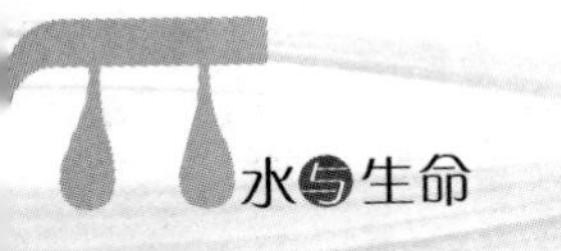

碱度，只能防治泌尿系统结石病。

按照“酸碱体质论”的说法，人必须吃“碱性食物”才能健康。就此，中国营养学的一位专家说：“早在上世纪40年代，有研究食品化学的学者将食物燃烧后剩下的残渣溶于水，再测酸碱度，以此分析食物中的矿物质成分。但食品化学研究与食物进入人体后复杂的代谢有着天壤之别。”他还指出，某些所谓的科普文章主张“选择食物要注意酸碱平衡”，这是缺乏科学依据的，根本不值得提倡。但“酸碱性食物”一说在民众中造成了很多困惑，不少人询问营养学会的专家。对此，中国营养学会的专家特别在《中国居民膳食指南2007》中做出了澄清：“‘食物酸碱平衡论’称，谷类、肉类、鱼和蛋摄入过多可以导致酸性体质，引起高血压、高血脂、糖尿病、肿瘤等慢性病；蔬菜水果属于碱性食物，能够纠正酸性体质，防治慢性疾病。事实上，蔬菜水果之所以能预防上述慢性疾病，是因为它们产生的能量低，且富含维生素、矿物元素、膳食纤维等，而不是碱性的作用。”

这位专家还强调说：“我们检索了全球近50年来1000多篇有关机体酸碱平衡的论文，没有发现因为食品酸碱性引起酸性体质的研究报告。负责任地说，食物分为酸碱性是食物化学的研究范畴，跟食物进入体内以后的代谢变化是截然不同的两回事。”

“酸性体质导致肿瘤”是“酸碱体质论”中很吸引眼球的一点，肿瘤学一位权威教授认为，“酸性体质致癌”根本“不值一提”。至于人为什么会得肿瘤则是通过生物学试验研究，就是对动物的体外细胞进行长期的致畸、致癌、致基因突变试验，以观察某种因素是否会导致正常细胞转化为癌细胞。

教授介绍说，经过上述研究，目前公认的致癌因素有五类：第一，多环芳烃、芳香胺类等化学因素，多与环境污染和职业因素有关，可能诱发白血病、肺癌、膀胱癌等；第二，电离辐射、热辐射、慢性炎性刺激等物理性致癌因素，对白血病、骨肉瘤的发病有直接影响；第三，病毒和细菌。如幽门螺杆菌可诱发胃癌，人乳头瘤病毒是宫颈癌的主要诱因，乙肝病毒可诱发肝癌等；第四，遗传因素，像乳腺癌、大肠癌等都有较明显的家族史；第五，免疫功能缺损。

“当然，这些年也有一些变化。”教授说，“随着生活方式的改变，营养不均衡、环境污染、内分泌失衡、肥胖，再加上过大的精神压力，都可能成为致癌的诱因。”

这位教授还表示，即使具备上述条件，人也不会一下子就患上癌症，而需要一个内外因素长期作用的过程。从这种角度来看，所谓“酸性体质致癌论”也是完全不成立的。

我们的观点是，以上的两种不同看法，都各有其道理。也就是说不能从单方面来看疾病的病因。要综合起来进行分析，这样才能得出正确的结论。

我国古代的中医就曾经说过："血浊万病到，万病由酸起。"20世纪末，世界著名医学博士、日本专家筱原秀隆的一份报告震惊世界：人体的酸性化是百病之源。他认为，当酸素在体内愈来愈多，不断堆积，量变引起质变，疾病就会产生。美国医学家、诺贝尔奖获得者雷翁教授称："酸性体质是百病之源，" "80%的慢性疾病都是体液酸化造成的。" 如今，这个观点几乎被全世界所公认。美国著名的医学博士亨利说："疾病源自毒素。没有酸碱平衡，绝对不能保持健康。"联合国世界自然科学组织执行主席、台湾医学博士张家瑞也强调"万病由酸起"。

日本著名医学博士柳泽文正曾做过一个实验：找100个癌症病人抽血检查，结果100个癌症病人的血液，都呈酸性，也就是酸性体质。新的研究证实，SARS病人的体液也都是酸性的。酸性体质不但"蚕食"人的健康，还会影响孩子的智力。英国牛津大学曾经对42位儿童做过跟踪调查，结果发现孩子的大脑皮层的碱性越强，智商越高。反之则智商越低。

俗语说"高官不如高薪，高薪不如高寿。"健康是人类的共同心声。有科学验证，人的自然寿命应该是百岁以上。但是大部分人是死于疾病，不是因为器官老化、生命枯竭而死，只有少数人是无疾而终。然而长寿是每一个人的梦想，但怎样才能健康长寿？在近期研究人员对长寿者考查中发现，那些长寿者生存的地方生态环境好，生活习惯良好，他们的饮用水和食物都是以弱碱性的为主。这就提示我们："人体血液的pH值弱碱性最健康。"

“研究健康水，普及健康水，是造福人类的事业，是艰巨的事业，是跨世纪的事业。”

——钱信忠

第五章 神奇的 π 水

生命诞生于距今约三十五亿年前的海水中，现在的人体内也具有与原始海水的组成非常类似的水。利用独特的技术和方法处理普通水，就能形成 π 水。该技术和方法可将大分子团、正电位、弱酸性的普通水转化为小分子团、负电位、 弱碱性的高能量 π 水。长期饮用 π 水可使一些“常见病”，如糖尿病、高血压、高血脂 、高血黏度、高胆固醇，以及失眠、便秘、痛风和单纯肥胖等，趋于康复或痊愈。因为这种水无极限地接近人类生命体，非常的神奇，因此人们就用无限不循环小数 π 命名，把这种水称为“π 水”。

π 水既不是矿泉水，也不是钙离子水。π 水能够敏感地反应来自外部的信息，引导水进入某种应有的稳定状态中，借着 π 水的存在而使相关物质稳定，进而加以取舍选择需要的物质和信息，并加以传达，使其活性化。

目前已经知道水分子束愈小，则对于细胞的渗透性愈高，愈容易进入细胞内，提高细胞内各种微细结构的功能，促进新陈代谢。

π 水最有趣的地方就是其比重比普通水稍大，更容易沸腾，沸点为摄氏九十度。因此热效率极佳，能够节约能源。经过 π 水的处理，发现在鲜鱼的保鲜、土壤的改良、金属的防锈、水泥的强化、燃料油质量的改进和燃烧效率的提高、水质的净化等方面都有很大的贡献。

进一步的研究发现，π 水是含有极微量二价三价铁盐脂质复合体的高能量水，具有小分子团、负电位、弱碱性的特点。但并非所有小分子团、负电位、弱碱性的水都是 π 水。

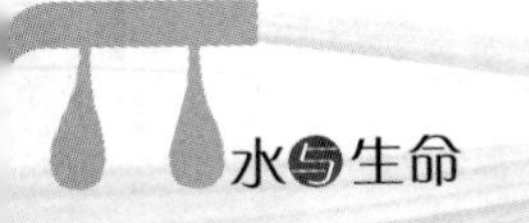

第1节
π 水的由来

形成π水的主要成分之一——麦饭石，首次发现并使用是在中国，距离现在1300年前的北齐。因其形状像大麦饭团，所以，称之为麦饭石。公元11世纪（大约是1061年）宋朝的《本草图经》把麦饭石作为药石记载下来。大约在距今800年前，宋代医学家李迅对麦饭石有过较详尽的描述。明代大医学家李时珍所著《本草纲目》中记载“麦饭石甘、温、无毒。主治一切痈疽发背”。此外，中国1921年和1969年出版的《中华医学大辞典》等书中，对麦饭石均有记述。我国长寿村饮用的水多是经过矿物岩层中流出，其水质中含有麦饭石等多种火山岩的成分。上世纪50年代末，日本发现麦饭石用于心瓣膜症的病人，效果神奇，从而引发了科学的研究。据日本学者牧野伸治报告的理论和捕捉到的π水影像介绍如下：π水是在植物生理研究过程中发现的。日本名古屋大学农学院的农学博士山下昭治于1964年发现了影响花芽分化最重要的是植物体本身中所含的生命体的水。

春天一到，很多植物就会开花。但从本质上而言，变成花和变成叶的芽都是相同的。当你观察到植物又长出了一个芽，以为不久会新添一片叶，而在春天，这个芽却有可能变成花，这就是所谓的花芽分化。植物学家认为植物之所以会发生花芽分化，根本原因在于该植物体内含有促进花芽形成的荷尔蒙类物质存在。察拉罕（Chailakhyan，M.Kh）称此物质为花源（Florigen）。从此很多研究者从事寻找这种幻想中的荷尔蒙花源的研究。

在日本名古屋大学农学院，已故五岛善秋教授和其学生山下昭治博士也专心致力于花源的有关研究工作，遗憾的是未能发现这种预想中的荷尔蒙类物质。

生物体中的水，无论在其物理性或生物活性上皆异于井水或自来水。1985年，山下昭治博士命名生命体的水为π水。因此π水的原义为**“无极限接近生命体”**的一种水。

此后，山下昭治博士又阐明了π水不仅可促进花芽分化，在植物和动物的健全成长上，π水皆有极重大的贡献；并进而论述了π水的形成机制，阐明了π水是由极微量的铁离子所诱导而产生的事实。该铁离子系能量在高阶状态者，特称为二价三价铁离子。

一、金字塔能量未解之谜

埃及“金字塔能量”究竟有没有？它是怎样产生的？又是如何引出种种神奇现象的？

1963年，俄克拉荷马大学的生物学家们断定：已经死了好几千年的埃及公主梅纳，她栩栩如生的躯体的皮肤细胞仍具有生命力。

最使人毛骨悚然的是埃及考古学家马苏博士宣称：当他经过4个月发掘，在帝王谷下27英尺的地方打开一座古墓石门的时候，一只大灰猫，披着满身尘土，拱着背，嘶嘶叫着，凶猛地向人扑来；几个小时以后，猫在实验室里死去了。然而，它忠实地守卫着主人整整4000年。

有的科学家认为：金字塔的结构是一个较好的微波谐振腔体，微波能量的加热效应可以杀菌，并且使尸体脱水。而在这个腔体中，可以充分发挥微波的作用。可是4000年前的法老，怎么知道利用微波呢?

科学家们研究认为，金字塔的特殊形状，使它贮存着一种奇异的“能”，能使尸体迅速脱水，加速“木乃伊化”。

为什么它正好聚集于胡夫殡室的位置上，即塔高三分之一的地方？这是巧合，还是古人已掌握了这种能源？各国的金字塔学者正千方百计地寻求它的谜底。他们大多认为，“金字塔能量”是当代科学还不能解释的“客观存在着的一种自然现象”。在这个前提下，有的学者认为金字塔形状像电容器，里面积聚着无名的能源；有的学者说金字塔形状能在其内部聚集宇宙射线、磁性震荡和某些未知名的射线；有的学者设想这种能源是由于某种宇宙的力量和地球引力相结合的产物；有的学者推测金字塔形内部产生一种高频震荡，影响着人体的细胞和肌肉，使之处于最佳状态；有的学者解释说，不仅是金字塔形状，各种形状和大小的构造物都会在其内部产生一种力场，一种能源。

4000年来，神秘的“金字塔能量”使科学家们迷惑不解，这种能量目前尚不能为现代物理学所解释。但不能说这种能量就不存在。

当今π水神奇功能的机制，就像“金字塔能量”一样，尚不能完全被人们所破

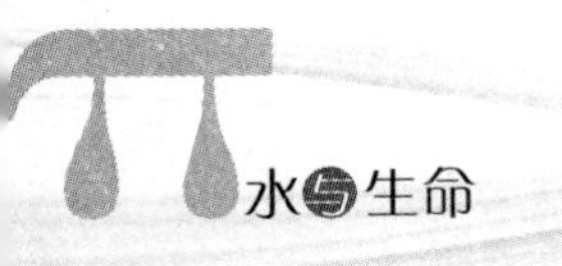

解。但随着今后科学的发展，最终总会揭开它神秘的面纱。现将已被科学家认可的机制介绍如下：

π是一种能量，是一种过渡金属氧化能，由二价三价铁在宇宙能量的影响下，该铁原子的核旋转发生变化，成为所谓的激发状态，从而具有高能量。这种状态的铁原子内会放出某种电磁波。这种由核子旋转和电子旋转的变化而产生的电磁波，称之为π（或π能）。

二、π水的基本理论

经过π水的处理，不仅动物和植物能健康的成长，还发现在鲜鱼的保鲜、土壤的改良、金属的防锈、水泥的强化、燃料油的改进和效率的提高、防止带静电、水质的净化等都有很大的贡献。

上述种种现象到底由何种机能产生，现在的科学理论还无法解释，π水的理论就像埃及金字塔能量的解释一样，至今仍是未解之谜，有待于今后的研究。

不过，我们可以把π水的理论大胆假设如下，以待于大家的共同研究。若其理论有不妥之处，敬请谅解指正。

二价三价铁受到宇宙能量的波长影响，该铁原子的核旋转和电子旋转就发生变化，成为所谓激发状态而具有高阶能量。这种高阶能量状态的铁原子会放射出某种电磁波，即所谓气。

这种由核旋转、电子旋转的变化而造成的气的辐射乃π水的本体，而成为前述各种现象的原因。

如果核旋转和电子旋转起变化，自然可以构成物质间的资讯传递，包括物质的记忆现象甚至与生物的遗传现象也有所关联。根据这种原理，π水就易受到电磁场的影响。

二价三价铁盐所接受宇宙能量到底是哪一类能量？那是充满广大的宇宙空间的一种尚未被现代科学破解的波动能量，自古就有很多学者相信其存在。

1991年8月，在美国的波士顿举行的第二十六届能量变换工程会议中，首创能量革新部门，出现三十件有关宇宙能量和发电机之研究报告。该会议系由美国原子能学会、电机工程学会、机械工程学会等七个学会合办，每年召开一次的权威性国际会议。

可知今天的宇宙能量已受到国际的关注，但很遗憾的是，迄今尚未有一个国家对其进行系统的研究。

无论如何，π水的原理与宇宙能量有密切关系是没有疑问的。

π水具有下述的基本特性：

1. π水是具有能量（生命体的能量）的水。

2. π水是具有波动性的水。

3. π水系统乃生命体的能量系统。

4. π水司物质之资讯传导和记忆系统。

5. π水系统乃变换宇宙能量为气的能量（生命体的能量）的系统。

6. π水系统为宇宙的基本原理。

π水具有以上的特性，对于今后人类的生活必有很大的贡献，可称为二十一世纪的水。

三、基本理论的导出过程

铁原子的电子旋转可借测定莫士保（Mossbauer）光谱获得。由测定二价三价铁盐的莫士保光谱可知铁原子的电子保持有高旋转状态，也就是所谓高能量状态。

已知远红外线具有使肉、鱼不易腐烂，去臭，使植物有良好的成长等功能，这些功能很类似π水的作用。因此，推测π水是否也有远红外线发射出来。测定π水的氯化钠结晶的远红外线辐射率，发现辐射率确实有明显的降低。一般而言，远红外线辐射率随物质种类而固定不变。因此，氯化钠的远红外线辐射率也应该是恒值而不变。所以，上述远红外线辐射率的变化，表示二价三价铁盐的资讯以某种形态传播、记忆在氯化钠上。氯化钠结晶的远红外线辐射率的降低，表示其能量之差异是以远红外线以外的形态排放，该能量的差异被推测系以气的能量而排放。为确知有多少能量被排放，利用已知可拍摄气的吉利安照相法拍摄π水，从π水的陶磁体可看出如烟花般强烈而绚丽的气。另外，把π水放入试管中以同样方法摄影，也看出自π水本身也有强烈的气放射出来[见书前照片]。

其实，不需利用上述尖端的科研装置，对气灵敏感强的人一见到π水即可感受到它。从装有π水的容器口可以看到好像蜡烛火焰一般冉冉上升的气，“火焰”的长度有人说是30～40厘米，有的人说是10厘米。

四、π水的记忆现象

π水和物质的记忆现象　地球自诞生迄今，约经过了几十亿年的变迁，其间据说地轴变化了几次。现在的南极和北极并非就是地球诞生之初的位置。也许现在的北极在几亿几千万年前，可能靠近热带地方，所以在西伯利亚发现已灭绝的巨象化石。

然而，怎么知道那么古老的年代里地轴发生了变化呢？这是因为岩石记忆有过去的地轴（地磁气）方向的信息。那么，物质有哪些记忆现象呢？列举如下。

1. 我们观察树干横剖面，从年轮可知该植物的树龄及其经历的气候条件。

2. 分析日本法隆寺的柱子局部，就可确知其创建年代。这是以碳的同位元素组成比率而留存记忆之故。

3. 分析一根毛发就可推测其人的血型、年龄、个性和其饮食生活状况。甚至从毛发中发现药物，还可以推测患何种疾病。

4. 葡萄酒的品评专家可以从一瓶葡萄酒分析得到原料品种、酿酒年代，甚至当年的生产情形。

5. 从一片陶瓷可知其制造技术、原料，甚至烧窑温度多少等。

6. 看似直立的铁棍，一经分析也可以知道过去弯曲过几次，甚至金属疲劳的状态。

7. 按照科学常识而言，液体是不会被磁化的。然而经过磁场的水，在生物活性上有明显的变化。所以，可以说该水保留有流经磁场的记忆。

由上述现象可知，任何物质都可正确地记忆其经历，只是有些以现在的科学方法，人类还无法解读其资讯而已。这些资讯物质以其成分的变化、物理结构的变化、结晶体的变化、分子结构的变化、原子的电子旋转、核旋转的变化等而加以记忆。如经过π水净水机的水，其分子族群会变得非常的小，这是π化陶磁所放射的气的能量，将水的氢键结合切断所造成的结果。从资讯记忆的观点而考虑前述现象，可说是π水（原液）所保持的资讯为π化陶磁所记忆，所记忆的资讯再转移到水中。具体的说，π水（原液）所含二价三价铁盐的电子旋转的变化，引起陶磁所含原子的电子旋转的变化，使水发生变化，最后以水的构造变化而记忆其资讯。

π水和生物的记忆现象　春天一到植物就会开花，然而春来就开花的资讯记忆在什么地方呢？这是记忆在植物体中的水本身，也就是由π水司其记忆。详细地说，可能当做由生命体的水中所含二价三价铁的原子旋转的变化而记忆。信鸽可自远离数百千米的地方飞回自己的老巢；鲑鱼也可以经过回游数千千米后回到自己诞生的河川。这类生物不可思议的行为已有很多生物学者从事研究，或报告信鸽的脑中发现磁石等，果真如此吗？至今尚无准确的定论。不如假设信鸽或鲑鱼的体内有π水系统在作用较为适当吧！

日本学者牧野伸治的上述理论，我们虽然不能全部理解和接受，但这些现象确实存在，值得我们进一步深入的研究和探讨。

五、π水的遗传现象

生物记忆现象的最精彩部分该是遗传现象吧！遗传基因是亲代将各种资讯传给子代的一种物质上的单位。基因的本质为去氧核糖核酸（DNA）。当今世界遗传基因组合的研究已有惊人的成就。2008年7月8日，国外媒体报道，日本的科学家宣布，他们成功地合成了世界首个几乎是百分之百的人造DNA分子。这一新技术不仅将有助于改进基因治疗方法，甚至还能驱动未来的纳米级电脑或者其他高科技装备。

现介绍π水所参与遗传现象的实例如下：

以π水处理的稻种发芽后其成长极佳，经栽培收获的第一代稻种，播在水田里呈现良好的成长情形。继之，将所采收第二代稻种再播植于水田，还是表现生长良好。

另一方面，按照以往方法充分施于氮、磷、钾等肥料做好肥培管理，水稻也表现成长良好。但所收稻种再播植于水田，其成长状况就欠佳。

由上述可推测遗传现象并非单纯由蛋白质来传递，是由存在于去氧核糖核酸或核糖核酸上的铁原子传递遗传资讯，而去氧核糖核酸或核糖核酸只是制造让基因容易复制的机会罢了。

基因的资讯传递已得到科学的验证，或说其间并无铁的参与存在。但铁真的不存在吗？以现在的科学来说，完全除去铁的参与是很困难的，无论是利用离子交换处理或蒸馏方法，必定会出现极微量的铁离子。因此，在遗传现象中，完全否定极微量的铁的参与是不可能的。

六、中国π水杯的创始人

一千多年前的中国人发现了火山岩石对水的作用，日本人将这种水命名为π水，并将其用于工业、农业、水产、医疗等各个行业。在中国，π水、π水杯注定要和一个人紧密相连。

如果说到必然，只要是宇宙间存在的东西，人类或迟或早总是要发现它的。甚至，在不同的地域，不同的文化背景，不同的技术水平，都会通过不同的角度，独立去认识它，应用它。这就是社会学“群体无意识”的法则。如果说到偶然，在中国，发现π水，发明π水杯的不是人们印象中白发苍苍的学者、教授或者是身着白衣在实验室忙碌的科学家。甚至也不是知识渊博的硕士、博士们。把π水、π水杯展现到中国和世界人面前的是一个在社会大学成长起来的年轻人，他是一位农民的儿子——陶国林。

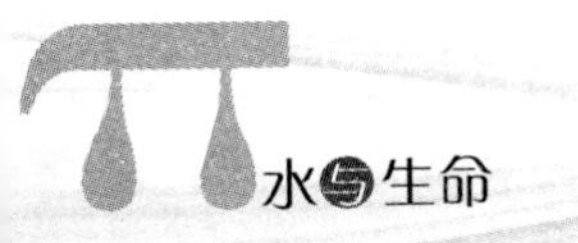

科学对于人类而言，重要的不是他发现了什么，而是他的发现带给人类什么结果，也就是说，结果比发现更重要。无论是惊讶还是疑惑，这样的结果已经是无可置疑了。仿佛在告诉人们：知识对于人类而言，重要的不是你知道什么，而是你如何运用它，也就是说，运用比知道更重要。

产品对于人类而言，重要的不是生产出什么东西，而是把产品展现到全社会，拥有实际应用价值，让它为人类做贡献。

π水、π水杯的经历和陶国林人生经历的起伏迭宕紧密相连，相信今后依然还会是这样。

科学发明的思维方式存在着各种不同的道路，无论是归纳法还是演绎法都是卓有成效的。更有意思的是在两次提高人类平均寿命的伟大发现中，（一次是把平均寿命从30岁提高到40岁牛痘的发明，一次是把平均寿命从40岁提高到60岁青霉素的发明），都是人类在偶然中体会到牛痘和青霉素对天花和细菌的特殊作用，才引起众多科学家（包括化学家和物理家）参与深入的研究。也许至今都没有完全搞清它的作用机制，因为作用机制在不同的科学水平上，有不同的解释。但是这并不妨碍发明者获得医学诺贝尔奖。

从陶国林发现用一些被他称之为π石的材料对普通水作用后产生的π水，对自己的肠胃疾病有意想不到的疗效开始，到有一些大胆的人勇于去尝试，结果取得一些惊人的效果，例如有人有效地控制了痛风的疼痛，有人解决了困扰多年的便秘，或是调整了血压和血糖。引起一些科学家、学者利用自己手边现有的条件和仪器，试图去认识π水和π水杯。

π水对于我国医学界是陌生的，几乎无人知晓。科学界也是如此。然而医生、科学家的职业敏感，又使他很容易接受π水。因为水是生命之源。然而水又不像一般人理解的那样，所有的水都是H_2O那么简单，因为自然界常温下的水，不是以H_2O单个水分子的形式存在的，而一定是以网状的水分子团形式存在的。而6个水分子以下的水分子团和15个分子以上的水分子团，尽管在分子式的表达上相同，而在特性上却有很大的区别，对人体的作用也有很大差异。人类对水的理解，已从化学层面转入了生物化学层面了。

老人们共同体会到一种现象，临睡前喝两杯普通自来水，一般一两个小时后就会排尿，而喝两杯π水却可以一觉睡到天亮。还发现喝等量的π水比普通水排尿少，因为水分子小更容易进入细胞和通过皮肤排泄，这个过程保持皮肤的水分，使皮肤滋润光亮。

这已经说明，π水和普通水是有区别的。

有人用生物膜或不同孔径的分子筛，对不同水质的水进行过滤，发现不同质的水中，小分子团水含量有很大差异。在美国的供水系统中发现，在自来水中有732种污染物，其中20种已经被确认为致癌物质，大分子团水的氢键对污染物有很好的承载能力，当其氢键在外界能量作用下被“截断”时，承载力下降，污染物析出，过滤后，水质提高。

π水杯也是这样。把很清的自来水烧开后，水中会析出大量被溶解的碳酸钙，因为大分子团承载力强，烧水过程中，水获得热能，拉断部分氢键，水分子团变小了，承载力小了。把很清的凉开水，倒入π水杯，在π水杯的作用下，氢键再一次被截断，变为更小的水分子团，这时水中仍会析出碳酸钙，水变浑了，说明π水杯使普通水变成更小的分子团水，π水杯的作用也就被验证了。经π化的小分子团水，不加任何添加剂，就呈现弱碱性。有人用纯水经过π化后，测得π水的酸碱度为8.16。

正是因为π水是偏负电位，所以增加了π水的携氧能力，其含氧量是自来水的2倍，小分子团水更利于穿过细胞膜，有利于细胞内营养物质充分的氧化代谢，减少人体酸性代谢物的产生。

π水的这种特性，引起许多国家的关注。据一些访问学者回来说，π水被用于航天，这种水被航天员们饮用，能更好地保持人体的续航能力，而且排放量小。甚至在国外市场也有卖“πwater”的。

只是对π水的认识和生产方法未能达到共识，因为π水本身的活性容易改变，参数的准确测定还有困难，一切还有待于进一步研究。

其实对π水的认识达到什么程度，并不重要。因为自然界常温天然水中也含有一定比例的小分子团水，对人体起到至关重要的是那些可以穿透细胞膜的小分子团水。千百年来人类的进化过程是适应这种水的。只是近几十年，社会的飞速发展水污染严重，使天然水中的小分子团水比例失调，加上人类饮食中蛋白质、脂肪、糖摄入增加，医学的发展也延长人类的寿命，当人类认识到自身的寿命应该在120～150岁时，就有了对水的新需求，就是要提高饮水中小分子团水的含量，甚至只要比现有的饮用水中的小分子团水含量再高一些，就可以提高人类的健康和寿命。如何获得小分子团水的方法就显得尤为重要。

陶国林先生做的就是这件事，即教会人们在日常生活中将如何获得π水。让我们

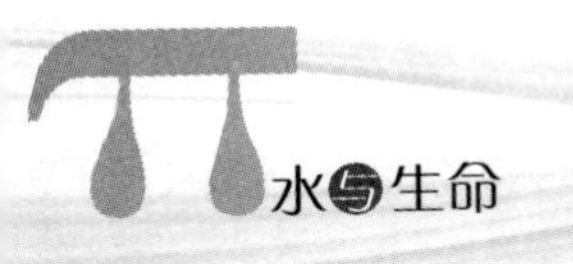

先将目光放远到全国人民瞩目的“广西长寿巴马村”。据中央电视台的报导，许多研究机构都注意到它的水，报导指出在村子里取水样酸碱度是8.2，值得注意的是它的源头是一段地下河，估计是流经一段火山岩石，使它的水与众不同。

现在陶国林先生想利用π水杯使人们在日常生活中获得小分子团水。关键的问题是π水杯要向杯中的水提供足以使“氢健”产生断裂的能量。

π水杯做到了。在电磁屏蔽的空间里，水分子团获得了来自π石的电、磁和热等能量，当π水杯静止放置时，水获得的能量积累到足以使“氢键断裂”时就产生了大量的小分子团水。当π水杯激烈摇晃时，水和π石产生磨擦，π石受到了更大的压力，在单位时间里放出更多的能量，水很快被π化。这个过程的差别可以通过测量被观察到，这个过程是物理过程。人类对π石是有一定了解的。它的这种特性正在逐步被应用。

一位伟人讲过这样一句话：“需求比十所大学对社会的推动还要大。”这说明科学研究有时会落后于生活实践，就像人类最初找到粟米来吃，并不是科学已测定了100克大米含有多少克蛋白质、脂肪，而是人类可以用它来充饥。中草药也不是药典规定了才被用来治病。哥伦布航海也不是等人类解决了地球是方的还是圆的才去做的，他相信地球是圆球形的，并坚持做了，通过自己的实践证明了地球就是圆的。今天连小孩都知道的常识，当时却是不可思议的。而目前不断传来有关饮用π水，而使病情得到改善和治疗好的病例，和各界人士多角度、多方位的探索和实验为π水杯的普及打下了坚实的基础。掌握了科学就能预见未来。笔者在采访陶国林先生时，陶先生一再提出，π水主要以提高人们的免疫功能、预防各种疾病、促进人体健康，以延长人类的平均寿命为目的。让更多的人都能够拥有健康，把控自己的未来。

从科学家的角度去看陶国林，他作为一个科学工作者，第一个把π水唱响中国，已经是非常了不起了。

从企业家的角度去看陶国林，他作为一个企业家，用π水杯去解决π水的生产，也已经是非常成功了。

用世俗的眼光来看待他取得的成就，科学家已经可以获得职称，企业家已经可以获得利润。

陶国林偏偏要跨越这二者，他去想一个和更多人有关的问题：在最短的时间里帮助更多的人健康和成功。他想象中这将是一个迅猛发展的事业，现实却很慢很无奈。π水杯摆在柜台无人问津，人们不知道这个外观和其他没什么不同的杯子，有什么特殊；代理商连产品的名称都说不对，无怪店前门可罗雀；用电视广告的方式也很难打动人，影视的特技和渲染使人心存疑虑；科普读物让人们觉得，难道喝水这种天生的本能，还要去看书才会吗？于是他想到运用动员千千万万人民群众用自己切身体会的现身说法去服务顾客，作体验式销售。伟大的事业总会吸引品德高尚的人一同去奋斗，其中不乏有学术地位卓越的科学巨匠，也有勇于为天下寒士遮风蔽雨的红色企业家，更有万千通过π水、π水杯获得健康与成功的人们，涓涓细流终成大海，势不可挡。

人类每前进一小步，背后一定有无数的故事，每个故事里面一定有人为它承受着苦难和做出的牺牲。每一个苦难和牺牲的背后都闪耀着人性的光辉：这就是每一个公民应该对国家对社会承担的责任和义务。为此，仅有智慧是不够的，还需要有勇气、胆量、正直和诚实的品格，这就是道德的力量。只有这样，我们才具有从错误中筛选正确事物的能力，也才有勇气去把真理化为实践。

今天，从商家的角度来看陶国林，他已经成功地启动了“在最短的时间内帮助更多人健康、快乐和成功”的航空母舰，实现了他第三步的跨越。2007年，π水杯以陶国林的名义获得国家专利（专利号为ZL200820222138.6）。2010年3月，陶国林将“π水”在中国工商行政管理总局注册（注册号6349293）。他所负责生产的不锈钢π水杯卫生指标符合GB9684标准要求。所检验项目符合Q／XMX001-2008、GB／T20878-2007标准。目前，我们阅读的书是中国第一本关于π水的专著，记录着由他唱响中国的π水给广大人民群众带来的福音。2008年陕西省委为表彰他在π水和π水杯方面做出的突出贡献，把他入选“陕西之子”名人录。π水杯被《国家公务员健康指南》一书推荐为日常饮水的保健杯，书中详细地介绍了π水杯的使用方法。

威望和成就就是这样通过一步步努力地工作和勇于付出牺牲实现的。人类社会无数的故事都揭示了一个道理“没有失败，只有放弃”；换句话说“只要坚持，就能成功”。一切成功都可以追溯到这个人背后道德力量的支撑：不畏困厄，永远坚守出发时的理想。追求真理，不为个人利益得失而动摇。追求正义，不为强权所屈服。π水和π水杯的故事成为长辈教育子女的范例，也是后辈人效仿的楷模。

道德和个人的命运连在一起，道德和国家的命运连在一起，道德和一切成就连在一起。道德的光辉比太阳更明亮！

水是生命之源，水滋养了万物，水可涤荡生命，水是未来的起点。让我们珍惜水源，维护至爱生命！

第2节 π 水的功能

一、π 水对人体的作用

根据日本学者报告指出："π 水疗法可以治愈多种疾病或改善病情，尤其针对现代人的各种慢性病，π 水皆具卓越的保健功效。"其机理如下：

1. 促进新陈代谢，提高免疫功能　π 水会增强细胞膜电性物质交流，使各种营养素被细胞充分吸收，而细胞中陈旧的废物可完全排出，增强新陈代谢功能，提高了细胞的功能；并激活了淋巴免疫系统，使身体健康有活力，减少感冒等疾病的发生。

2. 净化血液，改善动脉硬化　π 水可使血液中的钙、钠离子比例上升，加速血液弱碱化进程，血液呈弱碱性可减少胆固醇等废物粘在血管内壁上，对预防动脉硬化、中风、心脑血管等疾病皆有很大的功效。这就是临床对上述疾病辅助治疗和预防的机理。

3. 促进酵素活性化，减轻肝脏负担　肝脏所产生的酵素是维持生命活动不可或缺的重要物质，而酵素的活性化与否又取决于血液的酸碱性，因 π 水可净化血液，进而促使酵素活性化，大大减轻肝脏负担。为此，临床上用 π 水作为肝炎病人辅助治疗的方法之一。

4. 调整自主神经　自主神经是控制人体所有内脏、血管、内分泌等与意志控制无关的不随意神经，是维系生命不可缺少的基本机能，所以又称为生命神经。如此重要的神经机能会借着吸收 π 水（负离子）而获得平衡（正副交感神经达到平衡状态），连带与自主神经有密切关系的内分泌腺功能也会顺畅，对于现代人的自主神经失调症（例如失眠、头痛、神经痛、气喘、耳鸣、心神不宁、头昏脑胀等）皆有一定的功效。

5. 促进肠胃蠕动　π 水可促进胃肠蠕动，并使肠内酵素活性化，不但可防止肠内细菌异常滋生，更可保持肠胃畅通，改善便秘。因此，可预防痔疮和结肠癌的发生。

6. 止痛、消炎、加速伤口愈合　由于足量 π 水可使红细胞携氧量增加、血液的黏稠度降低、血流加快，这可促使伤口的愈合，炎症的消退。

7. 改善睡眠质量　睡眠前饮用π水，可帮助身体放松心情、舒解身心，自然安眠好睡，在不知不觉中增强体质，恢复健康。

8. 可改善酸碱度和清除自由基　每天喝足量的π水，可改善体液酸碱度并清除体内酸性废物和自由基，对各种疾病有预防、治疗和辅助治疗作用（如高血压、糖尿病、高血脂、低血压、消化不良、痛风等）。

二、π水和去离子反应

据说π水有去离子作用，以下介绍几种现象证明其存在：

1. 浴池不生水垢　当一家四五人洗澡后，次日观察浴池，吃水线处必能看到相当多的水垢。水垢紧紧地贴在浴池上，用水冲洗或以手指擦拭还是不容易去除。水垢并非以物理状态而附着在浴池上，乃借电学上的正负分极而和浴池结合的。浴池里放入π水，仍然会产生水垢，但是不再粘紧在浴池上，用水就很容易洗落，也不需用洗洁剂。

2. 排水管内壁的滑溜水垢消失了　观察洗澡间或厨房的排水管内壁，会发现脏而滑溜的水垢附着。利用π水处理，可消除那些水垢。其原理和浴池上不生水垢是相同的。

3. 室内的异臭消失了　充满异臭的室内以π水喷雾时，异臭很快就消失。人类感觉异臭是由异臭的原因物质（分子）和鼻黏膜上的嗅觉细胞结合后产生异臭的资讯，再以电刺激最后传达到大脑。因此，要感觉异臭，异臭的原因物质（分子）必须有电学上的分极（离子化）。导入π水可抑制该原因物质的分极（离子化），所以臭气会消失。

4. 土壤的导电度(简称EC值)会大幅度降低　土壤中含有多少化学肥料，一般以测定导电度为标准。化学肥料在土壤水分中解离为正负离子。离子量越高导电度越高。但导电度过高（离子多），作物就发生肥分障碍。导电度非常高的土壤施π水改良土壤时，导电度很快就自4.0降低为3.0。导电度降低1.0换算为离子浓度意指降低一位数（10倍）。这现象在农业上具有非常重大的意义。

上述可设定为π水去离子作用的现象相当的多。如果单单是物理化学上的去离子反应而言，π水的氢离子浓度（pH值）应为7.0，而导电度应为0，可是实际上不然，也不会降低其值。因此，为什么发生这种现象，可推测为物质受到π水气的能量后，因其能量的提升而改变原有的反应形态。

第3节
π 水的作用机制

π水对于多种疾病具有特殊的功效，由于功效好，应用范围在不断扩大。同时也有新的研究成果被不断报道。不过在高科技时代的今天，要让所有的人都了解π水，就要深入研究π水，并将成果推广于世界，为此成立了“生物体能量系统研究普及协会”（会长是医学博士圣玛利亚医科大学名誉教授饭岛登），进行各种研究。经过临床实践证明，长期饮用π水对一些“富贵病”，如糖尿病、高血脂、高血粘度、高胆固醇、泌尿系统结石以及疲劳、失眠、便秘、单纯肥胖等都有一定的治疗和辅助治疗作用。其机制如下：

一、弱碱性

人类健康体质血液的pH值7.35～7.45之间，只有10%～30%的人pH值在此范围内，属碱性体质。70%～90%的人是酸性体质，当人体pH值稍低于7.35时，身体就处于健康和疾病之间的亚健康状态，医学上称为酸性体质者。处于亚健康状态的人常会感到身体疲乏、失眠多梦、记忆减退、头晕胸闷、食欲不佳、注意力不集中、腰酸腿痛、便秘、小便发黄、大便恶臭等。由于π水的pH值偏碱性，它有利于平衡人体内由于过度劳累（精神和体力）产生的乳酸，使人尽快恢复体力。

世界著名医学专家筱原秀隆先生提出：如果身体长期保持酸性体质，女性的皮肤会过早衰老或黯淡，儿童会发育不良，中老年人则易引发糖尿病、神经系统疾病、心脑血管疾病、痛风、甚至癌症等。

中国协和医科大学药物专家何国江教授说：在正常pH值条件下，体细胞和免疫细胞的活性较强并且有很大的抗病力，能够吞噬和消灭一定量的癌细胞。有文献报道：癌细胞周围的pH值为6.85～6.95，偏酸性，正常的pH值不利于癌细胞的生存和发展，而酸性环境有利于癌细胞的生存和发展，也就是说酸碱平衡失调，偏酸的环境就会使癌细胞活跃起来。

每当pH值下降0.1单位，胰岛素的活性就下降30%。糖尿病，特别是Ⅱ型糖尿病，大多不是因为胰岛素分泌不足，而是由于胰岛素的活性下降所致。糖尿病是典型的糖、蛋白质、脂肪代谢紊乱性疾病，这种代谢紊乱更容易产生酸性物质，从而影响体内pH值的稳定。

专家研究表明：体内酸性物质增多，会增加肝脏、肾脏的负担。随着年龄的增长、组织器官的老化，酸性体质更易产生，发生各种疾病的机会就更大。因此我们提倡饮用富含微量元素的弱碱性的π水。

二、小分子团

水的分子团指水是氢和氧的化合物H_2O，水分子H_2O是一种由极性共价键形成的极性分子。水分子的极性性质可以使水一分子的氢（正极）与另一个分子的氧（负极）彼此吸引，互相形成缔合分子（H_2O）n [n为很多数目]，俗称水分子团。然而水分子团是因为一般水是不能以单个的水分子形式存在的，而是以若干个水分子组成的水分子团的形式存在。普通的水分子团由13～17个水分子组成，称为大分子团水（亦称聚合水）。小分子团水则由5～7个水分子组成。π水和各种水的水分子比较如下表［水分子波幅单位：赫兹（Hz）］。

对比水	自来水	蒸馏水	雨水	井水	矿泉水	长寿村水	纯净水	西瓜水	π水
水分子	117	118	119	102	94	83	132	68	53.2

Hz数值越小，表示水的分子团越小，水质就越甘美，越是好水。那么为什么水的分子团越小，水质就会越好呢？

1. 水与细胞之谜　包括人类在内的各种生物都是由细胞组成的。细胞如同一个由城墙围起来的微小城镇，有用的物质不断被运进来，废物被不断运出去。

早在100多年前，人们就猜测细胞这一微小城镇的城墙中存在着很多“城门”，他们只允许特定的分子或离子出入。诺贝尔化学奖获得者美国科学家彼得·阿格雷和罗德里克·麦金晨，他们所发现的细胞膜通道就是以前人们猜测的“城门”。

20世纪50年代中期，科学家发现，细胞膜中存在着某种通道只允许水分子出入，人们称之为水通道。因为水对于生命至关重要，可以说水通道是最重要的一种细胞通道。尽管科学家发现存在水通道，但水通道到底是什么却一直是个谜。

20世纪80年代中期，美国科学家彼得·阿格雷和罗德里克·麦金晨研究了不同的细胞膜蛋白，经过反复研究，他发现一种被称为水通道蛋白的细胞膜蛋白就是人们寻找已久的水通道。为了验证自己的发现，彼得·阿格雷和罗德里克·麦金晨把有水通道蛋白的细胞和去除了这种蛋白的细胞进行了对比试验，结果前者能够吸收水，后者不能。为进一步验证，他们又制造了两种人造细胞膜，一种含有水通道蛋白，一种不含有这种蛋白。他将这两种人造细胞膜分别做成泡状物，然后放在水中，结果第一种泡状物吸收了很多水而膨胀，第二种则没有变化。这些充分说明水通道蛋白具有吸收水分子的功能，就是水通道。

2000年，彼得·阿格雷与其他研究人员一起公布了世界第一张水通道蛋白的高清晰度照片。照片揭示了这种蛋白的特殊结构只允许水分子通过。

水通道的发现开辟了一个新的研究领域。目前，科学家发现水通道蛋白广泛存在于动物、植物和微生物中，它的种类很多，仅人体内就有11种。它具有十分重要的功能，比如在人的肾脏中就起着关键的过滤作用。通常一个成年人每天要产生170升的原尿，这些原尿就是经肾小球中的水通道蛋白的过滤形成。原尿中大部分水分被人体重吸收利用，最终只有约1.5升形成尿液排出人体。科学家通过多次实验发现细胞膜水通道只有2纳米，而且为六角形，所以只有符合条件的六角形小分子团水（直径0.5纳米）才能方便的出入，而大分子团水（直径2.6～6纳米）很难进入细胞，所携带的营养和氧气也很难为细胞代谢利用。所以只有小分子团水才能被人体迅速吸收。小分子团水自由进出细胞是人类长寿之谜（如下图）。

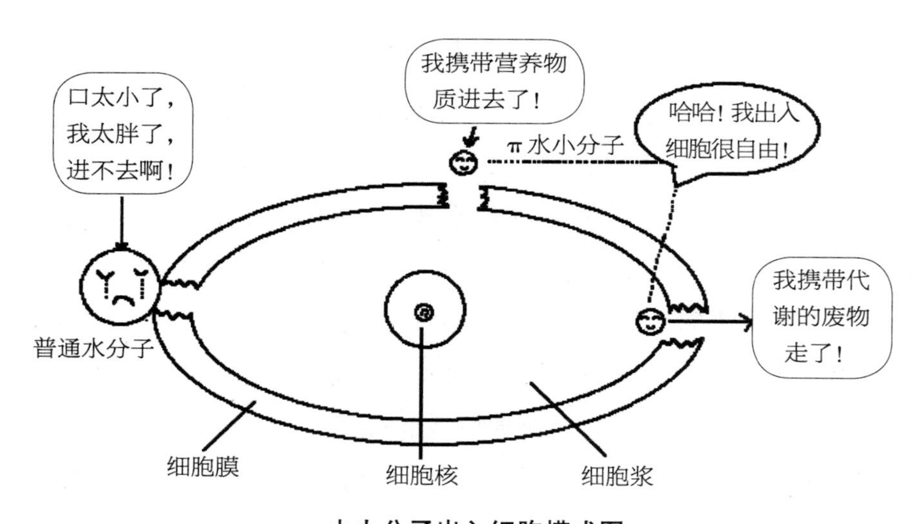

π水小分子出入细胞模式图

2. 世界的长寿村　俄罗斯高加索长寿村是世界上唯一没有发生过癌症的地方，连成年人一般病的发病率都极低。在这个地区，超过100岁的老人比比皆是，人均寿命为120岁。经过多年研究，科学家发现，长寿的一个原因是因为这个地区的人们长期饮用小分子团的天然泉水。

小分子团水，运动速度快，称为活性水。进入人体后，不断地激活细胞，并能更多地携带对人体有益的的养分、矿物质和氧气，进入细胞的每个角落，使人体细胞内外都充盈干净、有活力、营养丰富的液体，这样就能大大促进细胞的生长、发育，使其更具活力。而且小分子团水还能够提高渗透力，水分子渗透力强就更容易进入细胞内，因此它能够把养分带到微小细胞组织，能够刺激生物体的功能，促进新陈代谢。它的渗透力高，溶解力就强，较一般水高30%以上，因而能够更好的把溶解了的养分带入人体的每个角落，同时又将不能被细胞完全吸收的养分和身体积存的脂肪、胆固醇和其他物质充分溶解、排出体外，提高身体的排毒能力。

由于π水为小分子团水，其渗透力较强，溶解度较高，对脂肪有一定的降解和乳化能力，因此有利于缓解由于高蛋白、高热量饮食引起的高血脂、高胆固醇、高血黏度等症状。

三、负离子

研究离子的世界权威学者密西根大学教授A.D. 姆亚博士曾指出：“日常生活中，借着调节离子量，可为人类生活带来良好的效果。”

根据气象医学资料显示，一般环境若是正电界强的话，对人体会产生兴奋刺激作用，情绪容易急躁不安，出现不舒服的症状。若地表是负电界，则有镇静、放松的作用，心情愉悦，身体比较健康。梅雨期内，易引发多种神经痛，而造成郁郁寡欢的情形，是地表处于正电界的结果；反之，万里晴空的日子，心情舒爽，是因为地表为负电界、负离子占多数的结果。

正离子和负离子在空气中大量浮游，尤其是负离子，因为重量轻，可以在空气中自由自在飞翔，非常具有活动力，是动植物成长与维系生命不可缺少的带电粒子。

空气中的离子，会因气象的不同而时时改变。其中负离子属于碱性，是有益健康的好离子；阳离子属酸性，是无益于健康的坏离子。人体内若负离子减少，新陈代谢功能就会失调，全身生理机能将会衰退，产生各种疾病。

日本医学界各科生理学实验的资料显示：负离子对于人体的自律神经中枢，特别是副交感神经系统，有使其正常化的直接作用，并可消除压力，促进健康。

下表为不同离子对身体的影响：

身　体	负（阴）离子	正（阳）离子
全身作用	镇静、助眠、爽快感	刺激、兴奋、失眠
自律神经	副交感神经刺激	交感神经刺激
氧的消耗量	减少	增加
利尿作用	促进	抑制
排便	畅通	便秘
呼吸	舒缓	急促
脉搏	减少	增加
毛细血管	扩张	收缩
血压	下降	上升
体质	碱性化	酸性化
血液凝固能力	减弱	促进
白血球	增加	减少
自由基	可祛除	不可祛除

ORP值是水溶液氧化还原能力的测量指标，其单位是mv。普通水的ORP值呈较高值，离子化水ORP值呈现较低值和负值。π水（ORP是正100～负200mv之间）达到低电位或负电位，它可以平衡人体在新陈代谢过程中产生的过氧化自由基，提高SOD的活力以及消除过氧化脂质的降解物丙二醛（MDA），使细胞始终充满活力保持健康；负离子可以帮助人体清除有害的氰化物、铬酸盐、亚硝酸盐以及重金属和惰性金属。由于上述一些因素以及综合作用，使得π水成为一种具有保健作用的饮用水。

四、π水中钙的作用机制

π水具有钙拮抗的作用。钙在维持人体循环、呼吸、神经、内分泌、消化、运动、排泄、生殖和免疫等各系统正常生理功能中起着重要的作用。维持机体所有细胞的正常生理状态，都有钙的存在，机体没有任何系统功能与钙无关，钙代谢平衡对于维持生命和健康起着至关重要的作用。钙能维持调节机体内许多生理生化过程，调节递质释放，增加内分泌腺的分泌，维持细胞膜的完整性和通透性，促进细胞膜的再生。细胞的完整性得以保护，组织、器官、系统、机体就将完好无损，抵御外界致病因素对机体侵害的能力就强。钙可以使骨骼粗壮，肌肉发达。尤其在保持机体酸碱适中、水和电解质平衡上，如若没有钙的参与，后果是不可想象的。钙还有消炎、净化血液、强力解毒、健美皮肤、抑制有害病菌入侵的作用。这足以说明对于细胞内的新陈代谢等生命活动，钙对细胞起了主导的调控作用。在这里提到钙首先想到的就是骨骼和牙齿的形成。除此之外，钙在生理上也具有非常重要的作用。例如，血液中微量溶出的钙具有使血液凝固的作用，没有钙，血液无法凝固。从骨骼和牙齿的观点来看，细胞内的钙量非常少，可是这个超微量的钙却支撑着细胞的作用。没有钙，细胞内的情报传达也会受阻。

但是另一方面，钙超负荷却是有害的。例如，癌细胞内的钙浓度非常高，有的人甚至称癌细胞为钙的狂奔族，这个形容词也象征着癌细胞内钙过剩。不只是癌，健康细胞内的钙过剩也会使细胞处于低代谢状态下，最后坏死。为了保持正当的钙浓度，多余的钙不能允许进入细胞内，而能够发挥这种抑制作用（钙拮抗作用）的就是π水。

五、π 水的能量

所谓“π水”是指具有生物体能量的水。那么生物体能量到底是什么呢？

日本理学博士牧野伸治指出：生物体能量是指包括光的能量、电能、核能……在内的各种能量，是一种气的能量。“气”就像佛像上所画的金色后光（背光），还有耶稣、基督头像上的白色光圈。像这一类对气的描述，颜色、形状各有不同，不过在生物体能量的出现上都有共同点。

π水尤其是“高能量π水”确认会产生非常强的气。近期，由于进一步的研究发现气能反映人的意识而备受瞩目。据能看到气的人说，每个人所发出的气的颜色是不同的，不同时间同一个人在情绪改变的情况下，气的颜色也随之而变。

现在社会上涌现了一些时尚的健身方法，如气功等。我国的气功大师绍锦女士利用气的能量来照射治疗重症病人，使一些病人不仅能走动，稍后又能跑动。经过练功后任何人都能发射气，也有人出生后就有这种功能，这就是所谓的气。然而气在科学领域上尚未阐释明白。现代科学所能做到的仅仅是观察发出气和接受气的人温度变化、α波等脑波变化的生理指标而已。

气不仅从生命体发出，连物质也会发气。那么生命体或物质从何处获得气的能量呢？都是从我们身边的宇宙能量取得并进而发散的。

日本理学博士牧野伸治考察研究指出：大约在四十六亿年前，新星爆炸使浮游于宇宙的陨石相互碰撞，其冲击热使陨石熔融成多个火球，再加上一些小陨石，逐渐加大，地球开始具有更大的地心引力，吸住无数的陨石冲向地球。

构成地球的陨石乃碳、氮、氢等一般元素的聚合体。陨石中所含微量的水分蒸散而覆盖在原始地球周围，变成雨而降落在地面熔岩上，快速冷却而产生了海洋。那时期的地球暴露在由太阳照射而来的大剂量有害紫外光线的笼罩下，所以不适宜生物的生存。

从海洋中喷出的硫化氢，先产生利用硫化氢而生存的生命，然后产生利用二氧化碳和阳光进行光合作用的生物，进而制造了现在地球上的氧气。

生命诞生中氨基酸扮演了重要角色。有人认为氨基酸产生于原始大气中，也有人认为氨基酸包含在陨石中。

1953年，美国芝加哥大学的哈鲁特·尤利博士在实验中合成了上述生命诞生的基础氨基酸。它设定和原始地球相同条件的二氧化碳、氨和水，经过一星期的放电处理，制得了氨基酸。

本来认为只有生物才能制造出氨基酸，上述实验证实在原始地球条件下也能产生氨基酸。之后1969年，从掉落在墨尔本郊外的陨石上也发现了氨基酸的存在，证实在自然界中确实能产生氨基酸。

在原始地球上，可以想象充满了宇宙能量，从地上的矿物也发射出气的能量，更可以想象和π水的氧的能量完全相同。所以原始地球上有充分的物质和能量条件使生命诞生。

三十多亿年前，生命诞生之初的地球上充满了气的能量（π的能量），这些能量使各种生物有了健康孕育的条件和可能。原始地球时代的能量如今尚残存于地球的岩浆里，这些残存的能量，使地球上所有的物质皆能得到施惠。

为什么生物不能利用宇宙的能量呢？因为宇宙能量所具有的波段和生物所具有的波段不合。要接受相应波段的能量一定要进行同调操作，就好像听收音机的时候，必须要调好频率波长一样。宇宙能量具有非常精妙的波段。生物体能量是生物的能量，当然是比较微妙的细微波段，因此二者不可能同调。

但是，π水能吸收宇宙能量，同时作为生物体能量放射出来。总之，它具有波动替换装置的作用。如此一来，密封容器的金鱼（详见第八章）就可以接收到生物体能量，因为宇宙的能量是无穷无尽的。现在的科学还无法解释其机制，有待于我们进一步去研究和探讨。

第4节
π水杯

一、喝π水有利健康

1. 晨起后，空腹喝500mL温π水，可促进胃肠蠕动；帮助排便，减少便秘现象。

2. 上班、上课、旅游时，喝π水1500mL以上，可减少疲倦。

3. 睡前，喝250mL的π水，可帮助快速入眠。

4. 空腹喝π水，可中和胃酸；π水还有清理血液垃圾的作用，当血液干净了，内脏自然清爽，还可增强生理机能。

5. 喝π水的时间：

6:30 起床后，经过一整夜的睡眠，身体已经缺水，起床后先喝250mL的π水，可帮助肾脏及肝脏排毒。半小时后，待水融入每个细胞，进行新陈代谢后，再进食！

8:30 清晨，从起床到上班，时间总是特别紧凑，情绪也较紧张，身体无形中会出现脱水现象，所以到了办公室后，先别急着泡咖啡，给自己至少250mL的π水！

11:00 工作一段时间后，当起身走动时，再给自己一天里的第三杯π水，补充流失的水分，有助于放松紧张的工作情绪。

12:50 用完午餐半小时后，喝一些π水，可以促进消化，不仅对健康有益，也能助你保持身材。

15:00 喝上一大杯π水，除了补充流失的水分之外，还能帮助提神醒脑。

17:30 下班离开办公室前，再喝一杯π水。若想减肥，可以多喝几杯，增加饱腹感，待吃晚餐时，自然不会暴饮暴食。

21:30 睡前半小时至一小时，再喝上一杯π水。

加上平时喝的一杯水，一共八杯水，一天已摄取2000mL以上π水量了。

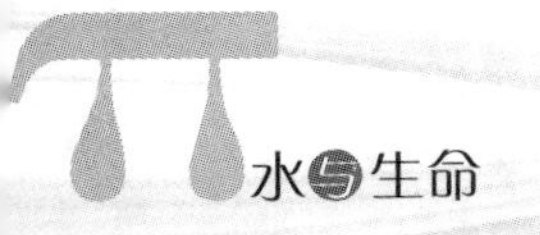

π 水杯不仅是喝水的工具；而且是您把普通水转变为负电位细胞能量功能水最好的“伙伴”，是您身体健康最有力的“守护神”！ ——陶国林

二、π 水杯的理化基本知识

无极限的接近生命体的水被称之为“π水”。普通水（如自来水、纯净水）通过π水杯后，大分子团（H_2O）n的水被磁场切割成双分子（H_2O）2或单分子H_2O。光谱学证明，磁化后水分子的氢气键角由104.5°减小到103°，这一微观的结构变化，使一个小小的水分子产生一系列电性和磁性的改变，这些变化表现在两个氢原子的独立磁距与一个氧原子的独立磁距之大小和方向产生位移，使得这些变化在水的物理性质上有所改变。其化学成分并没有改变，但水及其离子的物理、化学性质会发生变化。

在自然科学的探索过程中，现象往往引导人们先去做一个假设，然后运用一些手段去检测、验证，进而去解释现象的实质。

天然水通常是许多水分子通过氢键结合起来的，形成环状或直线链状的构造。水中氢键的存在，使水具有易离易合的特性。当水在电、磁、流速的作用下，特别是和具有某种特殊物理学特性的介质摩擦下，水的结构极易发生变化。氢键的断裂是水结构发生变化的必要条件。π水杯的磁石在封闭的条件下，提高了水分子的极性，当水获得π石给予它的电、热能量后，氢键断裂，大分子团水就变成了小分子团水，原子的电子云层也被切割异化，使氧原子的电负性加强，形成负离子。如果事实真是这样，就可以观测到π水电导率比π化前增加了很多，恰恰是基于这样假想的实验，用电导仪观测到了这样的结果。

用紫外光谱透过率或吸光度检验法，也可测到π水中离子浓度的变化。还可以用电位计检测到电位向负电位的变化。由于国内商业气息浓重，小分子团水的弱碱性被许多水企业恶炒。更可笑的是某些企业纯粹为了借机炒作和追求利润，在普通水中加入钙镁离子，人为去提高水的碱性。

π水除了水分子团较小外，同时其渗透力、溶解力、含氧量、pH值及导电率都比普通水增加很多，更重要的是可以产生低电位或负电位。

其实美国权威的《生物化学》教科书上指出：“小分子团水呈弱碱性。”只要是小分子团水就一定呈弱碱性的。这是因为小分子团水易于获得正电荷质子，而具有抗氧化、抗衰老的特性。

下水解渴，中水健康，上水排毒。 ——陶国林

三、π 水杯研制的目的

水是生命之源，是生理之河，是营养物质在体内代谢过程的媒介和输送载体。没有水，人体营养物质就像干枯河床上的泥沙。但是，由于水容易得到，所以对水的质量追求及其重要性往往被人们所忽视。

世界卫生组织调查表明：80%的疾病和52%儿童的死亡与水质有关。目前很多人只满足于饮干净水、安全水，而忽视了饮健康水。健康水的概念是：无污染、没有退化、具有生命活力，含有一定量有益的矿物质、弱碱性、小分子团、低电位或负电位（ORP是100~负200mV），最符合人体生理需要的水。

人们要正确饮水，首先是饮足量的水（每天应 2000~3500mL）。但更重要的是，饮易被人体细胞吸收的水，那就是“小分子团水”。科学技术飞跃发展的今天，人类对水的认识逐步深入，“小分子团水”已成为好质量水标准的基本要求，已成为人类健康饮水的共同目标。

那么，如何才能使我们在日常工作、学习和社会活动中都能十分方便地饮到健康水呢？这是确保人体健康的一个重要环节。为此，陶国林先生采用先进纳米技术，引进HX-80高真空技术设备与纳米活粒子（π石）技术研制的“π水杯”，为人们饮用健康水提供了条件。我国北京罗麦科技有限公司引进国外的相关技术，并加以改进和提高，生产出了高质量的π水杯。通过π水杯，可使一般饮用水成为符合好水标准的健康水。并且经过一段时间的实际应用，证实得到了良好的效果。

四、纳米及纳米材料在 π 水中的应用

纳米是一个长度计量单位，即十亿分之一米，当传统固体材料经过科技手段被细化到纳米级时，便引发了结构和能态方面的变化，产生了很多独特的光、电、磁、力学等物理、化学特性，这就是“量变到质变”。如纳米不锈钢具有磁性、原不导电的材料能导电、特殊的远红外辐射、磁共振场效应、强紫外线反射、氧化还原负电位等。纳米材料科学的发展及应用，已在电子、化工、机械、生物学和保健等诸多领域产生日益广泛的重要作用。π水杯正是应用了纳米活粒子（π石）特殊的远红外、共振波、强辐射等功能，改变了水的氢键角，增强了水的溶氧量，使杯中的水在其作用下活化，形成“π水”。

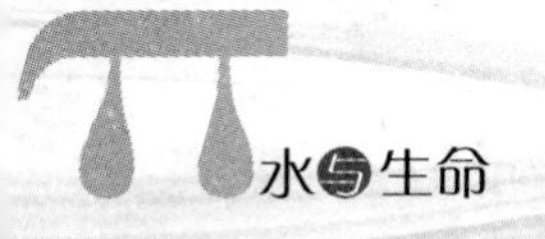

五、π 石成分揭秘

火山岩是岩浆喷出地表冷却凝固而形成的岩石。又称“喷出岩”。在漫长的地质历史时期中，地表以下的岩浆沿着断裂或其他薄弱地段快速涌出或喷发到海洋与陆地表面。有的在地表或水中流动冷却成火山熔岩，有的岩浆或岩石、矿物的碎屑从空中降落到地面形成火山碎屑岩。以这两种岩石为主所组成的岩石即称为火山岩。

火山岩含有丰富的钠、镁、铝、硅、钙、锰、铁、磷、镍、钴等几十种矿物质。火山岩因其在表面均匀布满气孔，色泽古色古香，同时具有抗风化、耐高温、吸声降噪、吸水防滑阻热、调节空气湿度，改善生态环境；导电系数小、无放射性、永不褪色等特性。

高温之岩浆在从液态冷却中结晶成多种矿物，矿物再紧密结合成火成岩。化学成分各异之岩浆，最后成为矿物成分各异之火成岩，种类繁多，细分之有数百种。现将常用的几种介绍如下：

（一）麦饭石

麦饭石属火山岩类，是6000万年以前火山喷射出的熔岩埋于地下，经过火山的高湿、炎热所产生。其主要成分为硅酸，属于石英斑岩类，在热水中不溶解。麦饭石对需氧生物体能起到非常有效的作用。从麦饭石的这种作用来看，它与我们的日常生活和身体机能调节有密切的关系。据研究表明，麦饭石可能与地球生命起源有关。

麦饭石，主产于黑龙江、内蒙古、山东、新疆、河南、河北以及南方部分地区。各地储量不同，其中北方储量最大，以黑龙江、内蒙古为佳。

现代营养学理论认为，人体产生疾病的主要原因在于体内的营养素失衡，尤其是必需的微量元素缺乏。经科学家们多次鉴定和验证：麦饭石用水浸泡后，可以溶出钾、钠、钙、镁、硅、锰、钛、磷等富含人体所必需的近20种元素和矿物质，可达到矿泉水的标准。麦饭石，可以利用自身成分通过吸收、分解的方法电离有毒物质，释放矿物质并平衡矿物质数量。这些物质对酶和人体的激素起着重要作用。通过电子显微镜，可以观察到麦饭石上有许多孔，这是麦饭石独有的特性。一克麦饭石的表面积，达到几百平方米，是同量活性碳的20000倍。故可以用于水质净化、污水处理，并且对镉、氯、三甲烷以及细菌团等具有很强的吸附作用，对大肠杆菌的吸附率在95%以上。长期饮用麦饭石水，可排除人体积存的有害物质，调节人体的新陈代谢，促进血液循环，有利尿、健胃、保肝之功效。麦饭石水能增强人体酶的活性，调节体内介质呈弱碱性状态，从而增强人体对入侵病菌的抵抗能力，提高免疫功能，并可收到延年益寿之效。对高血压病、胃溃疡、慢性胃炎、肾炎、肝炎、泌尿、糖尿病、心脏病、早搏、气管炎等有一定的疗效。因此，麦饭石具有广泛的医疗作用。还可以应用于蔬菜水果保鲜、动物养殖、植物栽培、冰箱除臭等。

麦饭石，很早就出现在中国的医学文献上，2000多年来，一直被用于治疗皮肤病、创伤和作解毒剂用。中医认为，麦饭石对接触性皮炎有奇效，可以治疗皮肤病、肿胀、皮疥、皮外伤等，特别是拔脓，效果很好。如用麦饭石醋浸泡液，可治脚痛、湿疹、痱子等皮肤病见效快；用麦饭石水沐浴后搔痒症状立即减轻；腿部皮肤干燥症患者使用后次日就会惊奇发现麦饭石粉对皮肤干燥的奇效，干燥的皮肤脱落，其皮肤变得光滑。对普通痤疮、雀斑、夏日斑、汗疹、腋臭、疱疹以及由化脓菌引起的皮肤疾患均有效。

麦饭石含有大量锆石，能够释放出远红外线。众所周知，远红外线有很多作用，其中一项是分解水分子并通过增加氧离子来活化水。使皮肤更易吸收，还可以保湿。通过发射8～15微米远红外线光波与人体水分子共振，产生温热微波按摩效应，增强细胞组织的再生能力，改善微循环，促进新陈代谢，提高肌体免疫能力，帮助身体消除疲劳、恢复体力、提供热量、消炎等。麦饭石水，可供保健理疗洗浴，经常洗浴，可起强身健体之效。麦饭石提供优质、安全饮用水的功效受到多方的关注。现将麦饭石的其他作用介绍如下：

1. 麦饭石与饮酒　在饮酒中，加入少量麦饭石，可以吸附酒中的杂醇油，改善酒的风味，这是日本大野博士的研究结果。在酿酒上，可以将麦饭石水用于酿造。

2. 麦饭石与刷牙　将麦饭石精制，进行超微粒加工，将其混入牙膏中，可制成药用牙膏。已经证明其有除去烟油，防治口臭和牙床脓漏的作用。

3. 麦饭石与吸烟　实验证明，在滤嘴中加入麦饭石的小粒，可不改变烟的滋味，而滤去尼古丁、焦油。除去率以麦饭石的为100%，水过滤是32.35%，活性炭过滤是67.25%，麦饭石过滤最佳。

4. 麦饭石与人工矿泉　日本生命科学株式会社制造出麦饭石活性化水装置，应用这种装置洗澡，能收到矿泉的效果。使肌肉有光泽并延缓老化，从身体内部感到温暖，消除疲劳。

5. 麦饭石与美容　通过使用麦饭石，可将皮肤表面的污物、细胞多余的脂肪和角质化皮肤等吸附除去，使皮肤细胞活性增强。麦饭石粉与其他浴盐相比更湿润。

另外，以麦饭石粉作为溶剂使用时，由于能促进新陈代谢，可使皮肤白皙透亮，

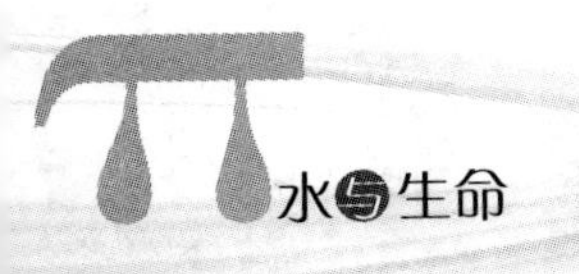

故也能达到美容的效果。

（二）托玛琳

托玛琳是火山爆发后形成的一种天然陶瓷，为宝贵的矿物资源。是一种以含硼为主，还含铝、钠、铁、镁、锂等10多种对人体有利的微量元素的硅酸岩。是一种高温气成矿物质。托玛琳出现在我国，是公元644年唐太宗征西时得到的，称之为“碧玺”，最早发现于斯里兰卡，人们注意到这种石材在受热时会带上电荷，这种现象称为热释电效应，故得名电气石。当时被视为与钻石、红宝石一样珍贵。托玛琳的特性大致分为下列五项：

1. 产生负离子　离子是电子和空气中的分子碰撞所产生的，它们各以正离子或负离子的形态存在着。也就是说带正电极的是正离子，带负电极的是负离子。空气分子在高压或强射线的作用下被电离后产生的自由电子大部分被氧气获得，因而人们经常把空气负离子称为负氧离子。生活中，二氧化碳、工厂排出的废气、废烟尘和电子产品产生的电磁波都是正离子上升的原因。而负离子则多数存在于公园、森林、瀑布等洁净的地方，晴天时大气中负电压较强时，负离子也会上升。

专家认为：人每天需要130亿个负离子，而我们的居室、办公室、娱乐场所等环境仅能提供2～20亿个负离子，往往容易导致肺炎、气管炎等呼吸道疾病；足量的负离子对过敏性花粉热、支气管哮喘、肺气肿、心绞痛、眩晕、偏头痛、神经衰弱、溃疡病、糖尿病、贫血、烧伤、上呼吸道黏膜炎等均能起到缓解或治愈作用。负离子还被医学界确认为具有杀灭病菌及净化空气的作用。其机制主要在于负离子与细菌结合后，使细菌产生结构的改变或能量的转移，导致细菌死亡，最终降沉于地面。负离子还能中和空气中的正离子，与空气中的灰尘、烟雾、病毒、细菌等结合，活化、净化空气，达到灭菌、除烟、除灰尘的作用。

托玛琳能释放负离子，若空气中的负离子含量较高，就能激活肌体多种酶，促进新陈代谢、活化细胞、调节人体离子平衡、调节自主神经系统、恢复体力、增进食欲、使身心放松，提高自然治愈率等作用，并能抑制身体的氧化或老化，因此负离子有“空气维生素”、“长寿素”等美称。负离子的多少，也是目前衡量空气是否清新的重要标准之一。

2. 电解水　从生物工程角度讲，人体内存在着0.06mA的生物电流，这个数字与托玛琳宝石产生的微弱电流惊人的相似。托玛琳宝石的电流与人体的生物电流相匹配，这必然引起人体生物电的生物效应，如对人体的细胞、组织和器官，在相对静止状态或活动状态时，都带有电位并发生电位变化，这能促进新陈代谢，调节中枢神经系统和自主神经系统，改善大脑皮层的功能，对心脏节律和血液循环，特别是微循环都有促进作用。根据能量守衡定律，只要宇宙存在，托玛琳宝石形成的微弱电磁场就循环不息。

水电解后，能获得界面的活性作用、氯的安定化、铁的钝化（预防红色铁锈生成而发生红水）、水的还原化、去除二氧化硅与粘合物（微生物集合体）等各种效果。托玛琳与水反应，就能处理连化学洗剂和化学物质都很难处理的问题。

3. 缩小水分子团　水不会以单独分子存在，它会与氢结合，形成分子团。活化的水为5~6个分子结合的小分子团。在此状态下，分子的活动最旺盛。

一旦水含有氯或重金属等不纯物时，这些不纯物会进入分子团中，形成数十个分子团，抑制水分子的活动，使水变得难喝，而且细胞的渗透力也会降低。一般自来水的分子团为12~16个，受到污染的水一般约35~36个，自来水的分子团即使通过净水器也不会产生变化。如果利用4~14微米电磁波的托玛琳作用于分子团较高的水，就会变成5~6个理想的分子团。托玛琳产生的电磁波不仅可以提高人体的生理活性，也可以使水活化。分子团较小的水能去除氯或不纯物，味道佳。

托玛琳陶瓷球一般用于水的处理，如家庭饮用水的过滤。能使自来水成为分子团较小的还原水。托玛琳矿物质溶出，能够将有机物分解为二氧化碳和水等，并吸收有害金属离子，成为不会再溶出的安全金属，使自来水变成美味健康水。渗透力强，能提高消化道的吸收力。由于水分子团缩小，只是饮用就能实际感受到托玛琳的作用。

4. 放射远红外线　远红外线对人体的中枢神经系统的作用，是加速血液循环，改善脑组织微循环状况，使脑细胞得到充足的氧及营养物质的供给和废物的排出，促进新陈代谢，使大脑组织失衡状况得以改善，并加强抑制作用，起到镇静、安眠的效果。

另外，人体吸收大量远红外线后的热效应可使皮肤温度升高，刺激皮内热感应器，通过丘脑反射使血管平滑肌松弛，血管扩张、血流加快，并引起血管活性物质的释放，血管张力降低，使小动脉、毛细血管扩张，促使血压下降。远红外线能量被带到全身各组织器官中，并作用微循环系统，调节了微循环血管的收缩功能，使纤细的管径变粗，加强血液流动。这就是远红外线对微循环血管的双向调节。如果微循环出现问题，会导致心脑血管意外、高血压、肿瘤、关节炎、四肢冰冷和手足麻木等疾病。

远红外线还可提高体内的巨噬细胞吞噬功能，增强人体的细胞免疫和体液免疫功能，具有消炎、消肿和镇痛作用。

托玛琳远红外线发射力数值较其他矿物高。最重要的是远红外线可使代谢更加旺

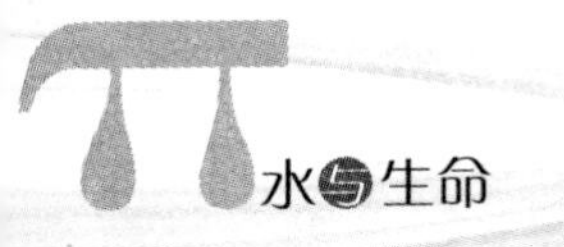

盛，提高机体组织器官功能，远红外线可使水分子活性化，增加分子含氧量。能使水分子共振，将惰性水分子变成独立水分子，从而增加身体含氧量，增加细胞活力，延缓器官衰退进程，经常处于良好的运行状态，达到人体延缓衰老、延年益寿的目的。

5. 含有有效微量矿物质　托玛琳含有各种天然矿物质，其中有许多与人类必需的矿物质相同。借着微弱电流的作用，矿物质容易被吸收，是极佳的矿物质来源。其中的锗元素具有抗癌活性与免疫作用。锗作为一种珍贵的稀有元素，自然界几乎难以找到独立的矿床。其低毒（微毒或无毒）的特性，对人体具有抗癌和免疫的功能。有机锗又可降低血液黏稠度，改善血液供氧能力，为全身的营养改善提供了条件。有机锗还可以治疗呼吸道疾病、哮喘和皮肤病等疾病。托玛琳中的碳元素不仅有防止氧化腐蚀及强大的还原作用，还有解毒调节温度的功能。碳能净化水和空气，消除各种疾病隐患。

6. 托玛琳的其他作用　托玛琳含有各种天然矿物质，人们在与托玛琳接触时，或在这样的房间汗蒸时，借着托玛琳微弱电流的作用，这些人体所需的矿物质就会很容易被吸收，达到补充人体微量元素的作用。另外托玛琳还能释放远红外线，渗透到身体深层部位，温暖细胞，加速血液循环，促进新陈代谢。托玛琳对改善人体健康、美容、减肥都有较好的效果，这是利用托玛琳的远红外线反射原理，加温使人流汗而形成的一种高热的物理疗法。人体通过吸收托玛琳加热后释放的远红外线、负离子、亚离子、矿物元素等，使皮肤代谢有害物质排出，提高肌肤弹性，促进全身血液循环和新陈代谢，从而达到美容、美体和治疗一些慢性病的作用。

托玛琳是一种具备磁性的物质，这种宝石被认为对皮肤的美容具有一定的效果，托玛琳带电的特性可以使水分子排列整齐，形成一个理想的离子网，可与其他成分产生协同作用易被肌肤吸收，提高整体功效。长期以来，托玛琳的震动能量被认为可使保养品中所含的植物精华成分更易发挥作用。目前，托玛琳在美容中的运用并不常见，但是在保健领域使用比较普遍，效果较好。利用托玛琳开发的化妆品才刚起步，化妆品原料经过托玛琳处理过后，营养成分的分子结合变小，使营养可以通过皮肤细胞间的缝隙，甚至能够到达生成皮肤细胞的真皮层。能实现祛斑、防皱、恢复皮肤弹性等效果。可制成乳液、洗面奶、晚霜、沐浴露、化妆水、面膜、粉饼等化妆护肤品，有消痘、祛斑、美白等功效，用于洗发水中去头皮屑亦有一定的疗效。

上述托玛琳的优点并非单独作用，而是复合作用，因而才产生各种效果。人们之所以对托玛琳抱有极大兴趣，是因为它发射的远红外线与人体发射的远红外线相匹配，它具有的微电流与人体生物电流又惊人的一致；它所产生的碱性离子水又与健康人体的体液惊人的相似。因此，托玛琳是大自然赐予人类的宝贵矿物质。

（三）木鱼石

木鱼石，是一种非常罕见的中空石材，其状大小不等，形态各异，一般有空腔，腔内物有的呈卵核状，有的为粉末或液体。外壳质地坚硬、细腻，通常呈豆状，也有块状等，表面为土褐色、橙黄色、紫红色或黑色；半金属光泽。手摇或敲击能发出动听的声响。据考证，木鱼石形成于距今5.5～5.8亿年，是一种珍贵的玉石石材，其产地仅限于中国泰山山脉西侧，被列入世界三大古老剖面标本山的长清区曼寿山一带，贮量有限，极其珍贵，因其色、纹、声酷似和尚诵经敲打的木鱼，故称木鱼石。

据《本草纲目》记载，木鱼石系珍稀中药材，其性甘平无毒，有定六腑、镇五脏之功效，久服有强力、耐寒、耐暑、不饥、轻身、延年不老之神奇疗效。

用木鱼石浸泡的水，在五分钟后，就可以达到优质矿泉水的标准，甘甜爽口，长期饮用此水，具有调节人体新陈代谢，软化血管防治动脉硬化之功能，并可减缓衰老，延年益寿。由于木鱼石有如此奇特的功效，被称为“中华第一神石”。

经国家地质实验测试中心、中国预防医学科学院等单位鉴定表明，木鱼石的矿物成份为褐铁矿，Fe2O3的含量从20%到78%不等，含有偏硅酸、锶、钼、锂、锌、硒等十多种对人体有益的微量元素，有很好的保健和美容作用。

经山东省食品质量监督检验中心检测表明，用木鱼石器具盛酒（指白酒）24小时，甲醇含量可降50%，酒精含量不变。任何白酒只要在木鱼石酒具中放置20分钟，即可变得绵软甘甜可口，辣味苦味明显减轻，与盛入其他酒具中的酒形成明显的差别。

有首歌唱到“都说那石头，会唱歌”，让我们释放石头的能量，净化我们的身心，可有一种独特奇异的感受，接受这大自然的恩赐吧！

在此仅介绍三种 π 石的火山岩成分。另外还有多种正在开发和试用的火山岩成分，如六环石等，在此不再一一介绍。

六、π 石成分的命名

π 水杯组方采用国际领先的健康水技术标准研发至今，经过国家环境监测中心、国家无机盐产品质量监督检验中心、山东省疾病预防控制中心、南开大学等多家权威部门监测认证，均达到或超过了国家相关卫生标准，使饮用水、洗浴水和洗涤水的安全性得到了质的改善和提升。经过中国 π 水研究中心专家组实地考察，π 水杯组方中主要由多种微孔球粒组成。中国 π 水研究中心将这多种火山岩混合球粒分别命名为 π Ⅰ号、π Ⅱ号、π Ⅲ号。它们之间的功能是相互配合、相互协调的。现将其功效简介如下：

π Ⅰ号　可将普通水转化为具有负电位（又名负离子电位）的能量水，此水可以调节人体的自主神经系统，使人体正副交感神经平衡，改善酸性体质，促进新陈代谢，增强人体对疾病的抵抗力；增加胰岛素的分泌，减少组织细胞对胰岛素的抵抗作用；促进肠胃蠕动。

π Ⅱ号　具有较强远红外线辐射能力、弱碱性、小分子团，经过π Ⅱ号对水进行活化处理后，水的外观晶莹剔透，口感好，而且因其分子结构和活化指标独特而有很强的渗透力、扩张力、溶解力、代谢力和补氧功能。

π Ⅲ号　主要由珊瑚石、贝壳粉和纳米银所组成，其主要功能是释放有利于人体吸收的钙元素。在能量场的激活下，可不断溶出人体必需的Ca、K、Zn、Mg、Fe等多种微量元素。纳米银可抑制细菌生长。此作用经国家环境监测中心检测证实，对金黄色葡萄球菌和大肠杆菌24小时杀菌率达90%以上。

另外，在π水杯体的盖和底部各有一块磁性铁石，起到上下磁共振的作用，在极短暂的时间内完全将水磁化，更有助于发挥π Ⅰ、Ⅱ、Ⅲ号成分的功效。经山东省疾病预防控制中心监测试验，对人体无致癌、致畸和任何毒副作用。

七、π 水杯的作用机制

π水杯是一种功能性保健杯，其远红外高能水质活化材料可使原本紊乱的大分子团水键链产生断裂，水的极性重新排列，形成稳定的小分子团水，水中溶氧量也大为提高，水分子排列整齐，密度高，内聚力强，分子间吸附力小，渗透力强，可直接进入人体细胞组织，极易被细胞吸收。同时，由于纳米活粒子(π石)产生的负氧离子具有较高的活性，有很强的氧化作用，具有破坏细菌的外膜及原生质等作用，因而可杀灭、抑制细菌生长。

由于能均衡溶释56种微量元素和人体必需的多种矿物质，维护恒定负氧离子在六角形簇团中的持久活性，并激活水分子的生物电作用，有益于人体细胞的排毒清瘀功能。

π水杯具有很强的活化水功能，可改善饮水口感。饮用π水可促进新陈代谢，再生组织，修复器官，强化益生菌群的生长。经科学家临床验证，其负电位具有清除自由基的积极功效；由于π水是弱碱性，坚持饮用π水，可以中和因尿酸盐过多引起的痛风病，这就是临床上饮用π水治疗痛风病的机制。还能有效改善糖尿病及便秘症状，明显降解血液黏稠，双向调节血压，促进脂糖代谢，康复人体等作用。

虽然π水并非灵丹妙药，但水却是生命之源。它完全没有医药相关的任何内外联系，其机制的全过程仅只是通过纯物理的生化调节作用来起到“好水促进健康”的作用。事实教育我们，正确地规避大分子团水，坚持科学饮用(正常情况下每人每天饮水

2000~3500mL)得到活化更新的小分子团生态π水，才能饮出健康，喝出长寿。基于医圣李时珍在《本草纲目》中“药补不如食补，食补不如水补”的先见，陶国林先生的创意不过是在印证祖宗流芳百世的千古华彩而已。

π水是二十一世纪的全新概念，其作用机制前文已经详细阐述。π水使用轻便快捷，很容易进入普通家庭，提高生活质量，彻底解决目前饮用水的潜在隐患。π水是目前世界上符合健康标准的饮用水。

在介绍了π水的理论与特性之后，我们参考国内外的各项数据和相关文献，在总体上就π水的前景作一下展望，从而分析π水相关产品的未来发展趋势。

π水已经应用于保健美容、水产养殖、盆栽花卉、食品制造、烹饪饮食等方面，且都取得了令人满意的效果。π水还是一个新事物，还需要我们更进一步的认识和了解。在其他领域还有许多神奇的作用尚待发掘，展望将来，前景将会无限广阔。

第5节 π石项链

如果你见过两块磁铁有神奇相吸的现象，那就一定要相信世上真的有“磁场”存在的道理，任何一切无形的能量都大于肉眼所见的有形的能量。而π石就是具备了储存、记忆、扩大、转换、聚集这种无形能量的功能，且将这种能量持续不断地补充佩戴者的身体中。

一、π石项链的作用原理

π石项链是运用高科技技术，使π石与水晶磁融为一体，产生负离子和磁化功能，同时释放远红外、中红外、近红外线，具有温热和共振效应。

远红外线被称为生命光线或健康光线，远红外线的特征在于会让人体感到滞留的温热感，对于动植物可发挥最强的吸收性及渗透力，增强水分子的振动使细胞活化。π石项链可射出4~14微米波长的远红外线，其产生的共振、共鸣能排除体内的毒素及

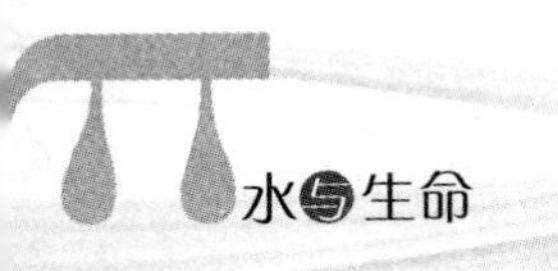

重金属，促进血液循环，帮助新陈代谢，养颜美容，使人不易老化，改善过敏性皮肤，降低高血压，清除身体的酸、痛和疲劳。其功能长期存在，不会因为清洗或时间过长而消失，可不断重复使用。只要含水量在6%以上的物质都有优化效果，用途广泛。

1. 抗疲劳、抗辐射、抗老化　π石项链中的有效成分，能引起人体内水分子共振，使水分子活化，变成独立水分子，从而提高身体的含氧量，细胞因而能恢复活力，使人精神更旺盛，头脑更灵活。π石项链还对抗疲劳、抗辐射有很好的作用。如对抗手机、电脑和电视等对人体的辐射。其独特的天然高磁化率对激发人体细胞活力、延缓衰老有很好的效果。

2. 促进人体循环　π石项链释放的远红外、中红外、近红外线，通过共振转化为热能，使皮下温度微升，微血管扩张，血流速度加快，净化血液，并能清除血管壁上的废物，起到软化血管的作用；且有效促进人体微循环系统，对颈椎病有很好的改善。

3. 舒筋活血　π石项链释放4～14微米的远红外线，能促使人体微循环血流量增加一倍以上，从而更好地促进新陈代谢，改善皮肤的营养状态，起到润肤美容的效果；可清除尿酸，减少痛风引起的疼痛。

二、π石项链的保养

1. 善待π石项链。请不要随意摆放，特别是不可放置电器旁。如：电脑、电视及音箱组合旁，除非你利用π石项链吸纳辐射，否则项链的功能会减弱，色泽暗淡。

2. 初次带项链，可能会有不适感，这表示身上有的地方能量不通，正在打通，常会从身体较弱的地方开始不适。也有人会因项链场能太强，频率不同产生不适，尤其在头7天左右，但都属于正常现象。多喝π水便能缓解状况。

3. π石项链尽量不给别人触碰和佩戴。她是属于你自己的频率，一旦让别人触碰，恐怕会输入不适合你的频率或负面能量的信息。如有负面能量影响，请马上消磁。

三、π石项链的消磁

消磁就是为了消除之前所留下的残余能量，也就是净化（洗澡）不良信息的意思，因为π石项链具备传播、存储、记忆的功能。每个人的磁场、运气、健康状况不同，而π石项链从生产、制造、组装到销售，经过很多人的触摸，一些负面能量信息都有可能被记忆在π石项链里面。所以佩戴之前必须消磁，从根本上消除受到不良影响的负面能量信息。下面简单介绍两种方法：

1. 水洗法　用π水浸泡10分钟以上，此方法效果最佳，或用纯净的矿泉水持续冲洗10分钟以上。

2. 日晒法　将π石项链放在阳光下晒一晒，项链可以吸收和储藏强大的太阳能量信息。但不可以暴晒，而且时间不宜过长。

第6节
π 水宝

由于π水宝内的成分与π水杯里的π石成分基本相同。在此不再详加叙述，下面主要介绍：

一、π 水宝对皮肤的美容作用

1. 能刺激表皮细胞的再生能力，提高肌肤保湿及柔滑度，使皮肤长时间保持清爽水润、晶莹细腻，肌肤散发健康青春的光彩！

2. 其氧化还原电位值（简称ORP值），为100～负200mv之间，达到低电位或负电位，易被人体表皮细胞所吸收，从而增强了表皮细胞的活力，促进皮肤细胞的新陈代谢，改善皮肤的营养状况。可使皮肤洁白，保持自然红润、白嫩。

3. 能清除陈旧的表皮细胞，使粗糙的肌肤变得细腻、光滑。

二、π 水宝的使用方法

将1000mL的纯净水或用反渗透水机制出的水倒在壶中，放入π水宝加热至40℃，倒出即可使用。

1. 用温π水湿润脸部　可使面部毛孔的温度上升而张开，洁面乳才能有效进入毛孔清除油污。

2. 清洁面部　将面积有五分硬币大小的洁面乳挤在手心揉搓起沫，然后均匀涂抹在脸上，以从下往上、由内向外的方式用中指和无名指从下巴开始轻轻打圈按摩，不要太用力，以免产生皱纹。大概按摩15下左右，让泡沫遍及整个面部。若是易出油的部位多按摩2～3次，洁面乳停留在脸上的时间不超过1分半钟。

3. 清洗洁面乳　用洁面乳按摩完后，就可以清洗了。切忌用一盆水反复清洗脸，应用流动的水冲洗，以免π水和洁面乳混合。清洁完后用湿润的纯棉或者竹纤维毛巾轻轻擦干脸，自然晾干效果更佳！

4. 每天洗两次脸，早晚各洗一次，就可以使皮肤清爽湿润、美白细腻、容光焕发！

三、π水宝的保养

π水宝不能与其他产品混合使用。每次使用π水宝后将其放回原盒，每周将π水宝放在太阳下暴晒6小时。由π水宝制出的水可用于洗脸和其他部位的皮肤，若饮水请用π水杯。

“为人类储蓄健康。”

——汪静

第六章 疾病与π水

一个世纪以来，科学不断的进步，给我们的生活带来了日新月异的变化。生活质量不断提高，医疗水平也在飞速发展，医学分支越来越细，越来越高级的抗生素、疫苗等被研制开发出来，确实挽救了不少生命，为现代医疗谱写了灿烂的一页。同时，我们也面临着越来越严峻的困难：由于大量人工制品的使用，破坏了自然生态平衡，出现了越来越多我们以前少见的疾病，如艾滋病、癌症、糖尿病、高血压、免疫性疾病、过敏性疾病和治疗中又产生的医源性疾病（如：耐药性金黄色葡萄球菌感染）。面对这些问题，我们的医术常常显得捉襟见肘，因为弄不清它们发生的明确病因。所能做到的往往只能是尽力改善疾病症状，尽量延长病人的生命，任各种慢性疾病蔓延，认同大多数现代人的亚健康状态。

迈入21世纪的今天，现代医疗到了不得不变革的关头。我们必须抛弃凡病用药，无因不能治的陈旧观念，回归到生命起源的大自然中去寻找解决的办法。生命原本具有自然自愈力，我们为什么不能从提高自愈力着手呢?

第1节 疾病的自愈

生物体原本就具有疾病的自愈力。饮用π水后，这种自愈力会更趋于活性化。例如作为强心剂用的苏打里斯，乃是治疗心功能不全的药物，而在人体内，科学家们发现π水与苏打里斯作用相同，皆是具有促进心肌收缩作用的物质。日本的牧野伸治博士曾说："π水是使生命恢复原有状态的自然回归水。"针对疾病的症状，喝π水对维持机体健康的功效是不可低估的。这是因为π水能提高自然自愈力。也就是说，饮用π水后，疾病之后得以痊愈，元气得以恢复，完全是病人自愈的。假如生物体能源能够顺利运行，则血液循环必能获得改善，尽快将营养素和酵素（又称酶）运送至全身各部位，使各项功能超常活跃。人体的所有生命活动和新陈代谢，都是在酵素的作用下进行的，酵素是所有生物在这个世界上生存的根本。科学家称"没有酵素就没有生命。"酵素是什么呢？酵素都是蛋白分子。如此一来，凭借人类与生俱来的自然自愈力，就可以使身体恢复健康。不过由于所谓的生物体能源，并没有具体的形状，因此很难获得西医的认同。对此牧野伸治博士表示："这不单单只是医学界的问题，而是整个社会的问题。为了社会大众的健康，我们无条件地提供UFO。"于是推广π水理念的运动由此开展。就其目的而言，这和"拯救地球"的行动可谓不谋而合。

近年来，科学家验证了具有强力抗氧化作用的高能量π水（是指"BES"、"UFO""百醒灵"等制品名的总称）。科学家在利用测定氧化还原电位的ORP测定器检测自来水时，得到相当惊人的+450氧化值。其后在自来水中加入二滴高能量π水再加以测定，结果立刻还原，所得的氧化值为-5。高能量π水不但能使水氧化还原，亦能使水本身保持平衡。π水能量能取得物质的平衡，使水恢复原状，可以说是非常理想的平衡取得法。

根据中医学的阴阳观，高能量π水属极阳性。让人无法理解的是即使是极阳性体质的人喝了也会受益。近期，台湾医学界提出了"热中之寒"、"寒中之热"的说法。这是一种“证（体质）”，也可以用“阳中之阴”来代替。总之，体质多阳性（热性）的人，脏器寒冷。因此，π水才能对极阳体质的人发挥效果。

人类体质出生时大多为极阳性，死时多为极阴性，中间时间是由极阳性朝极阴性递进。至于难病，几乎都是属于极阴性。为防止从阳性迅速走向阴性，首先必须去除身体的寒冷。而寒冷属阴性，为万病之源。人们在探索“去除寒冷的健康法”。因此，属于极阳性的高能量π水当然有效。

第2节

活性氧与疾病有什么关系？

我们的体内会产生能量，利用能量维持生命。血液循环、运动、思维全都需要能量。而这些能量是如何制造出来的呢？细胞中有线粒体，营养物也同时到达线粒体。线粒体内的氧燃烧营养物，制造出ATP物质，成为人类能量的本体。而制造ATP时，所产生的问题就是会产生一些有害的活性氧（氧自由基）。活性氧是指反应性极强的氧分子，在体内大量生成时会使生理机能产生各种障碍；会攻击细胞的基因，同时也会和其他分子，例如不饱和脂肪酸结合，而形成身体的锈——脂褐质（老化色素）。一旦大量积存在体内时，活性氧会使身体产生各种障碍。我们为了制造能量，必须吸收空气中的氧，但是氧却会制造出有害的活性氧；当然活性氧不全都是无益的。像身体中有害的细菌，机体可以借着活性氧当成攻击它们的武器。

这时，如果攻击有害物当然没问题。但是遗憾的是，根据最近的研究发现，活性氧会损伤某些基因，而使得正常细胞开始癌化。并且活性氧是致癌的关键。

为什么我们需要的氧竟然作恶呢？有两个实验结果可以回答这个问题。例如，将动物饲养在百分之百的纯氧中大约一周就会死亡；而人类在运动量增加、氧的消耗量过度增加时，会加速老化。

这全都是由精密实验确认的事实，也就是说氧的消耗量过度增加时，会缩短寿命。像职业运动选手，虽然身体锻炼得比普通人更好，但是不见得会长命，就是因为过量运动增加了氧的消耗量。

运动量增加时需要大量的氧，同时也增加了活性氧的加害机会。相反的，氧消耗量较少的动物能够长命。

此外，人类以前就说“吃八分饱是健康的基础”，就是为了避免过分使用线粒体的缘故。大吃大喝制造出大量的燃料物质ATP，同时也会促进活性氧的生成，造成不良的影响。活性氧太多会造成困扰，太少也不好。活性氧异常减少时将会出现的疾病就是慢性肉芽瘤。也就是皮肤上出现肉块物，软软的很难治好。仔细研究，发现是因为活性氧较少，很难杀死细菌而产生这种疾病。这是缺乏活性氧的表现。但是相反的，活性氧太多时又会造成什么样的疾病呢？就是早产儿的视网膜症。所以活性氧太多或太少都不行。

最近终于逐渐明白活性氧和疾病的关系了。像一些成人病几乎都与活性氧有关，其强弱决定了可能对身体造成伤害的程度。因此，如果要举出“疾病的根本原因之一”，那么就是活性氧了。

而π水的作用之一就是能去除活性氧的危害。π水对于很多的疾病有效，就是因为它具有这种作用。所以，π水对于糖尿病有很好的效果，对癌症也有效，还能够防止人体老化。

第3节
解开生命之谜的关键——π水

日本鹤见医院院长鹤见隆史，于1994年率先在医院推行高能量π水疗法，对难治性疾病进行辅助治疗。效果令人极为满意，也令同行们震惊。成功的病例包括：从难治的晚期转移性癌症、糖尿病、高血压等疾病，还有花粉症、遗传性疾病，到常见的便秘、感冒等，都收到了奇效。高能量π水还对新陈代谢紊乱的病人有调整扶正的作用，无毒、无副作用，可以防治疾病、维护健康、提高生活质量，并且使用简便、安全有效，是理想的非药物疗法。尤其对老年人的延年益寿，π水有着更积极的作用。

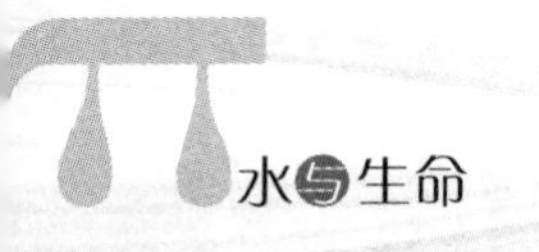

加拿大自然健康医疗医学博士、加拿大癌症替代疗法研究院理事黄方录博士应用高能量π水疗法医治癌症、免疫性疾病以及难治性疾病，成功实例举不胜数。最近他在报刊发表医学报告指出：人体免疫功能低下时，其血液中部分的红白细胞呈互相粘着固定的不太活动的状态，这种人通常为亚健康状态。研究结果证明：π水能够提高人体免疫力，增强人体的自然自愈力。每日饮用π水2000～2500mL以上，长期饮用可改善调节机体内环境和组织细胞的代谢，克服人体中的过氧危害，溶解人体多余脂肪和胆固醇，防止高血压、心脏病、高血脂、肥胖症等。还能帮助身体输送营养，及提高身体免疫能力，可大大减少患病的机会。

韩国医学博士金山尚欲对高能量π水进行基础研究发现：π水具有和羊水极为相似的作用：①细菌的抑制作用；②抑制平滑肌收缩的作用；③是一种钙离子阻滞剂。在一些康复医院π水被用于褥疮治疗。对合并绿脓杆菌、耐药性金黄色葡萄球菌感染的褥疮病例，单用超浓缩的高能量π水UFO或BES，两个月左右可使褥疮痊愈；痰培养、咽拭子绿脓杆菌、耐药性金黄色葡萄球菌阳性病人，用π水和UFO雾化吸入，1周左右，痰培养转阴。

日本内科专家铃木秀树院长，对本医院采用高能量π水疗法的病人进行经络气流的测定发现：饮用高能量π水14分钟后，经络气流大幅提高。对多例重症糖尿病病人(全部长年使用胰岛素，不能停药)，辅以高能量π水疗法，结果有完全治愈的病例，有成功撤除胰岛素、仅用少量降糖药维持的病例，效果令人惊喜；甚至有大量的非胰岛素依赖型的糖尿病病人，仅仅使用高能量π水疗法就能很好的控制血糖，不需再服降糖药。

我们的人体是由无数的细胞而组成，细胞也可以单独进行生命活动。疾病是由细胞独自的生活方式和成为细胞集合体的人类的生活方式之间，产生很大差距而造成的。造成这种差异的原因，就是精神压力、饮食生活方式、化学物质以及环境污染等。π水可以调整细胞本身的作用，使其能更好的服务于整个生命体。

第4节
π 水的五味

一、味觉的基本理论

中国医学的脉诊、手诊、面诊、舌疹、腹诊等，都是通过对局部信息的观察而了知整体的状态。观察舌头可诊断人体的五脏六腑有无疾病，我们称之为舌诊或者用味觉诊断。

舌为口腔中主要感官之一，是由横纹肌所组成的肌性器官，外表披有特殊的黏膜，尤其舌背黏膜是组成舌苔的主要部分。舌的血管和神经分布极丰富，其黏膜上皮薄而透明，故能十分灵敏地反映机体的变化、消化系统和体液的变化。中医将舌划分为舌尖、舌中、舌根和舌侧，认为舌尖属心肺，舌中属脾胃、舌根属肾，舌两侧属肝胆。舌的不同部位反映不同的脏腑病变在临床上具有一定的参考价值，但不能机械地看，需与其他症状和体征综合加以考虑。

人们常把甜、酸、苦、咸、辣称为五味，其实人的味觉只分出甜、酸、苦、咸四种基本类型，其他味道都是由这四种味觉互相配合而产生的。1985年，国外科学家指出，“鲜味”是一种独立的味道，与甜、酸、咸、苦同属基本味。

各种味道是通过舌头上的味觉感受器来分辨的。味觉感受器即味蕾，主要分布在舌体乳头上。不同的乳头，所含味蕾数目也不一致，以舌尖、舌侧及舌体后部占大多数，而舌体中部感受器较少，味觉也迟钝。不同部位味蕾的味受体是不同的，对不同的刺激物有不同的敏感区。舌尖两侧对咸敏感，舌体两侧对酸敏感，舌根对苦的感受性最强，舌尖对甜敏感。

不同的味觉对人的生命活动起着信号的作用：咸味是帮助保持体液平衡的信号；酸味是新陈代谢加速和食物变质的信号；苦味是保护人体不受有害物质危害的信号；甜味是需要补充热量的信号；而鲜味则是蛋白质来源的信号。

味蕾对各种味的敏感程度也不同。人分辨苦味的本领最高，其次为酸味，再次为咸味，而甜味则是最差的。味蕾中有许多受体，这些受体对不同的味具有特异性，比如苦味受体只接受苦味配体。当受体与相应的配体结合后，便产生了兴奋性冲动，此冲动通过神经传入中枢神经，于是人便会感受到不同性质的味道。

中医认为，五味除了各自具有不同的功效之外，还和人体的五脏具有密切的关系。具体来说，酸味可以入肝，苦味可以入心，甘味可以入脾，辛味可以入肺，咸味可以入肾。五味和五脏的关系，是中医的一大发明创造，牢记五味入五脏的关系，对治疗疾病有很大的帮助！

二、五味辨证

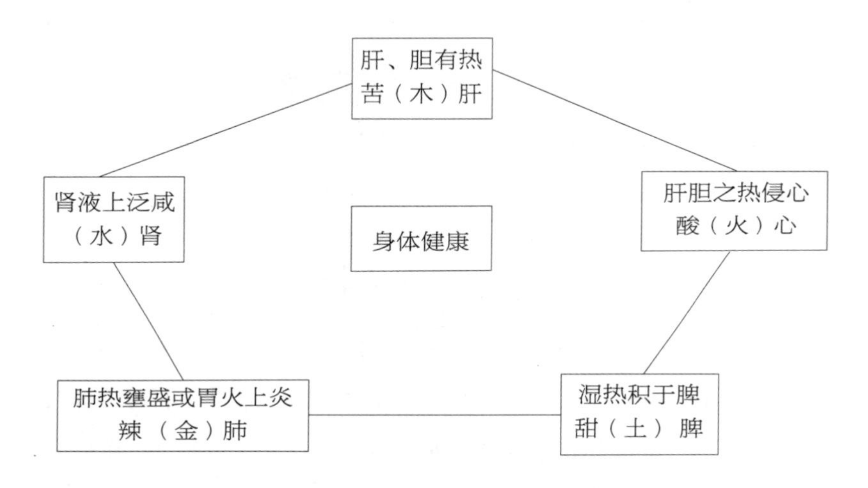

三、味觉异常辨病

俗话说，“鼻闻香臭，舌尝五味”。有的人在进食时，口中会有异味感，或者不进食口腔内也觉得有异常味道。喝π水时也有如此感觉，就是味觉异常，为提示疾病的一种信息，应引起学者们的注意观察和进一步完善其作用机制。下面介绍喝π水时的几种味觉：

1. 口苦　肝火旺者酸碱失衡，一开口就会让人闻到他嘴里散发出来的苦味，所以他喝碱性水就觉得苦。当喝π水感到口苦时，多见于急性炎症，以肝、胆炎症为主，这常与胆汁的代谢有关。口苦还可见于癌症。美国医学家德维斯医生还发现，癌症病人丧失对甜味食物的味觉，而对食物发苦的感觉与日俱增，这与病人舌部血液循环障碍和唾液内成分改变有关。中医认为，人体唯一能产生苦味的器官是肝胆，若感到口苦，即肝胆出问题，通常是因肝胆有热引致。《灵枢 四时气》：“胆液泄则口苦。”

若经常进食燥热的食物，会引致肝火上升，亦会燃烧体内津液，因而感到口苦。口感苦者，常兼有头痛眩晕、面红眼赤、性急易怒、大便干结、舌质偏红、苔薄黄、脉象弦数等症，多为肝、胆有热所致；口苦者，常兼有寒热往来，心烦喜呕、胸肋苦满、默默不欲食、小便赤黄等症，多为肝胆热上蒸所致。

2. 口甜　口甜，指喝π水时，口中自觉有甜味。此时即使饮白开水亦觉甜，或甜而带酸。常见于消化系统功能紊乱或糖尿病病人，前者是因为消化系统功能紊乱引起各种消化酶的分泌异常，尤其是唾液中的淀粉酶含量增加，刺激舌致上味蕾，因而感觉口甜；后者则由于血糖增高，唾液内糖分亦增高，觉得口中发甜。中医认为，口甜多因湿热积于脾所致。临床上分为脾胃热蒸口甜和脾胃气阴两虚口甜。前者多因过食辛辣厚味之品，滋生内热或外感邪热蕴积于脾胃所致，表现为口甜而渴、喜饮水、多食易饥，或唇舌生疮、大便干结、舌红苔燥、脉数有力等；后者多由年老或久病伤及脾胃，导致气阴两伤、虚热内生、脾津受灼所致，表现为口甜口干而饮水不多、气短体倦、不思饮食、脘腹作胀、大便时干时软。

3. 口咸　口咸，是指喝π水时，自觉口中有咸味，犹如口中含盐粒一般，多见于慢性咽喉炎、慢性肾炎、神经官能症或口腔溃疡。中医认为，口咸多为肾虚，是肾液上泛所致。因“咸为肾味”，以脾虚湿盛，肾虚火旺为多。如伴有腰膝酸软、头昏耳鸣、五心烦热、盗汗遗精、苔少、脉细数等症状，属肾阴亏损，虚火上炎，称之为“肾阴虚口咸”；若兼有畏寒肢冷、神疲乏力、夜尿频长、阳痿带下、舌胖、脉沉细等症，属肾阳不足，肾液上乘，称之为“肾阳虚口咸”。

4. 口酸　俗话说“心酸酸、胃涩涩”，故所有酸性体质者，都跟脏器失调有关。口酸，指喝π水感觉有酸味，多见于胃炎和胃及十二指肠溃疡，与胃酸过多有关。有人测定口酸病人的唾液，其中乳酸、磷酸酶、碳酸酐酶含量较正常人增高，pH值偏于酸性。中医认为，口酸多为肝胆之热侵脾所致，“脾胃气弱，木乘土位而口酸”，所以口酸以脾虚肝火偏旺者居多。

5. 口辣　口辣，是口中自觉有辛辣味或舌体麻辣感。常见于高血压、神经官能症、更年期综合征及长期低热者。因为辣味是咸味、热觉及痛觉的综合感觉，所以自觉口辣的病人舌温可能偏高，口辣的病人舌黏膜对咸味和痛觉都较敏感。中医认为，口辣多为肺热壅盛或胃火上炎所致。常伴有咳嗽、其痰黄稠、舌苔薄黄等症状。经测定，在室温18℃~22℃时，正常人的舌温大多在33℃~35℃，口辣病人舌温偏高，有时可达36℃以上。

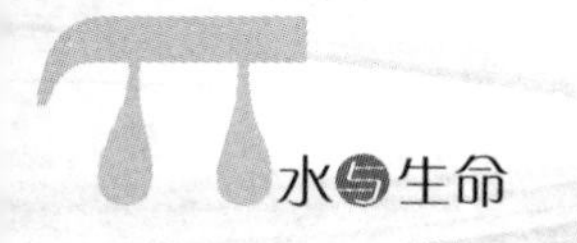

6. 口淡　口淡，指口中味觉减退、自觉口内发淡，多见于炎症的初起或消退期，而以肠炎、痢疾以及其他消化系统疾病为多见；还见于大手术后的恢复阶段。内分泌疾病及长期发热的消耗性疾病、营养不良、维生素及微量元素锌的缺乏、蛋白质及热量摄入不足的病人，也常有口淡感，因为这类疾病可使舌味蕾敏感度下降而造成口淡无味。另外，口淡无味、味觉减弱甚至消失，还是癌症病人的特征之一。因此，中老年人发生原因不明的味觉突然减弱或消失时，要高度警惕癌症发生的可能。当然，这要同老年人味蕾退化、牙齿残缺不全的情况区别开来。经临床测定，严重的口淡病人，对甜、酸、苦、咸诸味均不敏感，味觉阈出现普遍升高的现象。中医认为，口淡无味，多属病后脾胃虚弱，运化失健。常伴有食欲不振、四肢无力、胸脘胀满、舌淡苔白等症状。面对佳肴美食，也觉淡然无味，食欲欠佳。此时宜健脾益气。

7. 口涩　当舌头味觉细胞苦味阈降低，舌触觉感受异常时，可出现口涩。常见于神经官能症或通宵未眠者，一般只要调整好睡眠时间，必要时用点镇静剂即可消除口涩。中医认为是脾肾衰败，气血瘀结。但须注意，有些恶性肿瘤，尤其到晚期，多有味觉苦涩。

8. 口香　口香，指口中自觉有一股香味，如水果香味，多见于糖尿病(消渴症)的重症。应即刻进医院检查，明确诊断，进行治疗。

9. 呕吐感　当喝π水感觉想呕吐时，表示神经衰弱体质差。

10. 腥味　喝π水感觉有腥味，为肾及膀胱亏损。

11. 皮蛋味　喝π水感觉有皮蛋味时，为尿蛋白偏高。

12. 甘味　表示喝π水时，感觉稍微有一点点甜，反映身体机能正常。碱性体质者喝碱性水时感到水是甜的(尤其小孩子)。当感觉到喝π水很可口的时候，意味着接近健康了。

综上所述，我们可以通过味觉这个窗口来辨别和观察健康状况。但是，在分析味觉异常与疾病的关系时，还必须注意以下两点：

第一，味觉感觉异常与年龄、性别、情绪、温度等因素有关，只有排除这些因素后，才能将它与疾病联系起来。例如，味觉的灵敏程度因人而异，儿童比成人强，青年比老年强，女性比男性强；同一个人，晚上比早晨强。情绪与味觉亦有关系，在愤怒、恐惧、焦虑、悲伤，或疲劳时，味觉会降低；较长时间的饥饿会使味觉暂时失灵，对食物的味感差；温度对味觉也有影响，在20 ~ 30℃之间人们的味觉灵敏度最高。此外，吸烟或过量饮酒，睡眠不足等，也会导致味觉异常。

第二，味觉异常有时与口腔卫生不良或味蕾受外界物质的暂时作用而发生的味觉变异有关。这些不属于味觉变异的范围。如有些牙膏中含有硫酸十二酯钠，可使桔汁中的酸味尝起来是甜味。四环素药片嚼碎后再吞服，舌面的苦味可变为金属味而持续一段时间，即使用水漱口及刮舌苔等方法也不能去除。

随着人们对味觉的重视和研究，获得了许多令人惊异的研究成果。在糖尿病、甲状腺肿瘤和青光眼的病人中，味盲者要比正常人高出许多倍。由此，科学家们认为，味觉障碍可能是患有某种疾病的“警报”。

最近，美国西北大学肿瘤系主任杜活沃在试验后指出，只须在病人的舌上滴上几滴味觉刺激剂的稀释液，便有可能在几分钟内根据其对味道的反应情况，以早期筛查其是否患有癌症。许多国家的癌症研究专家发现，相当多早期癌症病人，会有味觉减弱的现象，大约1/4的晚期癌症病人的突然消瘦，与异常的味觉有关，味觉异常会导致厌食。因而，味觉消失而引起的厌食，很可能就是患病的标志之一。

但是，年纪大的人，他们的味觉与年轻人不同。年轻人认为好吃的东西，老人则认为苦而酸，这是因为人的鉴别甜、咸的味蕾先萎缩，而感觉苦、酸的味蕾寿命却长得多的缘故。所以，老年人不要嘴里一发苦发酸，就疑心患了癌症。

中医认为，甘甜为胃之所喜，胃喜甜，所以甜味能保护胃。食物储存时间长了会变酸，食物在胃部进行初步消化后，送入小肠，对应酸味。小肠对应秋天，秋天是收获收藏的季节，所以酸味主收敛。食物经过小肠吸收后，送入大肠化为粪便，主苦，五行为水，所以苦味能清热解毒降气通便。咸味则对应于小便，小便主要成分为水，水性最柔，故咸味能软坚散结，泻下通便。五味反映胃的偏好，亦是食物消化吸收的阶段。辛是食物在口部，甘是食物在胃部，酸是食物在小肠，苦是食物在大肠和膀胱。理解五味要从消化吸收系统的角度去理解。理解了原理，五味的功用根本不用记忆，就能理解得更加深刻。毛泽东说：感觉到了的东西你不一定能立刻理解它，只有理解了的东西你才能更深地感觉它。

上述现象在机理上虽然还不能被完全解释，但却真实地存在，有待于今后进一步探讨。从我们对自己喝π水时舌的感受，就知道自己患有哪方面的疾病，进而进行相关检查。如心脏不好，可以做心电图检查；肝脏不好，可以做肝功和乙肝五项检查；胃肠不好的，可以做内窥镜检查。所以喝π水可以帮助对你的身体健康状况进行早期检查和诊断，以便于更好的拥有健康的体魄。

第5节 亚健康

一、亚健康的定义

亚健康是健康与疾病的中间状态，处于亚健康状态的人，虽然没有明确的疾病，但却出现精力和适应能力下降，是低质量的健康。世界卫生组织认为：健康是一种身体和精神的完美状态，而不只是身体无病。根据这一定义，经过严格的统计学统计，人群中真正健康（第一状态）和患病者（第二状态）二者之和不足1/3，有2/3以上的人群处在健康和患病之间的过度状态，世界卫生组织称其为“第三状态”，我国称之为“亚健康状态”。亚健康状态处理得当，则身体可向健康转化；反之，则患病。因此，对亚健康状态的研究，是本世纪生命科学研究的重要课题。

二、亚健康自我检测

1. 早上起床时，常有较多的头发掉落。（2分）

2. 感到情绪有些抑郁，常对着窗外发呆。（2分）

3. 不再像以前那样热衷于朋友的聚会，有种强打精神、勉强应酬的感觉。（2分）

4. 害怕走进办公室，觉得工作令人厌倦。（3分）

5. 不想面对同事和上司，有自闭症趋势。（5分）

6. 工作效率下降，上司已对你不满。（5分）

7. 工作情绪低落，经常为小事而大动肝火。（5分）

8. 一日三餐，进餐甚少，排除天气因素，即使是口味非常适合自己的菜，也感觉淡而无味，无食欲。（5分）

9. 盼望尽早离开办公室，想回家躺在床上休息片刻。（5分）

10. 对城市的污染、噪声非常敏感，比常人更渴望清幽、宁静的山水，休养身心。（5分）

11. 自身免疫力下降，流感到来，是首先感染者。（7分）

12. 昨天计划好或领导安排的事，今天就忘记了，而且近些天来，经常出现这种情况。（10分）

13. 工作时无精打采，常感身体倦怠，胸闷气短。（10分）

14. 经常失眠，即使已入睡，又老是在做梦的状态中，睡眠质量很糟糕。（10分）

15. 体重逐渐下降，早上起来，发现眼眶深陷，下巴突出。（12分）

16. 性功能明显下降。（12分）

对照以上各项，测一测自己是不是处于亚健康状态。如果你的累积总分超过50分，就需要坐下来，好好地反思你的生活状况，加强锻炼、营养搭配和饮用足量的π水等；如果累积总分超过80分，应该去医院，进行一次详细的体检，查找原因，对症治疗，或到外地疗养，好好地休息一段时间。

“π水杯不仅是喝水的工具，而且是您转变为负电位细胞能量功能水最好的‘伙伴’，是您身体健康最有力的‘守护神’！”

——陶国林

第七章 π水国内外的进展

我国的饮用水改革曾先后发生过两次；第一次是自来水，第二次是瓶（桶）装水。2007年7月14日，在齐齐哈尔市进行的《健康饮水文化学术研讨讲座》会议上，李复兴教授讲：我们每天都必须喝水，而且应该大量地喝水，每天8杯水是不够的。男人更应该比女人多喝水。那么我们喝什么水好呢？首先是安全、没有污染的水，不含有毒有害的物质，没有异味，它是维持生命的基础；其次是饮健康的水，是活性更好的水。就像我们解决了温饱问题后，要求进一步改善生活一样。饮用水不但要安全，而且还要有丰富可溶解氧和适量的矿物质，PH值呈弱碱性，具有小分子团，活性生理功能（渗透力、溶解力、代谢力、氧化还原性）较强。饮用这样的水，才可提高生命的质量。

日本水专家松下先生是日本生命水研究所的所长，他利用核磁气共鸣仪器，对水分子中的水动态进行了观察研究。他发现，水并不是一个水分子单独存在，而是以最低5个水分子以上的运动着的集团形式存在着。松下先生到了世界不少地方观测各种水，取得的资料显示：水质鲜美可口的水分子集团都很小，并且水分子集团小的水运动速度就快。现将国内外的有关饮水方面的研究介绍如下：

一、神奇的自然现象

1. 呼吸日本樱岛火山灰尘不患尘肺病　当鹿儿岛的樱岛火山喷发时，鹿儿岛市每日有20厘米以上的火山灰堆积在地表上，开了汽车灯也看不到前面，空气受火山灰尘的污染情况严重。

生活在这样的环境下，使用口罩保护也不能避免微量的火山灰被吸入肺部。然而鹿儿岛人的平均寿命长达七十九岁，非常长寿，同时感染肺炎等呼吸器官疾病者，反而较其他地区低很多。

如果将火山灰当火山灰尘来看，其问题很大。但是当作从地下岩浆带有能量的灰尘来看待，说不定其优点尚胜过缺点。

2. 居住琉球偏僻岛屿却能长寿　居住于琉球离岛的人，从事栽培甘蔗等农业或渔业工作，从早到晚非常的辛劳。有些离岛甚至没有医疗机构，依赖一个月一次的巡回医疗。然而较之生活在都市的人而言，这里的人生活非常节俭，但却很长寿。

生活在离岛的人们，日常使用的是井水。这些岛屿的地层属于珊瑚石灰质，所吸上的水必须经过该土层。珊瑚地层换言之，乃珊瑚的遗骸所成的珊瑚化石，具有极强的能源。所以每日饮用这种水相当于饮用有能量的水。一般以为长寿的秘诀在于溶解在井水中的微量元素和钙质。

3. 金鱼在完全密封的容器中生存五个月　据国外的材料介绍，容器里注入脱氧过的自来水，再放进金鱼后加盖又予完全密封。按一般常识而言，金鱼会因缺氧而在二十四小时以内死亡。但是利用π水进行同样的实验，金鱼可继续存活二个月或三个月。当然，上述容器中未加入水草或饲料等。笔者的实验室里还有五个月后仍然游来游去的金鱼存在的实例。

完全封闭的小水杯里，金鱼生存的现象，自然不单是神奇、吓人、惊叹之事。这现象带来的是“什么叫做呼吸作用，生命为何？”等有关问题。

金鱼在无氧、无饲料的情况下能继续生存的现象，是包括医学在内的现代科学所无法解释的。

那么，该如何说明这个现象呢？我们来想一想。

首先，什么是呼吸现象？呼吸乃是生命体为获得能量的一种方式罢了。

现在，金鱼在π水中游泳，π水乃气的能量，也就是生命体的能量本身。换言之，金鱼是浮游在生命体的能量海洋里，自然可以不劳而获地取得生命体的能量，所以不再需要外界氧气来呼吸，不能这样理解吗？

按上述思考，金鱼在密封状态下能生存下去，总可以有所交代。

金鱼在密封状态下还游泳活动，应该会消耗很多的能量。

假定π水是生命体的能量的本质，金鱼活动所消耗的能量，应该自容器内的能量减少消失，久之，该金鱼还是会死亡才对。但该金鱼经过二个月、三个月，更久的甚至五个月后还在游走活动。那么，不能不考虑能量是从容器外面供应而得的问题。

让我们来设想在身边好像电波纷飞的所谓宇宙能量的问题吧。生物要直接利用宇宙能量，恐怕波长差异太多，必须将能量的波长转换为适合于生物的波长才行。如果设想π水在进行这种调频工作，π水就能永恒地继续放射生命的能量，那么金鱼在π水中生存几个月也就没什么稀奇了。π水会不会在扮演这种把宇宙能量转换为生命体的能量这个角色呢?

上述中仅仅设想宇宙能量为唯一能源。其实，不一定限制在宇宙能量的范围里。那么，其他还有哪种能量呢? 在完全密封的容器中，我们说明金鱼是借利用宇宙能量得以继续生存。

4. 鱼或肉类在π水中不腐烂　π水中会发生猪肺切片在常温下保持六个月而不腐烂，鲜卵打开后在常温下经过二个月后也不腐烂（放置自来水中经过二星期就会完全腐烂）等现象。不仅是鲜卵，连鲜鱼也会发生同样现象。

上述现象应如何解释? 按照一般常识而言，认为π水具备杀菌或抑制细菌的作用，借此防止腐烂较易说明。然而经过试验结果发现π水并无上述杀菌或抑菌作用。

有人利用π水沉浸贝肉在常温下进口到日本，贝肉虽然保持非常新鲜状态，仍然无法通过海关的检验。因为新鲜鱼贝类的海关检疫，自然须进行大肠菌或杂菌的污染检查，上述无法过关的原因，乃是这项微生物污染检查不合格所造成的。可知贝肉虽然新鲜，仍然有大肠菌或杂菌的共存，这又代表什么意义呢? 一般来说，物质的腐烂乃被视为微生物（杂菌）的增值所引起的。但是这项设定似有疑问。上述贝肉上虽然附着有杂菌，但杂菌不增值，贝肉也未腐烂。

所以上述现象可作如下设定说明：活着的生物组织，特别是其蛋白质保持有非常复杂的立体结构，在能维持该立体结构期间，应该是不会受到微生物侵袭的。相反地，当组织死亡时，也就是丧失生命体的能量（气的能量）时，上述立体结构就开始崩解，而受到微生物的侵袭。总之，生物组织的立体结构本身，可推测具备防止微生物侵袭的功能。生命体的能量（气的能量）就是保持立体结构的关键所在。如此设想时，鲜卵或肉片在π水中不会腐烂就容易理解了。

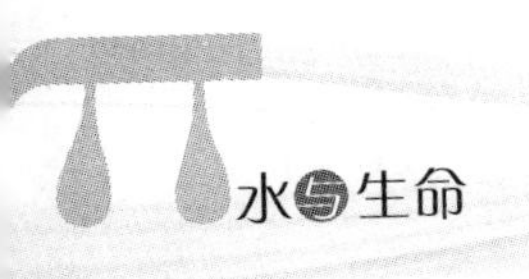

另外，脱壳贝肉经氯气消毒后，自菲律宾在常温下进口，可保持没有大肠菌或杂菌状态下抵达日本，但是贝肉已呈溶解状态。这是生物组织本身所具有蛋白分解酶造成自行溶解的结果。

5. 比叡山的修行僧利用宇宙能量　人们都知道，比叡山的修行僧进行着非常严格的修行。其中最严格的修行就是“千日回峰业”，也就是说，一天要跑30千米以上的山道，而且持续7年。1000个日子大约不到3年，可为什么要持续7年呢？因为中途必须坐在瀑布下被瀑布的水浇淋，或者有时要跑到山麓（跑到山麓的路超过40千米），是各种修行的组合，所以需要花7年。人们不仅会发问，进行这种苦修的修行僧到底吃些什么呢？大家都知道他们是一汤一菜的素菜。这就产生了奇妙的问题。修行僧消耗掉的热量数，根据计算，一天大约数千千卡以上，而从一汤一菜中所得到的热量，大概只有数百千卡而已。也就是说消耗的热能比摄取的热量多了一个数量级。

有了这么大的差距，现代营养学的确很难解释。所以这个比叡山现象被称为“营养学的神奇现象”，无法解释，不过，营养学家都知道比叡山发生了这样的事情。

那么，为什么会发生如此神奇的事情呢？当然从营养学的观点来看，的确认为很不可思议。营养学就是“燃烧的科学”。就好像汽车必须要燃烧汽油才能发动一样，认为人类也是如此。所以营养学的大前提是“热量只能够通过食物传递，经消化系统摄取”，但事实上真的如此吗？

如果我们了解到除了食物以外，还存在着另外一种热量源的话，相反就能理解这种现象了。

在此，我们再来想象一下宇宙能量。先前曾说生物无法使用宇宙能量，然而人类借着累积修行，达到接近领悟的境界时，本身的活动会上升。因此，自然就能够与宇宙能量的活动同调。

“千日回峰业”是7年的苦修，并不是所有的人都能办到。有些外行人大概持续不到一周就会举手投降了。在进行7年的修行间，全部的人要先进行5年的候选修行。这5年的候选修行如果“成绩优秀”或者接近“领悟境界”，这样的人才能够进行“千日回峰业”的修行。比叡山的修行课业是非常合理的。达成“千日回峰业”的人是不是因身体过于劳累而短命呢？事实上并非如此。现代科学发现，任何物质都具有磁性，任何地方都存在磁场。比叡山的修行僧们，他们就生活在磁场中，他们得到地磁的呵护。通过磁场的作用提高了他们机体细胞的抗病能力，延长了修行僧机体细胞的生命周期。在修行期间，天天接触地气，激活机体生物磁效应，各脏器得到充分协调，他们全都健康长寿。

6. 高能量下艾滋病毒无法增值　据《神奇的π水》一书中介绍，今天世界上成为最大问题的艾滋病病毒，至今找不到治疗的特效药剂。世界各国的科学家和大企业都努力研究想开发抗艾滋病的药剂，目前还是找不到有效的疫苗。

美国某大学的艾滋病研究室里，曾经进行过π水的艾滋病治疗相关有趣的研究。在π水的环境下培养艾滋病毒，正常细胞可以继续增殖，相反艾滋病毒却会死亡。

这可以证明π水给予正常细胞以本来与生具备的正常生长上所需的能量，所以给予不良影响的艾滋病毒在π水的高能量下无法生存下去。

上述研究还在进行过程中，因此无法公开详情，总有一天实验结果会被报告出来，甚至还有相关商品问世吧！

7. 胃酸不侵蚀胃壁的缘由　人类的胃液呈强酸性，其氢离子浓度（pH值）在1.6～2.0范围，一般在这种强酸中，蛋白质会变性或被分解的，但胃壁不受侵蚀。这是一种很不可思议的现象，通常被认为胃壁上覆盖一层黏膜所保护。

假设上述说法是正确的，该保护黏膜本身也是由蛋白质所构成的，为什么不受影响呢?

因此，假定为具有强力的生命体能量的组织，较其保持原有立体架构的组织（蛋白质）不易为上述范围的强酸所侵蚀，或许容易为人所理解。

事实上，将动物的组织浸渍在酸碱值1.0～2.0范围的π水里，不会变性或分解，仍然保持有新鲜的外观。

8. π水在生活中的用途　在日常生活中，应该如何利用π水呢?

（1）饮用　与自来水相比，π水无色无臭，味道甘甜。用净水器的水来制造π水，喝起来更为甘甜。每天早上喝一至二杯，对健康有很大的帮助。

（2）泡茶　用π水能去除苦涩，中和单宁酸，活化茶酵素，并充分溶解且引出茶叶香气和甘美，所以喝好茶就需要好水。一般泡红茶，更加香润可口，而且不再具有涩味。

（3）调酒　口感极佳，若用π水做冰块，放酒中不仅爽口，还能中和酒精，不易醉酒。

（4）泡奶粉　奶粉含有很多添加物，使用π水溶解奶粉，能防止添加物对人体的伤害。

（5）烹饪　活性π水，因分子小、渗透力强、溶解性高，热传导性极佳，能够很快煮熟食物，故能节省煤、电和烹调时间，也能保持食物的甘美和营养，煮、烫、炒蔬菜，长保颜色鲜美且无涩味，口感特佳。

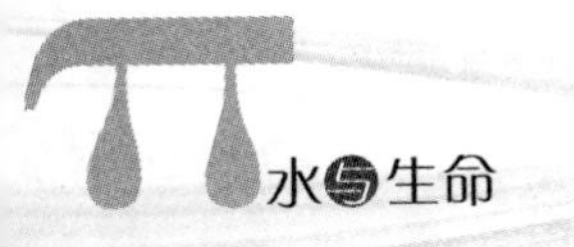

（6）煮饭　用π水煮饭，饭粒澎润，米香好吃，不会变色、不易腐败变质。一般用自来水洗米或煮饭，水中余氯会破坏米的维生素，故洗米时请用无氯的π水。

（7）腌渍菜物　用π水容易入味，保存度极佳（高抗氧化）。

（8）动物脏器、肉类和水产类　用π水浸泡15～30分钟，可除血腥味，保持肉质鲜美。

（9）洗蔬菜、米类、水果　用π水可减少维生素的流失，去除残留农药效果惊人。

（10）贝类　用π水煲汤，肉的大小不变，煮起来非常软，而且风味绝佳，不需要使用调味料。

（11）还原干燥食品　用π水浸泡干燥食品，还原快。

（12）用来代替果汁　以π水代替果汁让孩子饮用，可增强记忆力，使头脑更加清晰。

（13）煮蛋　煮蛋时，锅中的π水必须浸过蛋，如此不但蛋容易剥开，而且口感也比较好。

（14）鱼贝类的保存　属于非离子水的π水能够防止氧化腐败。因此，将鱼贝类清洗干净后装入塑料袋内放在冷藏库中保存，不但不易变色，而且可以较持久保鲜。

（15）洗衣　π水能使肥皂粉充分溶解起泡，去除顽垢。

（16）发芽　用π水浸泡种子，能促进发芽、提高生长速度。

（17）浇花草树木　花草树木浇π水，生长速度快，不易产生臭味且耐虫害、花儿鲜艳、花叶碧绿。

（18）用于动物、宠物　让动物、宠物饮用π水，可使其更有元气，同时去除其身上的尿臭味，将宠物用的排便容器与沙一起在π水中浸泡30分钟后晒干，即可去除臭味。此外，利用π水来清理宠物的毛时，可以使其更具光泽。

（19）用于扫除　使用π水来清扫走廊、磁砖、家具、玻璃等，不但容易去除污垢，而且不会发霉。

（20）用于染色　以π水充当衣物、手工艺品的染色用水，可使颜色更加鲜艳。

（21）对于有茶垢的茶杯及烧焦的锅底：只要用π水浸泡一晚，就可以轻松地洗去污垢，而且今后还不容易上茶垢。

（22）对于抹布、毛巾　经常潮湿的抹布、毛巾，是微菌、杂菌生长的温床。用π水清洗时，可以去除其臭味。浸泡一夜后，可使纤维中的污垢排出、不易滋长细菌。

（23）对于洗澡水及浴缸的清洗　洗澡水中加入两、三桶π水，可使热度持久，进而节省燃料。此外，π水还能使浴缸不易沾染污垢，使水不容易受到污染或产生臭味，并且节省水费。那是因为，π水能防止杂菌生殖，所以即使重复使用两、三次，也不用担心会产生臭味或受到污染。另外，π水还能防止由氯所引起的皮肤粗糙。

（24）用来洗涤衣物　用π水洗涤衣服不但容易洗净污垢，而且可以避免褪色，即使是在衣服难干的梅雨季节，也不会发霉、发臭，除了可以节省三分之一洗剂、免用柔软剂外，用于丝、毛等质料更不必担心缩水。

（25）代替化妆水　每天早、晚或沐浴后用π水清洗脸部，可以使肌肤更加洁净。因此，π水是基础化妆品所不可缺少的要素之一。游泳后用π水洗脸，可以防止由氯所造成的皮肤粗糙。

（26）当作洗发水　π水因为不具自来水的涩感及臭味，所以用来清洗头发时，可以避免发质受损或变得粗糙。此外，π水也有助于改善美容师双手容易粗糙的现象。

（27）火伤、烫伤　火伤、烫伤时立刻擦拭π水，不但可以防止伤口脂肪氧化，而且还能止痛，使伤口早日痊愈。

（28）红肿、炎症　用凉π水清洗患处，每小时2～3次，每次10～15分钟，可消炎和止痛。

二、π 水在农业中的应用

（一）π水的惊人功效

山西太原王志河述：我是一名国企退休职工，共和国的同龄人，生活之余，打打球、养养花倒也乐在其中。2009年秋，我大哥给我一盆蟹爪兰，为单瓣红色花型。因长势不好、开花少而遭冷落。我收养后并未太在意，2010年元旦将至，我原先的一盆粉红色重瓣蟹爪兰长出了许多花蕾，而这盆却丝毫没有现蕾的意思。当时，我突发奇想，π水不是无极限接近生命体的水，而又是在研究花芽分化时发现的吗？它会不会对花卉的生长开花产生作用呢？于是我开始对这两盆花实施π水浇灌。2010年春节时，这盆粉色的花开得非常艳丽，十分喜人。而不久后，另一盆也出现了大量花蕾，并且不止是叶片顶部，就连叶片的连接处也长满了花蕾，更令人称奇的是每个叶片顶部的花蕾竟多达3～5枚。2010年四月初，这盆花盛开得娇艳无比，虽然花型并不大，但却开出数百朵花。邻里朋友争相观之，我也拿起手中相机和DV，记录下这令人称奇叫绝的画面，更令人意想不到的是那盆粉色的蟹爪兰，在花开后不到两月，又一次现蕾开花，出尽风头。当然，这样的结果是否和浇π水有必然的联系，不敢断言。仅以此为那些植物学研究者和花卉爱好者提供点信息。

山东枣庄田红玲述：2010年10月1日国庆节，孟老教授家里来了很多客人，其中的一位朋友送给教授供观赏的富贵竹子一对，有同等大小。教授看了非常高兴，为了验证π水的神奇效果，就把它们一棵浸入盛有自来水的水瓶里，一棵放入从π水杯倒出的一只废旧的π水

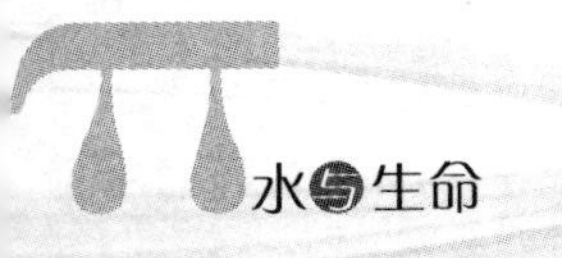

杯芯里，两棵的水量相同，然后将它们都放到阳台上。因一直忙于其他工作，并未再细心照料。20天后的工作之余，孟老忽然想起那两棵竹子，心想看看有什么变化，结果隔着水瓶就可看出茎和根部有很明显的变化。用自来水浸泡的竹子根部只有几根稀少的细根。而用π水浸泡的竹子根部却长出很多细根，而且茎部也比用自来水浸泡的显得粗壮。我当时很高兴，于是就用相机拍下了这对竹子茎和根部变化的照片（见书前照片）。

π水自植物的研究中被发现，当然也能在农作物上发挥惊人的效果。例如：种子沉浸在π水的处理液后再进行播种，其发芽后的成长顺利，对根群发育、开花和结果情形都呈现良好的势头。从实验上也证实其环境适应能力有显著提升，结果让人满意。这是植物细胞受到π水气的能量而被活化，显现其原有的成长机制。我国黑龙江省大庆市的罗思源先生，也在自己的实验室里，通过实验，验证了种子经过π水的浸种，显现良好的成长情形，并取得了可喜的成果。

一般水田的土壤中蚯蚓是无法生存的，很有趣的是利用掺入π水的土壤改良剂处理的水田土壤中，可以看到大量的蚯蚓。到底是蚯蚓的适应环境能力改善的结果，还是π水能给予代替呼吸作用的能量所造成，现在还在研究中。

π水在农业方面的应用，已在日本北海道这地方的“安全农业带”实际应用，在无农药栽培下所生产的马铃薯、南瓜、玉米、洋葱等已经运销供应到一般家庭，其品质和风味皆受欢迎。

（二）蔬菜采收风味试验

1. 南瓜

特征：外观有光泽，深厚瓜肉呈鲜橙黄色。胡萝卜素含量比一般南瓜高达五倍以上，耐长期储藏。

风味：干爽好吃，甜度高达13.7度，大约为一般南瓜（7度）的二倍。用铝箔包装烤食，风味更佳，煮食时不易溃烂。

2. 马铃薯

特征：白皮，表皮上芽眼较少，营养成分高。

淀粉：19.4%／100g，一般为16%／100g。

维生素C：38mg／100g，一般为23mg／100g。

风味：吃在口中肉质自然解开，具有马铃薯特有香气和风味。又因涩味低，作为沙拉使用风味佳。

3. 洋葱

特征：外观有光泽、大小形状整齐、表皮易剥离、肉质结实、耐长期储藏。在显微镜下观察其细胞致密，可知植物体甚为健全。

风味：肉质松脆，含刺激性硫化物少。生食风味佳，糖度高达13度，为一般洋葱（6度）的二倍，口感凉爽，很适合做沙拉用。由于肉质结实，炒食也不易溃烂。

（三）国内植物种植试验

1. 玉米：浇π水的玉米苗抗旱。五天的时间没有浇水，结果浇π水的玉米苗只有一片叶子黄了，而浇自来水的玉米苗黄了四片叶子。

2. 黄豆：浇π水的黄豆秧抗倒伏，而浇自来水的黄豆秧都倒了。

3. 茉莉花：浇π水的茉莉花抗病虫害且是碧绿色的花叶，而浇自来水的茉莉花易感染病虫害红蜘蛛，叶面颜色发黄，最后死掉了。

（四）回归自然

日本的山形县，每年大雁都会飞来觅食。据当地的农民观察，这些大雁都会聚集在应用π水的土壤改良剂处理的水田，经调查发现水田里有很多蚯蚓或田螺存在。这些大雁就是为啄食蚯蚓或田螺而停留的。所以农民们都很高兴地说："又回到四十年前的好时光了！"

近年来，由于连续大量使用化学肥料或农药而导致土壤劣变，严重破坏了蚯蚓、田螺或萤火虫等生物的生存环境。把π水应用在前述劣变的田园土壤中，不仅对于栽培作物有好处，连那些濒临绝种的生物也得以快速增殖。日本爱知县某处曾经因为萤火虫的大量增加成为大新闻。这些现象并非偶然发生，乃是使用π化材料的地方所能见到的共同现象。

一般蔬菜残屑放置于容器中必产生恶臭，最后变成一滩黑色的污水。如果将π水材料洒在蔬菜残屑上，蔬菜就不产生恶臭或污水，而是可以变成黑色的堆肥。

按以上方法利用π水可以保护自然，防止生态环境被继续破坏。

三、π 水在工业中的应用

π水如果说应用到工业领域，恐怕就没有人相信了。π水并不是一般的水，如果视为具有能量的媒介，其应用范围自然还会扩大很多。工业上的应用实例如下：

（一）π水在废液处理上发挥效果

肉鸡屠宰场的废液处理是一个大问题。一个城市每天要杀死好几万只鸡，流下很多废液。废液里混合的血液和脂肪呈现红褐色，如未经处理必成江河污染的元凶。利用π水的材料处理上述废液，可变成使鱼能生存的好水。其试验方法说明如下：

水管里放入掺有π化材料的净水处理材料为试验区，另外以直接放入净水处理材

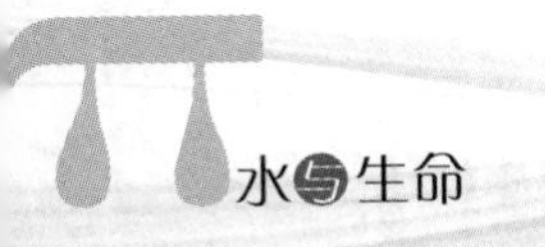

料的水管为对照区，导入屠宰场的废水进行净水处理。

试验区和对照区分别放置相同分量的净水处理材料，其差异仅在试验区掺有π化材料。然而经过净化处理的水，一目了然可以看出掺有π化材料的净水功能非常的完善，而对照区处理后仍排放污水。这是掺有π化材料增强净水处理的吸附功能所造成的结果。

（二）π水使金属管不再生锈

利用π水处理向金属管的防锈试验做了挑战，结果如下：事先准备好两个聚乙烯塑料袋，分别放入浸渍过浓盐酸的脱脂棉花，再放入铁管并加以密封保存。其中一根铁管是经π水处理过的。铁管放入塑料袋中后很快就充满氯化氢气体。经过24小时后检查，未经π水处理的铁管产生红锈，但π水处理的铁管未发生任何变化，甚至经过几个月后也保持原来状态。

（三）π水使混凝土强度增强

建筑上不可缺少的混凝土，一般使用河沙而构筑。近年来为了保护自然环境，河沙资源渐渐难以确保，所储备量也有减少的趋势。虽然可用海沙代替，但需经过脱盐处理方能避免海沙屋问题产生。少量的海沙要脱盐很简单，但是大量的海沙要脱盐，从成本上而言就变成难题了。

因此，在日本曾经使用安山岩系的岩石加以粉碎而取代河沙。安山岩呈碱性，自然会产生裂痕。结果在堤防、桥墩等使用安山岩构筑的混凝土建筑上一再产生裂痕，引起安全上的大问题。然而，搅拌上述混凝土时使用π水，不仅不会产生裂痕，还会增强混凝土的强度。甚至经过一年以上也未发生变化。

因为酸雨的影响，高速公路或建筑物的混凝土结构可能产生冰柱状物而造成安全隐患。如果能够使建筑物的使用寿命延长，无论从资源的利用还是环境保护而言，都是很理想的选择。

（四）大量减少柴油引擎尾气中的微粒状物

大气污染主要来自化学工厂和汽车的尾气，近年来柴油汽车的尾气更成为严重问题。根据日本东京都卫生研究所的研究调查，柴油汽车的排放废气不仅成为污染大气的元凶，其中所含微粒状物（DEP）还成为发生肺癌的主因。

该研究所利用480只老鼠，每星期注射一次0.05g量的从柴油排放废气中收集的微粒状物，连续十星期。结果证实有3%的老鼠在肺里发生恶性肿瘤。

致癌的机制据推测是微粒状物中所含化学成分在鼠体内变成活性化氧气，伤及基因。另外，淋巴细胞也为排除微粒状物而产生活性化氧气，更促使癌细胞大量增殖。

考虑如何减少汽油对大气的污染，我们在汽油中加入π水材料，结果发现，燃烧效率竟然提升20%以上，并出现大幅度的降低震爆或吸热等现象。在加拿大重复试验，燃烧效率变成15%。该结果显示不能实际应用，但从研究者的观点而言，仅添加π水材料就能降低15%的燃料，其中必有缘故。这引起研究者的兴趣并且继续试验。其中可确定的是π水材料对于燃料燃烧后的排放废气的净化极为有效。我们更期待有关提升燃烧效率方面佳讯。

目前，日本有六百万辆柴油汽车，每天排放黑色的废气充斥在全国各地。神户市柳生工业公司的阪本氏为减少柴油引擎排放废气的污染，利用π水系统进行处理和研究已经获得了划时代的成果。该成果称为能量控制系统（Energy Control System，简称ECS），能够大量降低由柴油引擎所排出的微粒状物，且能提升燃烧效率高达60%以上。这实为革命性的结果。

据排放废气的综合试验分析，π水的材料平均降低微粒状物45%。再利用神户市和东京都间行驶的车辆来判定燃烧效率，未装设π水系统前的平均耗油量为每升3.68千米，而装设后开始的平均耗油量为每升4.24千米，几乎提升15.2%。

另外，N工专所进行的工作台试验结果，未装设π水系统前平均时速为60千米，而平均负荷35千克下行驶3千米的燃烧消耗量为919毫升，平均耗油量为3.26千米每升。但是装设后以平均时速为60千米，而平均负荷40千克下行驶3千米的燃料消耗量为443毫升，几乎是上述值的一半以下，其平均耗油量为6.77千米每升。由上述结果可知，π水系统对于地球环境保护上的贡献极大。

装设π水装置有关燃料设施试验（工作台上试验）

	π水装置装设前			π水装置装设后			燃费效率（UP率）		
	一台	二台	三台	一台	二台	三台	一台	二台	三台
平均速度（km/h）	60.6	60.3	59.4	60.6	60.4	60.7	62.8%	63.1%	107.7%
平均负荷（kg）	20.2	29.9	35.3	20.0	30.1	40.1			
燃料消耗量（mL）	593	637	919	364	391	443			
行驶距离（m）	3000	300	300	3002	3003	300			
平均耗油量（km/L）	5.06	4.71	3.26	8.24	7.68	6.77			

（五）π水净化焚化炉的有害气体

焚化炉所排出的含有各种有害成分的废气是今天加重大气污染的原因之一。但是掺入π水系统可将其净化为无害的气体。例如单单将排放废气利用π水加以淋洗也能

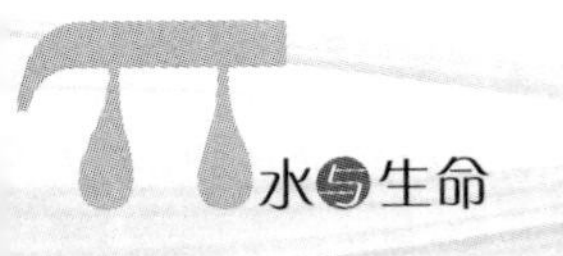

净化。

只要相关领域的专家参与研究开发，上述问题的解决在技术上应无困难，仅仅是时间早晚的问题。

π水技术已引起全世界的注意，日本的企业也在从事各种实用性研究，今天只不过是才开始而已。无论如何，人类力求过健康而无疾病的生活，最根本的条件和措施乃是净化我们的自然环境。如果不从根本上改善土壤、水及大气污染土壤、水或大气为何污染而求其根本的改善，追求健康只能是舍本逐末罢了。应该知道爱护地球就是爱护我们自己，为了将来更好地生活，要好好地想一想我们能为地球做什么。

四、π水在畜产业的应用

（一）应用在畜产上可提供健康的肉制品到餐桌

π水还对动物的成长有作用。使用π水喂养家禽，过去饲养上认为不可缺少的药剂或抗生素皆不需要，也能看到家禽健康的成长。如此饲养的猪或鸡等其肉制品安全可靠，绝不影响人类的健康。以下介绍利用π水系统的运用实例。

（二）使幼弱的鼠茁壮成长

π水对动物有什么作用，利用幼弱的鼠进行试验。刚生下来的幼鼠喂以π水观察体重的变化。

幼鼠的体重日益增加。再喂饮两次，体重的增加更为明显。

改用强行腹内注射π水，较之经口喂效果更好。

（三）猪舍不再生恶臭，猪儿精力充沛

现将日本岐阜县的养猪业者进行了π水试验介绍如下：

依照以往方式饲养的猪，宰杀后解剖时处处可看到肥肉上有淤血点，这并非病猪。然而利用π水饲养的猪活跃，猪肉不再恶臭，宰杀解剖后，看不到淤血点，呈现鲜美肉色，猪肉的商品价值提升两等级以上。

再利用该猪肉作为原料制作火腿，其保存期限明显延长。食品公司为找其原因，分析比较其氨基酸、脂肪酸等含量，结果证实与一般猪肉并无差异。因此，该公司的结论是，由π水饲养健康的猪所制成的新鲜火腿，保存期限会比较长。这可能是由于生命体所保持能量之差异所导致的上述现象。

（四）猪也减肥

养猪场里让小猪饮用π水结果只只长得很健康。猪的成长可以分为四期，饮用π水的小猪以惊人的速度成长。但是进入发情期就停止生长，怎么饲养都不肥胖。其他

对照的猪则相反，进入发情期仍然继续长肥。

其实，人也是一样的。青春期人体的特征应该是细瘦而结实，猪亦然。但是人类自己改变猪的生理平衡，只要其继续长肥，所以猪不生病才是奇怪的现象。π 水不是促进体重增长，而是健康的成长。

（五）鸡蛋不再引起过敏反应

鸡在产卵期喂以 π 水，可提高其产卵率。在日本的爱知县、岐阜县的养鸡业者用 π 水系统处理后的饮水和饲料养鸡，不必像以往依靠抗生素进行健康管理，就成功地养了一群群极为健康的鸡。同时所产的鸡蛋品质好，很受消费者欢迎。

爱知县的稻地养鸡场利用 π 水系统养鸡并供应健康的鸡蛋。他们说："自从采用 π 水系统之后，鸡蛋风味改善了很多，用手指就可以把蛋黄在不被破坏的情况下夹起来。"鸡蛋的风味好，就是鸡很健康的佐证。在尚未导入 π 水系统之前，鸡舍臭气甚强，从一千米远的地方就可以闻到鸡舍所在。现在已经没有那么臭，只飘着鸡体臭程度轻微的臭气而已。

以前，鸡舍里一旦有一只死鸡，腐臭味极大，死在任何地方都能很快找到。但是现在死也没有腐臭，有时候经过两、三天还没有发觉。更可喜的是，鸡舍里目前除了意外死去以外，已经很少看到死鸡。我印象最深刻的是接到一位顾客来信说："过去对于鸡蛋过敏不敢吃，现在可以食用你们所生产的鸡蛋了。"这样的一封谢函，不但传达了消费者的高兴，我们都感觉很快乐、很荣幸。我们鸡场里，今天我们和饲养的鸡都用 π 水，过着很健康而快乐的生活。

（六）鲜卵在常温下可以保存2个月

在养鸡场里收集鸡蛋时，总会发现蛋身有裂纹甚至破裂的蛋。这种鸡蛋通常被立即破壳后，将内容物放在大容器里批发给食品业者。但是这种没有蛋壳保护的鲜蛋很容易腐烂，特别是在夏季高温下，其保存很伤脑筋。

一般家庭里，打蛋后如果不即刻做熟食用，而把生蛋移放容器里，放置桌上，夏天也很快就会腐烂。

我们来看 π 水的防腐能力吧。

准备好两个透明容器，一个放入 π 水，另一个放入自来水。打蛋后分别将鲜卵放进去，放置常温下保存。放在 π 水中的鲜卵经过两个月还保持原状而不腐烂，相对地放在自来水中的鲜蛋早已不见形影，变成好像牛奶般而腐烂了。

（七）惊人的鸡产卵率

π 水对于产卵率的影响，最好的效果高达99%。例如让老母鸡饮用 π 水后调查其产

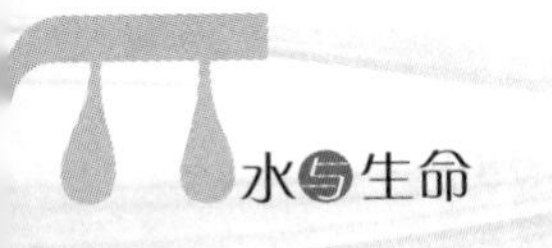

卵情形。

一般，老母鸡的产卵率以400日龄为界限，其产卵率会快速下降。这种不产卵的老母鸡只能当肉鸡用。但是近年来，这种老母鸡的销路也不很好。而母鸡饮用π水后，过了400日还继续产卵，打破一般常规，过了九百日还继续产卵。并且鸡蛋保持30年前昔日那种鸡蛋的自然香味，蛋黄保持可以用手指摘取的新鲜状态。

（八）血液不凝固了

猪的血液和人一样，具有接触空气就会凝固的性质。

然而这种猪血中放入π水，就会发生经久也不凝固的不可思议的现象。

通过测定评价血液凝固时间的凝血酶原时间，证实凝固所需时间确实延长。一旦开始凝固的血液中，放进π水并加以混合，又会恢复原来状态。

那么，有人会想到如果饮用π水，血液不凝固也是麻烦的。其实不然，受伤流血时用π水处理很快就能止血。看起来很矛盾，但是事实上确实发生了这种现象。

如果把π水当药剂来考虑，当然想不通。进一步研究认为，受伤时很快能止血，可理解为气的能量协助人体提高其自然自愈能力的结果吧。

（九）猪的细胞在π水中生存六个月

为了解细胞的保存状况，将刚死的猪肺的一部分浸在用π水处理的水中保存，6个月后还保持新鲜肉色。但用一般水处理的细胞不到一两天就开始腐烂变黑，水也变污浊了。

用鱼试验亦然。这是由于π水处理的水中所持有的二价三价铁盐的资讯（气的能量）对活细胞产生影响所造成的。

五、养殖水产类

现在介绍一些保鲜或养殖业上应用的实例如下。

（一）π水中养殖的鳗鱼获得日本第一

日本滨松市的某养鳗场里，设置容量为200升（水量为150升）的水槽并注入π水做为试验区，另以利用井水做为对照区，分别放养30条鳗苗（总重为6.3克），保持25℃的水温下养殖并调查其生长情形。

两个月后测定每条鳗鱼的重量比（试验区/对照区）而言，用π水的试验区为对照区的大约两倍，四个月后增加到大约三倍，出现明显的差距。但鳗鱼本身的结构特征和自然生长的鳗鱼没有什么差异。

肉眼观察下，可知对照区的鳗鱼只有竹筷粗细时，试验区已有成人小指般粗细，从第三个月开始就可以看到明显的区别。

在九州的大养殖池里进行试验获得了相同的结果。用π水养殖的鳗鱼风味很好，肉质结实跟自然生长的鳗鱼无法分辨，甚至品质更佳。自然，这些鳗鱼在参加品评比赛中获得品质第一的日本最高荣誉奖。

（二）鱼在过密环境下也不缺氧的不寻常现象

鲹鱼对于缺氧非常敏感。因此，养殖鲹鱼时每吨水中可养殖的鳗鱼条数是有限度的。但是利用π水在养殖上会有什么变化呢？

日本埼玉县的养鲹场里利用2吨的水槽注入π水作为试验区，另以通常的水槽为对照区，分别放入100条鲹鱼进行10日的养殖作比较试验。试验期间不更换水，仅进行通气。

试验中只要鲹鱼翻身露出白肚而上浮则去除，因为死鱼不去除很容易造成水质变坏。

四日后对照区已死8条鲹鱼，试验区则无一条死亡，10日后，对照区已经死亡54条鲹鱼，试验区仍然没有出现死亡例。

调查水的污染情形，发现用π水的试验区不容易被污染。就鲹鱼的健康情形而言，对照区的甚至从第四日起就发生问题，但试验区的鲹鱼一直到十日后仍然保持良好的健康状况。

发现如此明显而令人难以置信的结果后，起初以为是试验方法有失误所致，但重复试验仍然获得了相同的结果。

上述结果可能是π水对于生物提升其生命机能发挥惊人的效果所造成的。

（三）活鱼系统博得美食者叫好

π水可以提升鱼或螃蟹的生机，具有保鲜等作用已如上述。日本爱知县幡豆镇的日本餐厅“鱼铁”把π水的上述优点用在其经营上。其设备非常简单，将π化陶磁置于篮中后放入水槽中，循环过滤槽中也安置π化陶磁。据榊原老板介绍，就这么简单的设施已获得下列惊人的效果。

1. 鱼或螃蟹非常健康而安静　一般鱼受到环境压力时，会快速地游动，但经过π化处理后就完全没有这种现象发生。当然，死亡率也会降低。

2. 水呈现灿烂光彩　水的光彩很难用文字形容，平常的水只有透明感，但π化的水却呈现灿烂光彩。敏感些的人把手指放入水槽中，就能感觉水的柔软性。

3. 不需要更换水　水经过多久也不污浊，因此不再需要更换水。只要补充已消耗掉的水就可以，几乎长达半年以上不必更换水。

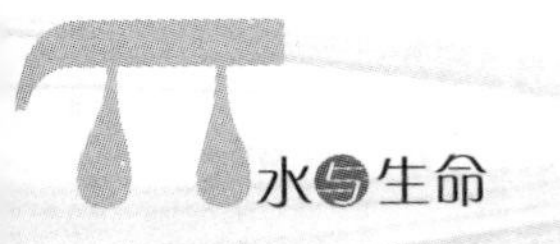

4. 鱼所具有的特殊腥臭消失 水槽管理不良时，当走进餐厅立刻可以闻到鱼所具有的特殊腥臭味，其原因很可能就是衰弱的鱼所吐出的废气而造成。利用π水系统后上述腥臭就消失了，对改善餐厅的形象有很大贡献。

5. 养殖鱼变成天然鱼 日本餐厅所提供的一般是养殖鱼，天然鱼就显得很珍贵。美食者一吃就能分辨出养殖鱼和天然鱼。但是养殖鱼放入π水中饲养，经过三四日连美食者也无法识别，肉质变得结实，风味改善后很像天然鱼。

6. 螃蟹不会失重 螃蟹因很快就会失重而著名。但是将螃蟹放入π水中养殖，经过一个月也不会失重，同时还保持很结实的肉质。一般而言，螃蟹在水槽中长时间养殖，其肉质就变得松散而不堪食用。

7. 毛蟹经过五日也不失重且能保鲜 刚捕获的鱼浸渍在π水中，有长期保鲜效果。但是一定要用刚捕获的鲜鱼才能收效。换言之，收效的前提是以处理的鱼体组织或细胞是活的为前提条件。

北海道襟裳镇从事养鱼业已有数十年经验，利用毛蟹进行试验。毛蟹在冬季捕获时，遇外温在零下15℃，就会呈现假死状态。一旦变成这种状态据说不会复活，这是因为毛蟹冰冻时伤及细胞所造成。毛蟹就是活存，也有很快失重的缺点。大约在存活三四日时失重达三四成。

然而将假死状态的毛蟹放入有π水的海水就会复活。因此，有人利用π水处理并调查其失重的情形。

准备四只毛蟹分别为甲乙丙丁，浸渍在π水中观察五日里减重多少。甲在1月26日为580千克，2月1日尚存570千克，仅失重10千克。乙的原重为450千克，五日后依然是450千克，而未失重。丙在试验前后都是540千克也始终不变。丁的原重为470千克，变成465千克，仅发生5千克的失重。

由上述可知利用π水系统，使得在东京也都能享受在北海道捕获的新鲜毛蟹。

（四）0℃下保存40日的木纹鲔鱼可供生食

先用比目鱼进行保鲜试验。比目鱼用π水处理后，用塑料膜包装并以5℃保存。15日后对照区的比目鱼开始腐烂而有血水渗出来，但试验区依然保持新鲜的外观。

分别测定比目鱼的鲜度，一般保鲜度以K值来表示，其值越小表示限度愈佳。例如生鱼片的K值在0～30范围，表示新鲜而风味佳；K值在30～60范围，表示可供处理后食用；K值超过60就不堪食用等。

据此测定对照区的比目鱼K值已达70左右，当然处理后也不堪食用，其实用肉眼观察也可以看出。

另一方面，试验区的比目鱼其K值在40左右，可知经过处理后尚可食用。

除比目鱼之外，尚有木纹鲔鱼的一种利用小型鲔鱼进行0℃的冰水40日的保存试验。实验结果是用π水保存的，在储存40日后尚可供生食，而对照区早已腐烂。

（五）近海鲔鱼和琉球特产的县鱼

将近海鲔鱼和前述木纹鲔鱼同样在0℃的冰水中保存20日。利用π水保存的鲔鱼鳃维持刚捕获时的新鲜色泽；而未用π水保存者，其鳃已褪色，一眼就能看出已非鲜鱼。

保存很困难的鱼类中有琉球县鱼，该鱼为琉球特产，因美味而博得县鱼的荣冠。捕获后30～40分钟就会变色，一经冷冻便肉质干松而不堪食用。因此，除了琉球之外，无法行销他处，所以日本本土的人大都没有机会享受其美味。

π水系统打破了县鱼不可能行销的限制。最初，人们以为是偶尔试销成功，想不到每次试销都很好，没失败过一次。

（六）酱油不变质了

未添加防腐剂的酱油用水稀释二倍后，通常很快就会变质。但是利用π水处理就不会变质。

（七）牛奶也不变质

分别在四个烧瓶中盛好牛奶，其中一半用π水处理，另一半未处理而放置数日。未用π水处理的牛奶变质并且分离成为双层，但是用π水处理的牛奶不变质也没有分离现象。

（八）乌龟对π水的反应

河北廊坊市固安县的王永民述：因个人爱好，我家里饲养了两只乌龟，一只大的，一只小的。2010年6月份，家里来了解π水的客人很多。他们喝剩下的π水，我就放进养乌龟的鱼缸里。反复很多天后，每次给它换水，就用π水杯里的水。后来，有时别人换水，或自己疏忽，在鱼缸里放入其他的水，小乌龟就不爱在水里游戏，而是跑到外面。大乌龟刚开始还没有很明显的动作，后来也和小的一样，非常敏感地爬到外面。若给它们重新换入π水杯里的π水后，两只乌龟则又爱在水里游戏和嬉闹了。

六、国内外对 π 水的研究及进展

近年来，π水在世界各地迅速普及，其实情如下：

（一）国内天然的弱碱性小分子团——六环石

天然六环石产于内蒙古鄂尔多斯市，属地黄河流域，据地质专家测定，六环石生

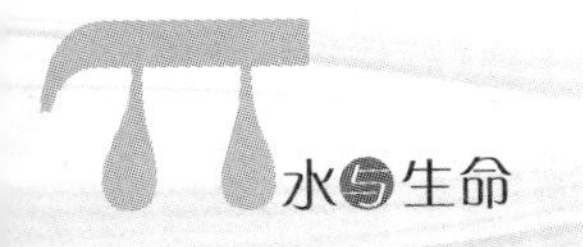

成于奥陶系（距今2亿4千万年），属沉积岩。它是一种不需要用电和复杂装置便能在短时间内将普通水作用成为小分子团、弱碱性水的神奇天然矿物。六环石经方解石切割，成为有规则的块体，在块体中心，由于褐铁矿经周期性沉淀而形成现在的“环纹”。此石色泽古朴典雅、纹理完整奇特，酷似千年古木年轮，属世间稀有天然石材。其矿体表层呈板岩状，有三角形、梯形、方形、平行四边形等，最小的完整三角形图案边长仅3cm，最大的边长约1.5m。下层为原状岩层，最厚处达1.7m，呈长方体，色环清晰。

用六环石雕成的动物、人物、花鸟以及圆形产品特别像木雕，具有较高的收藏和观赏价值。可作为装饰墙壁材料、尽显古朴自然。因此，利用六环石可制作胜于木材的装饰产品；六环石矿体内的卵石是经黄河水万年冲洗的六环卵石。六环石当属为国家瑰宝，可谓石材家庭的一颗新星。

六环石经过国家权威部门检测，其天然特点为：①安全，无放射性；②可长期抑菌；③光触媒二氧化钛能把有机物彻底氧化为CO2、H2O，消除水中污染；④放射远红外线；⑤含有微量元素锗及人体必需的钙、镁、钠、钾、铁、硒、锌等营养元素。据比照，经六环石作用的饮用水与世界五大长寿村的水具有极为类似的物理参数和功效。

六环石的保健功能：氧化铁含量在3%以上，据古医药大师李时珍《本草纲目》记载：“褐铁矿能安神、赤铁矿具有平肝息风之功能”。因此，用天然六环石生产保健杯、茶具、餐具、茶叶筒等产品极佳。

六环石可广泛应用于各种饮用水的净化和处理，将经过处理后的六环石置于普通水（自来水、桶装水）中，六环石所诱发的负离子可消灭水体中的有害细菌，并使其变为弱碱性（pH值为7.4～8）小分子团离子水。六环石水的重要特征：除具备健康水的全部指标外，其净化水具有纯天然、永久保持小分子团性态不反弹、具有正反两方向调节水的pH值为弱碱性之功能，而其他用电解及化合物作用的小分子团水，一般存放几小时至一星期后即还原成大分子团水，六环石作用出的水经权威部门检测，200天仍保持小分子团状。据了解，开发六环石作用水的一家公司即将推出基于六环石的系列饮水设备和相关产品。不久的将来，百姓从自家的自来水管里，就可以直接取到纯天然的弱碱性小分子团水了。如果此种纯天然物理制备水能够进入寻常百姓家，将改变人类长期以来面对地球污染不得不饮用不健康水的历史。而我们给大家讲的就是类似于六环石的弱碱性小分子团，无极限接近生命体的π水。

（二）美国

芝加哥有位K医学博士，他不仅参与基督教医院的经营，同时自己也经营四家诊所。K医师会让来诊所治疗的乳癌病人饮用高能量π水，据说大约3个月乳癌就消失了。

芝加哥普渡大学的生物化学研究室里，在希拉细胞（癌细胞的一种）的培养基中添加适量的π水，看到癌细胞死亡，而正常细胞继续正常增殖。

对于癌症以外的疾病也进行了广泛的临床试验，据说都有很好的效果。

K医师正在规划利用π水在占地约20万平方面积的健康园地里，一面从事农业，一面享受湖水上的各项休闲活动。

（三）匈牙利

从事π水普及工作的是农学家兼企业经营家菲力浦博士，目前利用π水在农业、畜产业和葡萄酒的酿造方面，还计划推广到健康保健有关领域。

1992年在西班牙的巴塞罗纳所举行的奥运会中，匈牙利的运动选手荣获五枚金牌。据说这五位金牌选手全部都饮用高能量π水。

目前以匈牙利为中心，π水逐渐在东欧各地普及。

（四）韩国

π水在韩国也以净水器、健康饮料、化妆品为中心展开企业经营。

1993年在韩国举行的万国博览会中，π水曾经因为参展而受人瞩目。政府官员参观了π水展馆，并做出支援π水建设的有关承诺。π水在韩国已经一举成名。

π水可以应用的范围极为广大，同时蕴藏有博大精深的技术上的可行性。这是从π水的本质系在物质根源的原子上衍生变化可以了解的。从它的变化，能量的传递，进而记忆，信息的传递这个层面可知π水的精深奥秘的程度。π水技术上的深奥，带有以往的科学概念所不能对应的很多问题。因此，其技术层面几乎成为一纸专利书所难以保护的范围，可知π水的精深奥秘的程度。π水的技术，已在世界各地应用于农业、工业和医学等领域而获得很多成果。但是地球的环境保护问题，单靠这一点努力还是无法解决。希望有更多的研究机构参与π水应用技术的有关开发研究，希望广大同行齐心协力，让π水的新技术大量普及并融入我们的生活当中。为了人们的健康，为了我们美好的未来，让我们共同努力！

天天喝π水，健康、快乐时刻都伴随着你。

——陶国林

第八章 π 水系列临床实用观察报告

饮水是健康的关键。在古代就已经有人注意到饮水的好处，唐代的孙思邈在《千金翼方》十三卷中就有一卷叫“服水经”。因此，我们应该重视日常的饮水，饮用优质水不但能使百病消除，而且可以延年益寿。优质水的足量摄入，不但可以有效排除体内的有害废物，而且可以从根本上增强人体的免疫功能，辅助病人早日康复。优质水是最廉价、最有效、最安全的保健品。它能调节人体的体液。中国疾病预防控制中心的六位研究员通过实验后，明确提出：“目前大家认同的对人体有益的饮用水应该是弱碱性的水。”

π 水已被确认为是优质水。π 水被国内外的医学工作者不断地应用于临床，不少病人饮用 π 水后有了明显的效果，甚至出现了奇迹。现在医学研究认为，体内代谢废物的堆积，是产生疾病的主要原因，迅速将残留在体内的代谢废物排出体外，就能减少疾病的发生，使病体康复。

π 水能迅速渗入细胞中，将堆积的代谢废物从细胞中运出，最后形成汗液、小便和大便等排出体外。对于体内毒素多，大小肠囤积秽物多，消化道功能差的人饮用 π 水后，其排毒效应特别明显。表现为大便量多、次数多、肠子蠕动增快，一些敏感的人会觉得腹部稍有不适的排毒现象，直到肠内干净后自动停止（为正常排毒，精神和体力不会减弱）。对于肥胖、高血脂、多食了脂肪和蛋白质的人还会排出类似油样的粘性物。身体浊气重的人，饮用 π 能量水，大小便的量会很多，浊臭味很浓；数日后，体内污浊之物清除后，大小便即不再污浊恶臭，身体渐渐轻盈。还使原有的汗酸味及狐臭获得改善。

π 能量水分子团小，渗透力强，能透过细胞膜进入细胞的核心，将细胞排泄物及毒素彻底排泄出来，并且清除细胞间的杂秽之物，从而预防细胞病变，防止恶变的发生等。

如今，陶国林先生带领他的科研团队已将 π 水系列推广到患者和亚健康人群，取得了良好的临床效果和社会效益，中国 π 水研究中心经千例病人临床实践观察后宣布：π 水对痛风、腹泻、便秘等疾病有治疗作用。因痛风为尿酸盐过高、沉积，导致剧烈的疼痛。π 水是弱碱性，可中和过高的尿酸，从而达到治疗的效果。π 水对糖尿病、高血压病、癌症等有辅助治疗作用。现将国内外部分临床应用实例介绍给大家，供参考。

第1节 痛风

病例1 痛风

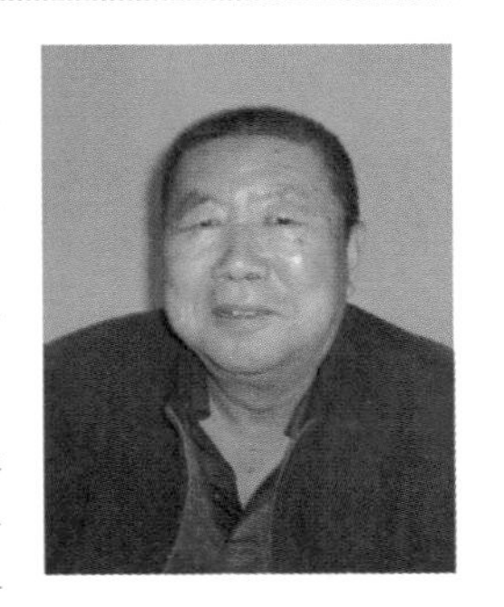

周本业，男，70岁。地址：黑龙江迎春机械厂（原黑龙江兵团机械厂）

我原是厂长，退休后住山东烟台。患痛风病十五六年，到处寻医求治，有时脚痛得连鞋袜都不能穿，反复发作（脚趾和关节处红肿），先后服用过别嘌醇片、秋水仙碱片、苯溴马隆片、苏打片。我是大连人，爱吃海鲜。但每次吃过海鲜后，就会引起局部红肿，疼痛难忍，几天不能下地走路。2010年8月10号，医学专家向我介绍了π水杯的作用后，开始喝π水，每天5～8杯。9月27号到大连，每餐都是海鲜，吃了整整十天，啤酒喝得也不少，这期间没吃任何药，痛风却未再发作。为了验证π水的效果，以后的3个月，我又海吃海喝一阵子，结果再没复发，我完全相信π水对我痛风的作用了。2011年3月15日电话随访，至今未再复发。

2010-12-9

病例2 痛风

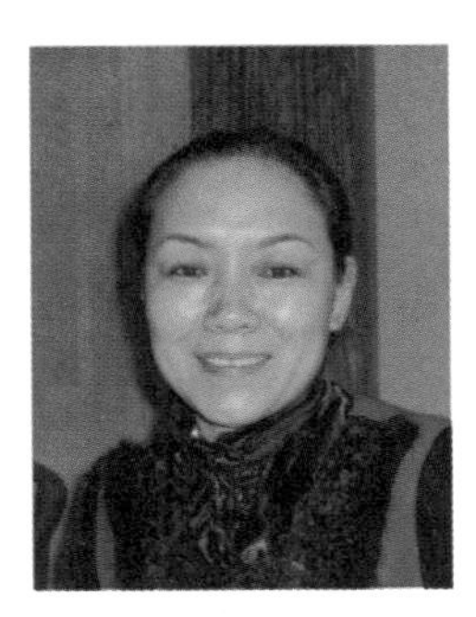

孙晓敏，女。地址：山西太原市晋机俱乐部

我朋友王进国的母亲，今年74岁，患痛风几十年了，两膝、两肘关节转曲打不开，疼痛难忍，吃了很多治疗痛风的药，效果不佳。2011年春节期间，用π水杯喝水1个月后，自觉疼痛减轻，又过了半个月，老人无意间发现膝关节、肘关节能伸直了，很高兴。

2011-2-19

病例3 痛风、高血压、便秘

金杰，女，77 岁。地址：山东省枣庄矿务局医院

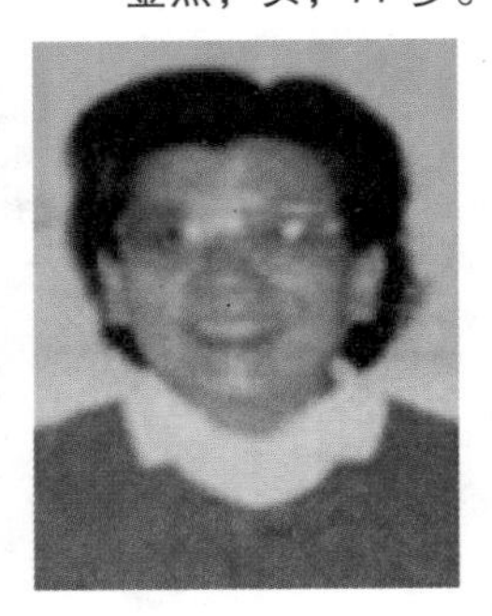

我以前在枣庄矿务局医院皮肤科任职，老伴是医学专家，儿子是医院的科主任。

我是家族性高血压病，1981 年，血压高达 280/140mmHg，经常出现早搏和心律失常，一直服用代文（每日 2 次，每次 80mg）、伲福达（每日 3 次，每次 20mg）、倍他洛克（每日 50mg）等药物，病情有所缓解，平时用药后血压波动在 140 ~ 160/90 ~ 100mmHg。20 多年前发生脑血栓，遗留下跛行和站立不稳的后遗症，1970 年发现患有痛风，疼痛难忍，在无可奈何的情况下，将双足的两个第二脚趾切除（附照片）。平时服用过别嘌醇片、苯溴马隆片、秋水仙碱片，疼痛严重时加用苏打片，只能临时缓解，但时有发作。便秘（3 ~ 4 天 1 次），每次都需要服用大量的酚酞（果导）片才能排便。2009 年底开始用 π 水杯，1 周后，大便变得正常，每日 1 次软便。3 个月后，血压开始下降，现在血压 140/80mmHg，比较稳定，上述用的降压药各减半。痛风现在已停药半年未再复发，尿酸检查已恢复正常。

2010-10-10

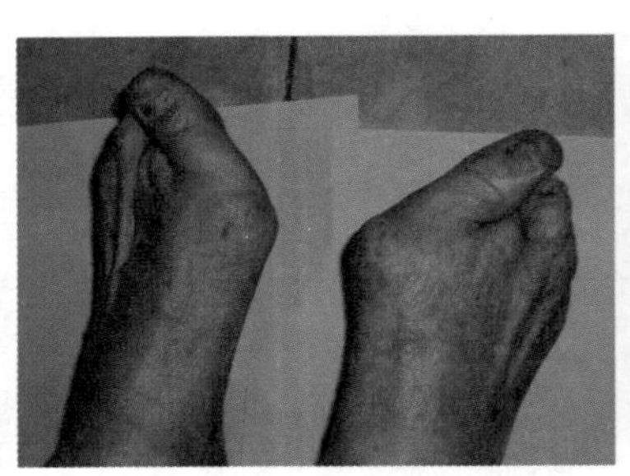
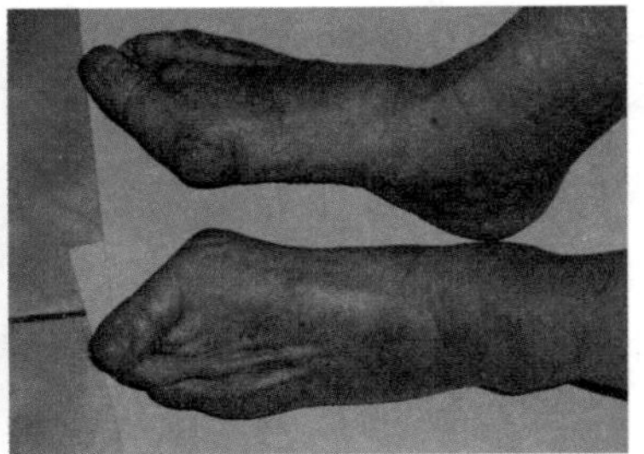

病例4 痛风

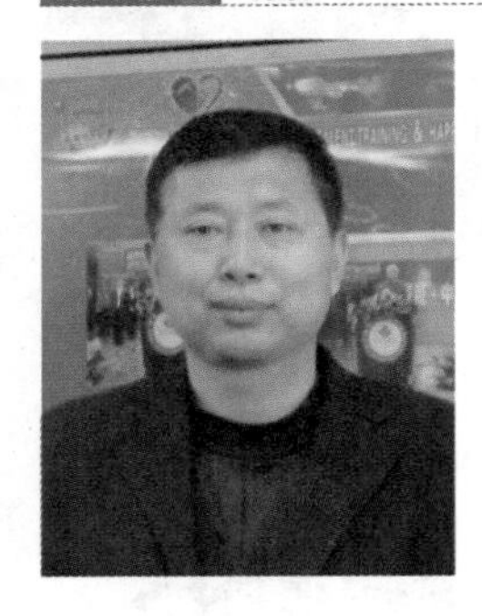

郭忠元，男，46 岁。地址：陕西省西安市长安区韦曲海红轴承厂家属院

我有个朋友，是河南省灵宝金矿的老板，患有痛风多年，患病时疼痛难忍，经过多家医院诊治，多种药物治疗，效果都不理想。2010 年 6 月开始用 π 水杯，经大量喝 π 水，痛风的疼痛症状逐渐消失。至今已半年之久，未再复发。

郭忠元代述　2010-12-5

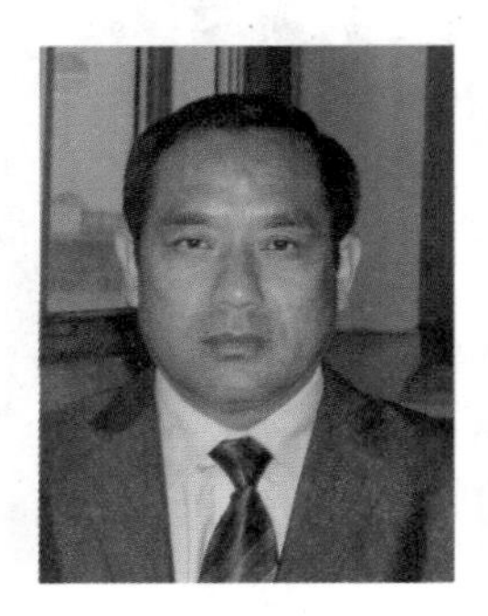

病例5 痛风

刘传法，男，50 岁　地址：安徽省阜阳市阜南县三塔镇刘寨小学

我的朋友是一名小学校长，患痛风十余年，到处寻医求治，没有明显改善，去北京大医院就诊也没看好，十分痛苦，影响了他的正常生活和工作。在 2011 年春节后，他抱着试试看的态度开始用 π 水杯，一星期后，他原本达 700 多的尿酸，完全降下来，已恢复到正常范围，非常的兴奋。现在全身疼痛的感觉全无。

吴　杰代述　2011-5-18

[病理分析]

痛风，又称“高尿酸血症”，是人体内一种叫做嘌呤的物质代谢发生紊乱，尿酸的合成增加或排出减少，造成高尿酸血症，当血尿酸浓度过高时，尿酸即以钠盐的形式沉积在关节、软组织、软骨和肾脏中，引起组织的异物炎性反应，就叫痛风。

π 水能治疗痛风的机制是 π 水为碱性，可中和酸性的尿酸，随尿液排出体外。所以说，持续饮用 π 水的人，能够有效地排泄在体内造成不良影响的尿酸，使病人从疼痛中解救出来。临床上认为痛风是难以治愈的疾病，然而我们的临床观察，只要持续饮用足量的 π 水半个月到 1 个月，血液中的尿酸指数就会明显下降，使疼痛消失。以上 4 例痛风病人，饮用 π 水皆取得了很好的治疗效果。

第 2 节
便 秘

病例 1 便秘、低血压、低血糖、失眠、腰腿痛

王謙妗，女，57 岁。地址：河北省定州市南城区回民后街 7 号

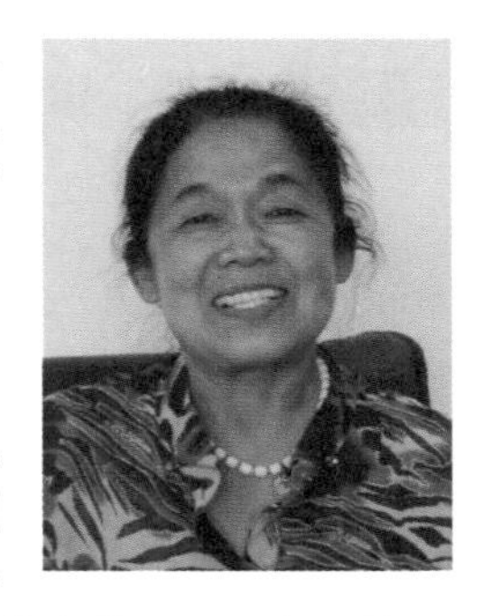

使用 π 水杯之前，我患有低血压（通常情况下血压才 70/50 mmHg）、低血糖、神经衰弱、失眠、便秘、心脑血管供血不足、舌头往一边歪、腰腿痛。大家对我的评价：“你哪儿都好，就有一点不好，从来不会笑”。他们哪里知道我是被病魔缠的，已多年没有了笑容。另外，从我记事起，就便秘。大便时都是我母亲用手抠，一抠就是一个小黑蛋。平时 7 ~ 15 天大便 1 次，大便时一蹲就是一两个小时，痛苦难忍。我每天夜里睡觉，总能听到钟声，睡不着，经常失眠，第二天醒来，感觉特别累。我感觉大便、睡觉就象上刑场，特别难熬。有刺激性的食物也不能吃。还经常腰痛，所以不敢弯腰洗头，都是洗澡时才洗头。以前脸色也不好看，看到一些皮肤好的，我就问她们用的什么护肤品。我 30 岁那年，有位老人领着她孙子叫我“奶奶”，当时我听着心里特别难受，我哪有那么老！感觉压力特别大，很痛苦。2008 年 4 月 19 号，开始用 π 水杯，这使我的身体有了变化，喝了 8 天的 π 水，失眠好了；12 天后，排便好了，很通畅。1 个多月后，舌头也感觉灵活了，原来歪向一侧月牙形舌面没有舌苔，现在慢慢地长出了舌苔，也不歪了，脸上终于有了笑容。我现在也能弯腰什么活都能干，感觉身上很有劲。朋友们见了我就说：“最近你用的什么护肤品？皮肤怎么这么好啊？”哎呀！当时我听着心里感觉很高兴，这是我以前问她们的话题，现在她们问我了。是 π 水改变了我的身体，让我拥有了健康，我现在是在没有任何压力的情况下生活。

2010-8-8

病例 2 便秘、面部色素痣

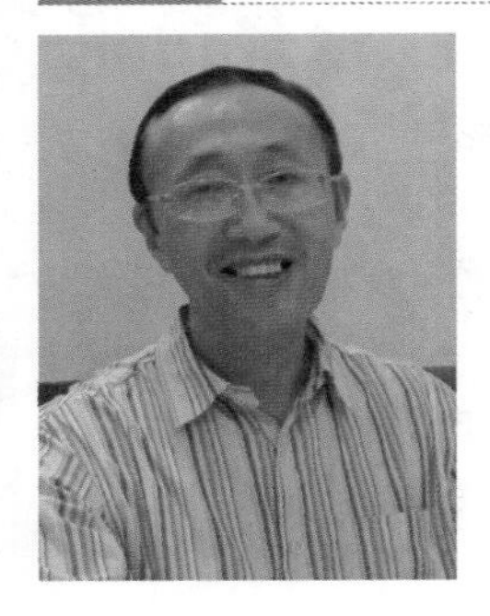

刘津含，男，61岁。地址：广州市望安计算机科技有限公司广西分公司（总经理）

我原是上海师范大学的老师，1990年下海。患有多年的便秘，2～3天1次大便；脸部左侧有一色素斑点已几十年了，为黄豆粒大小凸起的黑紫色样痣。2010年7月份，开始饮用π水，3天后，大便通畅。现在每天都大便，已经完全正常。喝π水后，脸部的痣也逐渐变小，刚开始还不完全相信是π水的效果，听朋友说确实有这样的例子，我才相信了。现已全部脱落了，除有点色素沉着外已痊愈。

2010-10-9

病例 3 便秘、心脏病、老年斑、牙龈出血、易感冒

刘淑华，女，56岁。地址：黑龙江省大庆市龙凤区

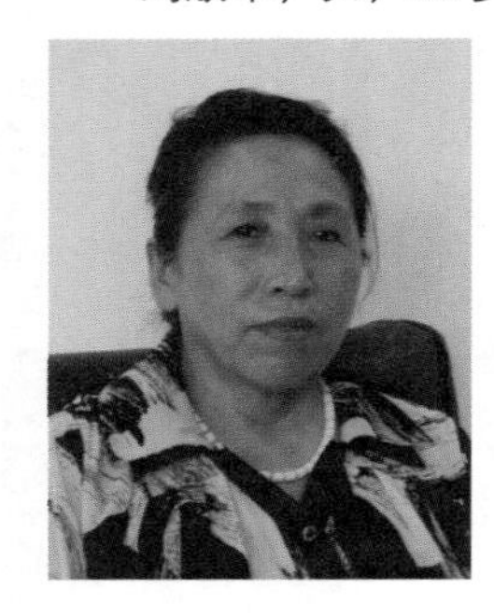

我是大庆石化总厂的退休员工，原有多年的便秘，10～15天大便1次，看到别人每天都大便，我以为别人不正常。牙龈经常出血，手上、脸上老年斑非常多。在2004年，诊断有心脏病，发病时，脚底像踏云一样，冒虚汗。2007年8月，开始用π水杯，用了几天牙龈出血的现象就没了；饮用π水15天后大便每天一次；老年斑颜色现在也淡了，有的已褪掉。到现在有3年了，心脏病未再复发。原来舒张压40～60mmHg，收缩压70～110mmHg，现在收缩压120mmHg左右。过去还经常感冒，一感冒就咳嗽，一咳嗽就是十天半个月的。现在好了，也不容易感冒了，感觉要感冒，喝几杯π水就过去了。是π水改变了我的体质。

2010-8-8

病例 4 便秘、胃下垂

唐利芳，女，36岁。地址：太原市和平北路西宫南二巷47号兴隆苑小区20-4-501

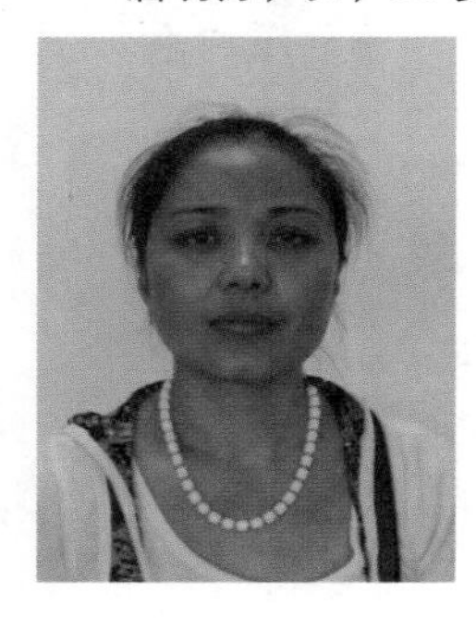

最早对π水杯感兴趣的就是因为我女儿一岁半时，大便非常干燥，每次都是黑色大便，象黑枣样大，若上火，就有痔核从肛门脱出。2006年，我母亲胃痛、胃胀，医生检查诊断为“胃下垂”，还连带着肛门有些下坠感，大便不通畅，3天不大便，就必须用手抠。我父亲是喝酒后大便不成形，而且次数多。从喝π水1周后，我女儿大便现在完全恢复了正常，成了长条状，颜色金黄。我母亲喝π水十多天后，胃病也好了，原来因胃不好不敢吃凉食，现在也能吃雪糕了。我父亲现在再喝酒大便也都正常。我本人有便秘，现在也好了。

2010-8-7

病例 5 便秘、颈椎病

王翠兰（院长、书记、医学专家），女，69岁。地址：山东铝业公司矿山医院

从20多岁起，便秘和颈椎病就一直困扰着我。平时大便3～7天一次，便秘严重时，出现便血持续20多天，血量10～20mL，以为得了癌症，去肛肠科行指诊和内镜检查，诊断为便秘引起出血，排除占

位性病变。颈部拍片显示颈椎 3 ~ 7 节均有骨刺，由于神经根受压，夜间不能侧卧，否则右手拇指、食指、中指就疼似蝎蛰，夜不能眠。2010 年 3 月份，开始饮用 π 水，每天 7 ~ 8 杯水，1 周后病情就有所好转，大便恢复正常，每天 1 次。2010 年 5 月份开始佩戴 π 石项链，1 天后，颈部就感觉轻松，1 周后症状明显减轻，现可侧位睡眠，无不适感觉。

2011-1-6

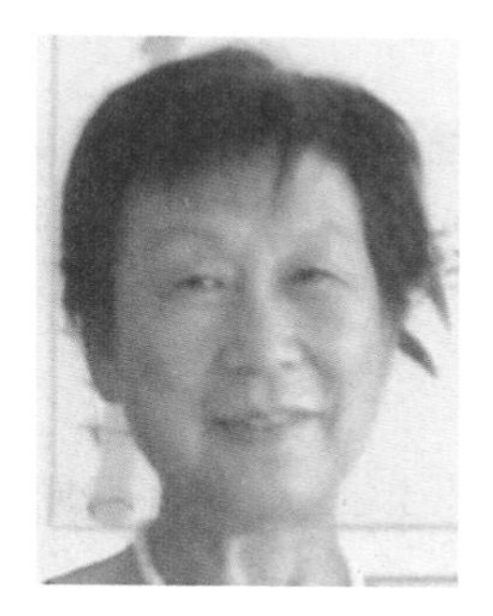

病例 6 便秘、高血压病、高血糖、高甘油三脂、腹胀

韩云秀，女，61 岁。地址：山东省东营市西城朝阳小区 47 号楼 301 室

我是一名中学校长，爱人患有便秘，4 ~ 5 天 1 次；高血压病（180 ~ 190mmHg）；高血糖（血糖 8.5mmol/L）；高甘油三酯；腹胀，每天晚上喝一小碗稀粥也感觉很胀。2011 年 1 月，开始饮用 π 水，2 个月后，便秘症状消失，身体状况自我感觉明显好转，医院检查各项指标趋于正常。

2011-2-19

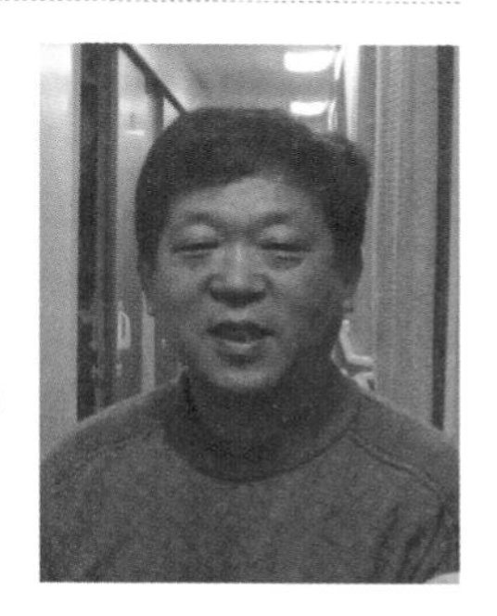

病例 7 便秘、胃病、黄褐斑

李爱，女，46 岁。地址：山西省朔州市平鲁区

我从小就有胃病，经常感到“烧心”，便秘。还有更年期综合征，睡眠质量不好，脸部有黄褐斑，脸色很不好看。用 π 水杯 1 周后，每天大便 1 次。胃烧心也在不知不觉中消失。睡眠质量有所改善。用 π 水杯 1 个月后，脸部斑点的颜色逐渐变浅，脸色显得红润有光泽，没有以前那样灰暗了。

2010-8-7

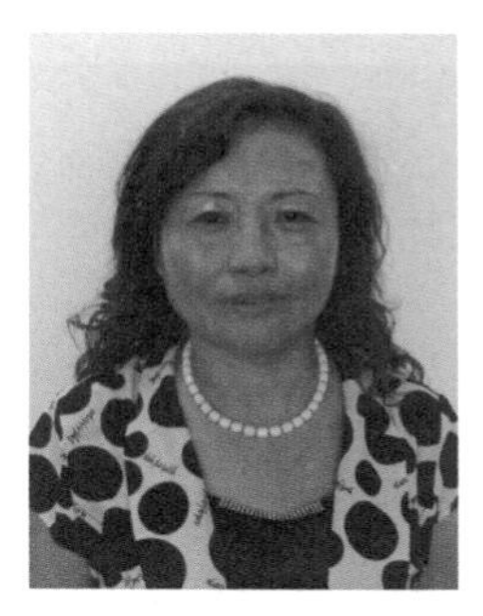

病例 8 便秘

魏强，男，44 岁。地址：内蒙古包头市达茂旗百灵庙镇

我叫魏强，爱人李桂枝，42 岁，有 20 多年的便秘史，1 周左右 1 次大便，花钱不少，久治不愈。2008 年底，开始用 π 水杯，心想试一试，半个月后效果很好。一个月后，大便每天一次，呈软便。到现在有近二年了，大便一直很好。身体完全恢复了健康。

2010-9-8

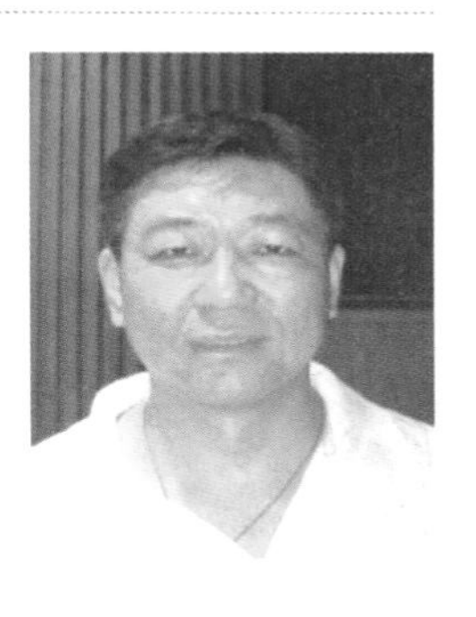

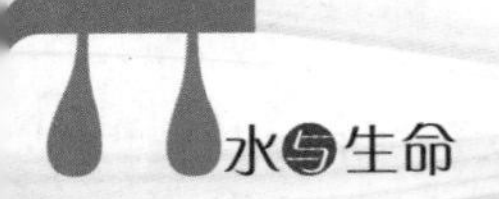

病例 9 便秘

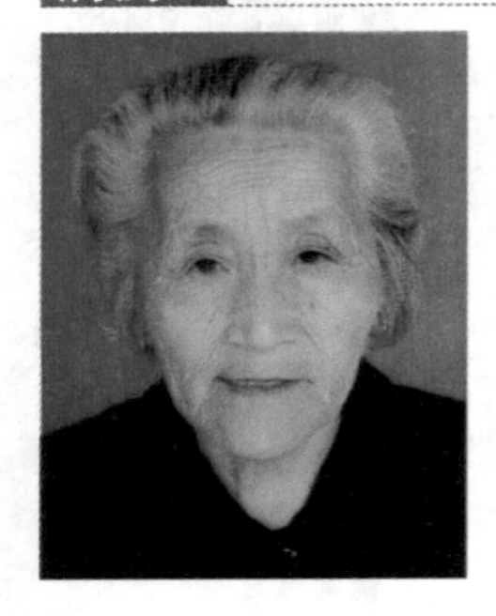

刘桂兰，女，78 岁。地址：河南省周口地区太康县东大街

我婆婆以前有脑出血后遗症，便秘严重，5～7天才大便一次，肠子通气不好，非常痛苦。通过喝 π 水1周后，便秘就好了，每天1次，呈香蕉样便。3个多月后，一切毛病都好了。

秦志英（儿媳）代述　2010-8-7

病例10 便秘、颈椎病

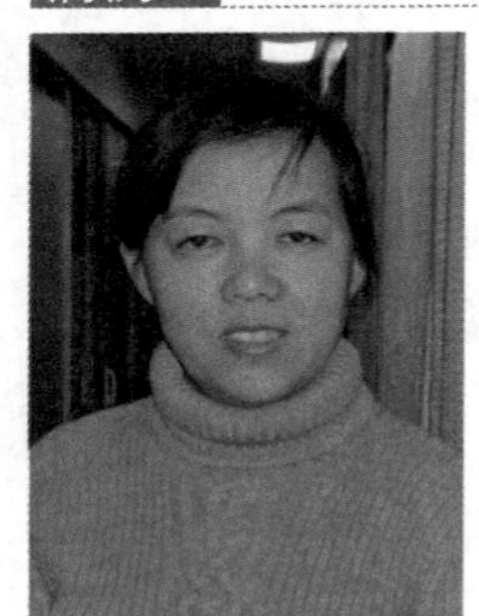

苗惠，女，43 岁。地址：山东省东营市南苑小区 7 区 11 栋

我是一名医生，患有便秘5年之久，经常4～5天大便一次。还常感颈椎疼痛、头晕、脖子僵硬等，已有7年的病史。2011年2月5号，开始饮用 π 水，1周后，便秘症状基本消除。现在每天大便1次。配合戴 π 石项链后，颈椎病也明显好转，头痛、头晕症状消失。

2011-2-19

病例11 便秘、颈椎病、失眠

李秀平，女，41 岁。地址：山西省长治市堠北庄七里坡

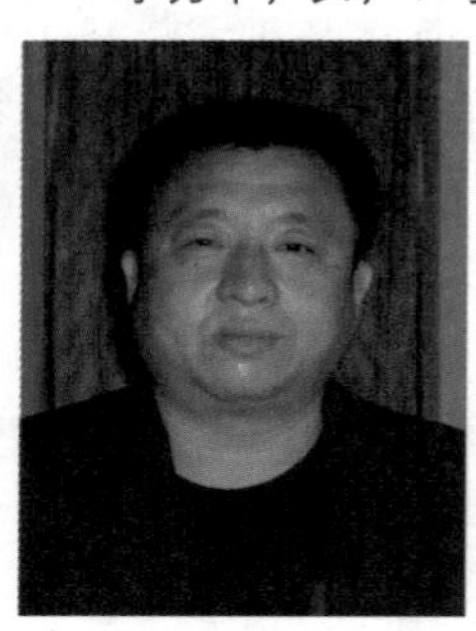

我爱人叫李秀平，七年前，她在一家制衣加工厂工作，天天在缝纫机边没日没夜地加班加点工作，落下了颈椎痛的毛病。时间久了，失眠、便秘、颈椎病带着头痛，慢慢地活动受到限制，脖子扭动身子也得随着动，生活很不方便。曾做过按摩和CT检查，走了三家大医院，吃了很多药，效果也不明显。2010年4月份，开始用 π 水杯，一天喝8杯水，1周以后，便秘有了好转，她就坚持饮用 π 水。同时戴上了 π 石项链，不到1个月，奇迹出现了，脖子随着身体动的症状完全改变，现已活动自如。去医院按摩、吃药都没能解决，她喝 π 水、戴 π 石项链解决了。睡觉也比过去睡得香，每天精神都很好。

张文芳代述　2010-12-5

病例12 便秘、失眠、颈椎病

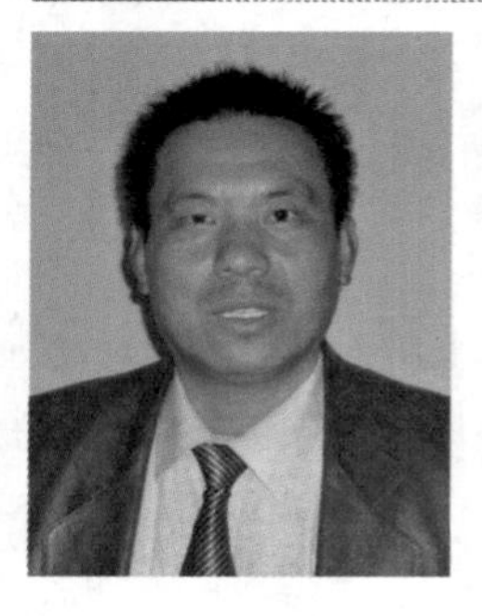

程改利，女，30 岁。地址：河南省洛阳市宜阳县

我朋友程改利患有便秘4年，平时4～7天大便1次，每次需要40分钟才能下来，大便还经常带血，没办法就经常吃泻药。吃药时就好些，不吃药就继续严重便秘。用 π 水杯15天后，发生根本性变化，1～2天大便1次，而且排便非常顺利，基本恢复正常。

李紫东代述　2011-2-19

病例13 便秘、头痛

杨增荣，男，41 岁。地址：陕西省合阳县马家庄乡

我过去有大便秘结、干燥，并时有头痛，医生诊断为大脑供血不足。用 π 水杯八九天后，大便就好了。自从戴了 π 石项链后，头痛现象也比以前好多了。

2010-8-7

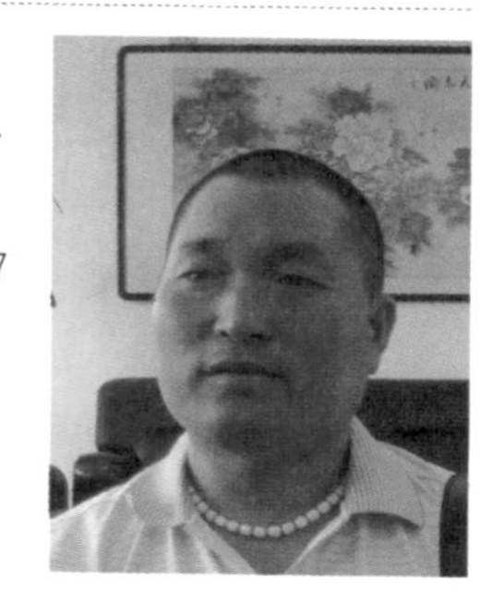

病例14 便秘、痔疮

张兰，女，41 岁。地址：山西省朔州市新圃西街 150 号

我以前患有便秘、痔疮、失眠，已有五六年了。2010 年 3 月开始饮用 π 水，1 个月后，大便每日 1 次，3 个月后，睡眠质量改善，半年后，痔疮症状消失。

2011-2-19

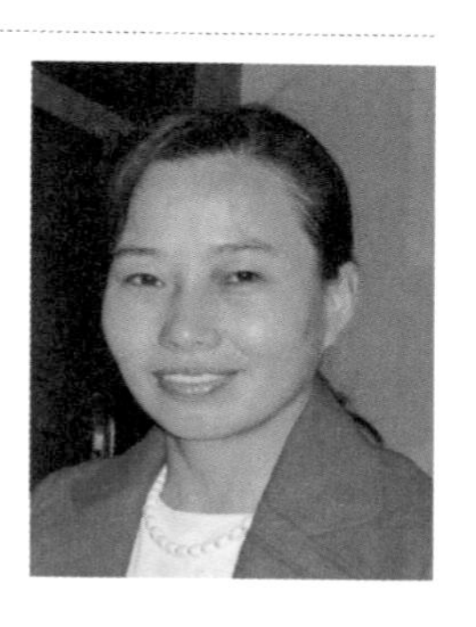

病例15 便秘

胡志华，男，71 岁。地址：山东工业大学宿舍

我是山东工业大学电系工程师，患有多年的便秘，3 ~ 4 天大便 1 次。用 π 水杯 1 周后，每天都大便。

2011-2-19

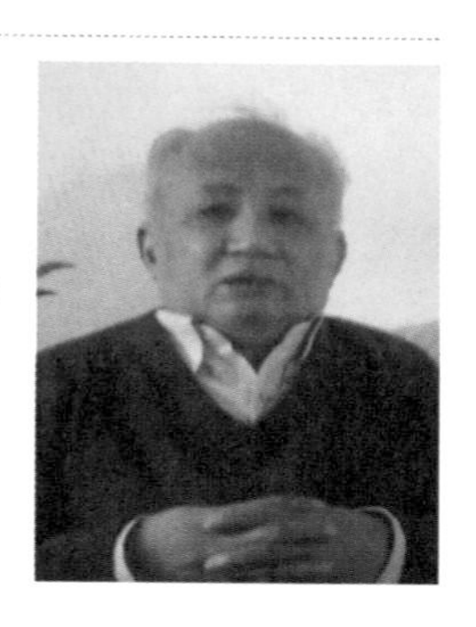

病例16 便秘、色素斑

许平，女，41 岁。地址：内蒙古鄂尔多斯达旗

我有 20 多年的便秘病史，结婚后便秘更严重。2004 年做了一次痔疮手术，效果很不理想。2008 年年底，开始试用 π 水杯。1 个月后，便秘彻底好了，到现在近 2 年了，一直都很好。以前脸上有很多的色素斑，现在也明显减少，脸上也有了光泽。

2010-11-6

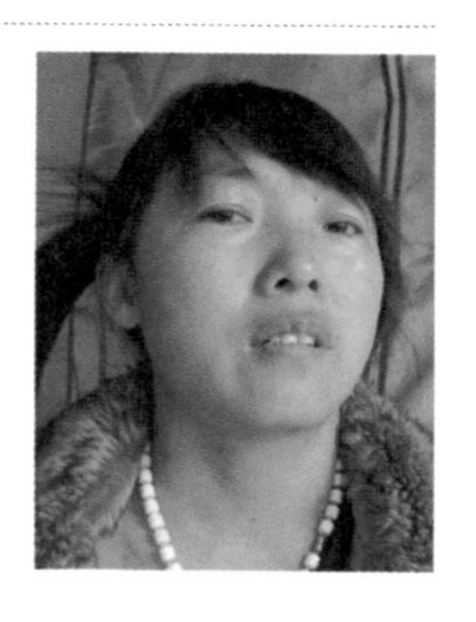

[病理分析]

便秘，从现代医学角度来看，它不是一种具体的疾病，而是多种疾病的症状。便秘在程度上有轻有重，在时间上可以是暂时的，也可以是长久的。它是指粪便停留于结肠的时间超过正常排出时间，使大便秘结，导致 48 小时以上不排便。便秘常影响食欲及肠道营养物质的吸收，使体内有毒物质在肠道的停留时间延长而被吸收，引起毒性反应；长期便秘是痔疮和直肠癌发生的主要原因。严重者可因用力排便导致脑血管破裂而危及生命。

（一）便秘的病因

中医认为便秘主要由燥热内结、气机郁滞、津液不足和脾肾虚寒所引起。

西医认为与不良生活习惯、疾病以及老年人有关系。

1. 不良生活习惯

①没有养成定时排便的习惯，忽视正常的便意，排便反射受到抑制，日久引起便秘。

②饮食过于精细，缺乏食物纤维，由于纤维缺乏令粪便体积减小，黏滞度增加，在肠内运动缓慢，水分过量被吸收而导致便秘。

③液体量摄入不足。

④肥胖，不运动，特别是因病久卧床，缺乏运动性刺激。

2. 某些疾病的影响　如肛门疾患（痔疮、肛裂等）所引起的局部疼痛；结肠病变如肿瘤、狭窄等病；神经性疾患，如截瘫、偏瘫；精神性疾患，如焦虑或抑郁症、痴呆；内分泌疾病，如甲状腺功能低下；代谢紊乱，如高钙血症、低钾血症、糖尿病等。

3. 老年性便秘　这是临床上最常见的一种，是因为唾液腺、胃、肠和胰腺的消化液分泌随年龄增长而减少，腹部和骨盆肌肉无力，结肠肌层变薄，肠平滑肌张力减弱，肠反射降低，蠕动减慢。老年人以单纯性便秘较为常见。

（二）π 水改善和调理便秘的机制

1. π 水的物理能量（渗透力、溶解力）较强，能够把人体代谢需用的营养物质、矿物质、微量元素等输入组织细胞中去，其代谢废物即时排出，从根本上改善人体细胞的代谢环境，从而促进了肠道蠕动，推动了大便的下行排出。

2. 便秘者多是酸性体液，π 水的弱碱性可以很好地改善和调节人的体液，可中和各种酸性毒素，预防酸性腐便的产生。

3. π 水可以增强人体酶的活性（酶是新陈代谢的催化剂、消化剂和调节剂）和消化系统的改善，减轻排泄压力，小分子团水很容易渗透被肠道壁吸收，使肠道壁细胞代谢旺盛，水分充足湿润，从而起到润滑肠道的作用。

4. π 水有促进有益菌生长和抑制有害菌的功能，使体内菌群平衡。

5. 饮用 π 水可以兴奋自主神经系统，增加肠蠕动，有利于粪便的排出。

6. π 水能软化血管，提高动、静脉血液循环，血液畅通，使痔疮曲张的静脉团得到缓解或消除。

（三）便秘者饮用 π 水的方法

早上空腹饮用 500mL；上午饮用 3 次，每次 250mL；下午饮用 3 次，每次 250mL；晚睡前饮用 500mL。因为晨起饮用 2 ~ 3 杯温 π 水，即可促进肠道蠕动，促使滞留的粪便进入直肠内，产生便意，从而消除便秘。

下面我们介绍二例国外的病例，引自《π 水惊人的效果》一书。供大家参考：

例 1　日本的寺藤霞女士述说。我第一次知道 π 水，是在两年前，当时因为工作的关系，认识了大桥健作先生，并且经他的介绍开始饮用 π 水。坦白地说，在此之前我对饮水问题根本就不关心。喝了 π 水之后，我非常吃惊："这是什么水啊？怎么这么好喝？"从那天起，我就成了 π 水的忠实拥护者。

根据大桥先生的说法，π 水不仅可供饮用，同时还可以用来洗脸、沐浴和烹调。由于认为过于浪费，因此一开始我只把它当成饮用水使用。每天早上起床后，我会喝下一杯 π 水，让体内细胞充分吸收这种健康水。眼见效果良好，于是我又规定自己每餐饭前、饭后各喝一杯，平均每天饮用的 π 水达 1L 以上。或许是体内毒素全部排出的缘故吧，我每天都觉得神清气爽。

很久以前，我有便秘的困扰。如果吃药，就会腹痛和频频放屁。但自饮用 π 水以后，不但便秘现象不治而愈，同时皮肤粗糙、发痒等症状也完全根除。

水对身体的影响实在不容忽视。由于 π 水的帮助，我的健康状况日益改善，皮肤变得更加光润，每天都能以最佳状态投入工作。除了感激之外，我还要郑重地向大家推荐，π 水确实是好喝又健康的优质水。

例 2　日本的小岛直记述说："经由好友的介绍，我得知 π 水具有很神奇的功效。从开始饮用至今，已有 1 年了。这期间 π 水所显现的效果，是迷信现代医学者所无法理解的。以往为了照顾病中的我，内人曾有多次累倒的记录。而今，神奇的 π 水使她终日神采奕奕。至于我本人，则因每天饮用 π 水（洗肠的缘故），排出来的粪便再也不像以往那样臭气熏天了。值得一提的是，当我饮用 π 水以外的水时，排出来的粪便往往又会变得很臭。虽然我不知道 π 水为什么会有这么大的效果，但是它的作用却是不容置疑的。"

第 3 节
肠炎

病例1　重度慢性结肠炎，（家人）便秘、五更泻、痛经

吉利云，男，38 岁。地址：山西省太原市万柏林区东社乡圪僚沟村

我是出租车司机，患有多年的慢性结肠炎，在我八年的患病期间，天天无数次的拉稀，由于控制不住，裤子里从来就没干净过。在太原市各大医院都治疗过，但只要一停药就还是拉个不停，在无数次治疗过程中屡屡失望。因为老是治不好，我曾经想到过轻生，但又想到妻子因为有两个孩子的拖累无法再改嫁，心想我还不能死，还得想办法治疗。父母亲也只是无奈地在我面前念叨："孩子！咋办呀！"正当我要绝望的时候，经朋友介绍，我接触了 π 水杯。在第一次看到杯子的时候，并不相信它能治病，但是在朋友的再三劝说下我喝了三杯 π 水，当天晚上就没再拉稀。当我使用 π 水杯两天后，我的大便成香蕉样，当时我激动得眼泪都掉下来了，赶快去告诉母亲这个好消息。母亲看到我的表情，以为出事了，就问："孩子，咋了？"我高兴地说："妈，我的肚子好了。"父母都不相信，以为我在发烧说胡话呢！在我使用 π 水杯一年的时间里，我再也没有吃过药，为了验证 π 水杯的效果，我曾经停用 π 水杯

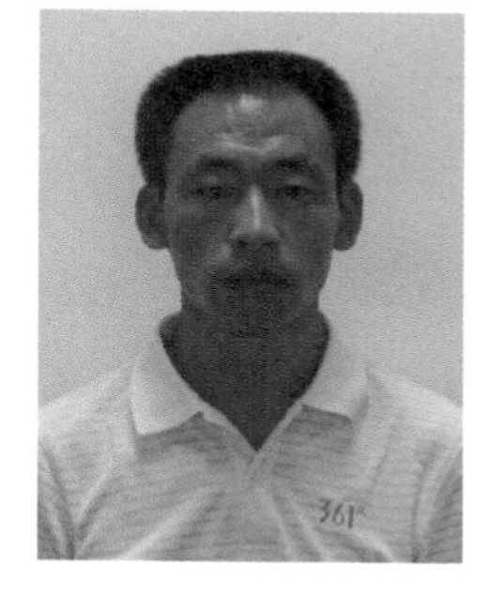

三个月，结果也没再拉稀，我的结肠炎彻底好了。今天的健康都是 π 水杯给的。

在我使用的同时，我的家人也使用了 π 水杯并且得到了非常好的效果。我妻子十年的便秘，使用 π 水杯十天就通便了。我母亲有五更泻的病史，使用 π 水杯一星期后，得到非常好的疗效，现在母亲不用早晨五点起床上厕所了。我的父亲患有高血压病，喝了 π 水两个月就恢复了正常。我妹妹以前有痛经史，喝了 π 水一个月就好了。我全家非常感谢 π 水杯的发明人。

注：病人流着激动的眼泪自述了以上实情，现已不再开出租车，改行到处宣传 π 水杯的功效。

2010-8-9

病例2 慢性肠炎

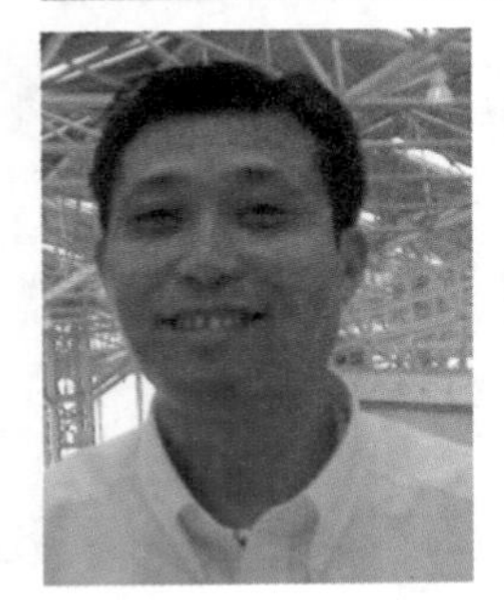

朱德森（教授），男，72 岁。地址：湖北省黄石市

我叫张道斌，有一位朋友是医学专家朱德森教授，他说："我在用 π 水杯之前，有四十多年的肠炎，我是医生却治不好自己的肠炎病，非常苦闷。在去年无意间接触到 π 水杯，使用两周后，我四十多年的肠炎就有了很大的改善。现在走到哪就将 π 水杯带到哪，可随时饮 π 水 。"

2010-9-8

病例3 胃肠炎、头痛

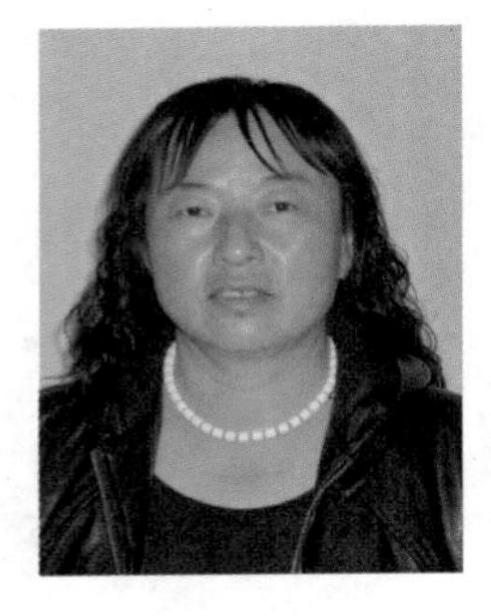

蒙根花，女，42 岁。地址：内蒙古鄂尔多斯达旗

我以前有头痛和胃肠不好的毛病，十几年了，每天大便至少 5 ~ 6 次，一直吃氟哌酸和雷尼替丁控制。药若多吃了几天，还会引起便秘（大便 3 ~ 4 天一次），很痛苦。2010 年 4 月 23 号，我开始喝 π 水，约半个月左右，就调整过来了，大便每天早上一次。到现在有半年的时间，所有的药都不吃了。

我母亲今年 80 岁，有四十多年的胃肠不好，因控制不住，裤子里经常不干净。吃药和输液效果也不好。八年前患有脑梗死，喝 π 水二十多天，胃肠好了，每天大便两次；脑梗死症状有所改善，现在的精神状况很好。

2010-11-6

病例4 结肠炎

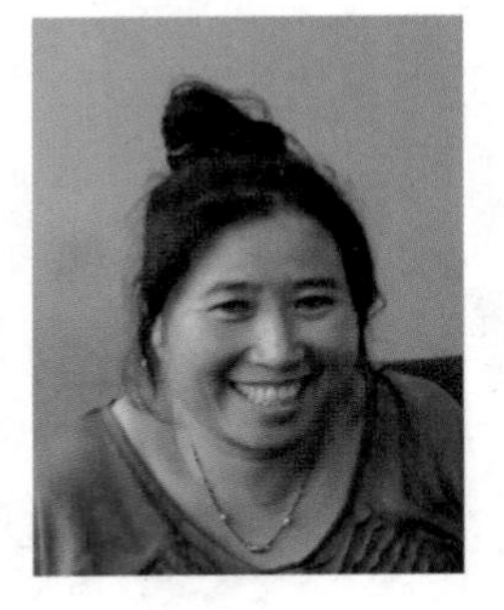

文鹊，女，48 岁。地址：辽宁省沈阳市铁西区大青乡宁官村

我是位中医科大夫，我和丈夫都患有结肠炎，有 5 ~ 6 年了，平时一天至少解 3 ~ 4 次大便，而且便稀，根本不成形。用 π 水杯二个多月，我和丈夫大便开始成形了，每天一两次大便。三个多月后，大便已改为香蕉样。我感觉 π 水比任何中药效果都好，且无任何毒副作用。我本身是医生，希望更多的人都能用上 π 水杯，都能拥有健康，远离疾病。

2010-9-7

病例5 腹泻

王春生，男，42 岁。地址：内蒙古包头市达茂旗百灵庙镇

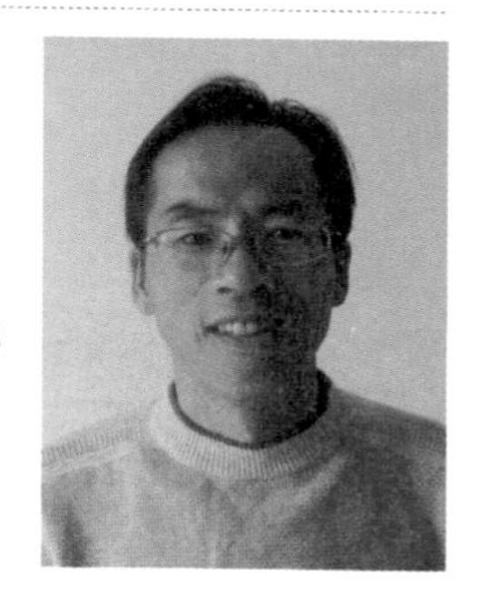

我叫马丽萍，丈夫王春生患有十多年腹泻，一天平均大便五六次，而且不成形。在使用 π 水杯以后，慢慢有所缓解，半年以后，病情大有好转。现在一天早、晚各一次大便，而且成形了。

马丽萍代述 2010-9-8

病例6 溃疡性直肠炎

王翠莉，女，36 岁。地址：河北省保定市

2008 年 8 月 12 号，本人经保定市第一中心医院行内窥镜检查，诊断为溃疡性直肠炎（附内窥镜照片，其中白色点片状为溃疡面）。用 π 水杯饮水，三个月后，于 2008 年 11 月 12 号，医生再次内窥镜复查，溃疡面已消失（见内镜照片图）。

2010-9-8

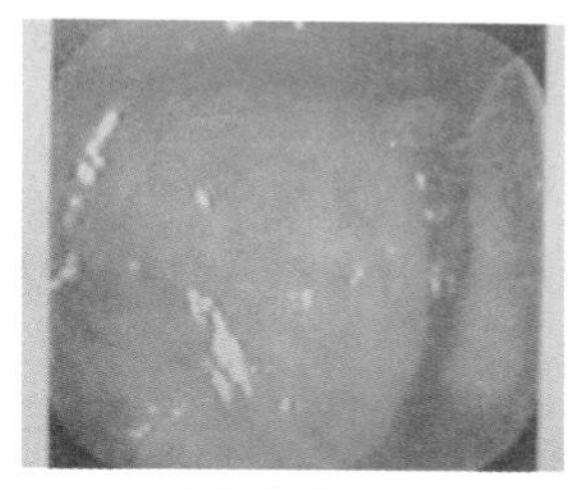

白色为溃疡面

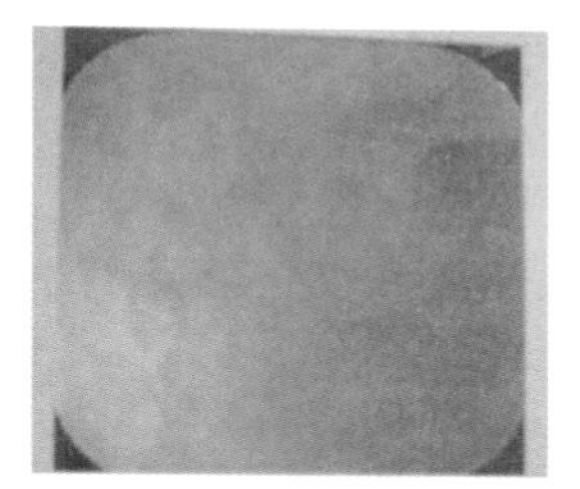

3 个月后溃疡面消失

病例7 肠炎、糖尿病

衡思常，男，53 岁。地址：山东省枣庄矿业集团高庄煤矿

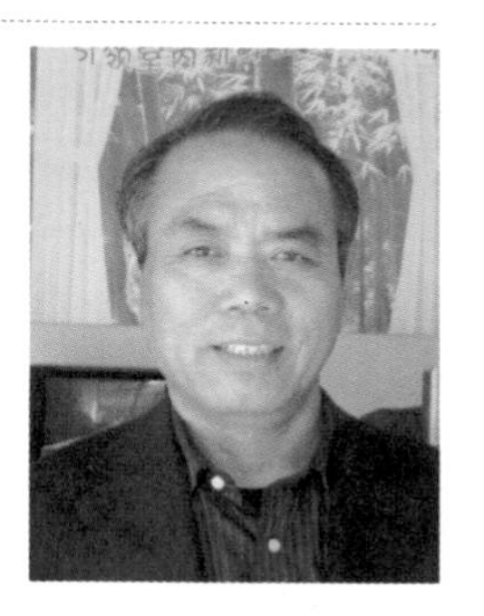

我是矿务局的一名员工，现任枣庄市薛城区政协委员、薛城区基督教爱国委员会副主任兼秘书长。2005 年检查出有糖尿病，血糖 13.6mmol/L，当年底升到 24 点多，经服药后下降到 13.8mmol/L。还患有 3 年的肠炎，经常拉稀，每天 5~6 次。2008 年 10 月，开始饮用 π 水，心想看看 π 水的效果，于是停服降糖药，半个月后，肠炎康复。二个月后，血糖降至 8 mmol/L。现在血糖为 7 mmol/L 左右。大便至今也一直都很正常。

2011-4-12

[病理分析]

腹泻可因多种疾病而引起，是临床上常见的病症。正常人每天排便 1 次，排出粪便的量 200 ~ 400g。也有少数人每天虽排便 2 ~ 3 次，但粪便性状正常，则不能称为腹泻。腹泻一般是指每天大便次数增加或排便次数频繁，粪便稀薄或含有黏液脓血，或者还含有不消化的食物及其他病理性内容物，并伴有腹部疼痛、排便急迫感、肛门不适、失禁等症状。腹泻分为急性与慢性两类，前者是指腹泻，呈急性发病，历时短暂；而后者一般是指腹泻超过 1 个月以上者。腹泻的原因如下：

1. 急性腹泻多见于食物中毒、肠道感染（病毒、细菌和寄生虫感染）、药物反应等。

2. 慢性腹泻常见于慢性肠道感染性疾病（阿米巴痢疾、肠结核、慢性细菌性痢病）、肠道非感染性炎症（溃疡性结肠炎、放射性肠炎）、大肠癌以及消化不良等。

溃疡性结肠炎 临床上简称“溃结”，是局限在结肠黏膜及黏膜下层的非特异性慢性炎症。病灶多位于乙状结肠和直肠，也可波及降结肠，甚至整个结肠。受累结肠黏膜呈现多发性浅表溃疡。病程漫长，反复发作。本病 20 ～ 30 岁者多见，也可在细菌性痢疾、阿米巴痢疾和淋菌性结肠炎中见到。

临床症状：腹痛和腹泻最为常见，腹痛位于左下腹，为隐痛或绞痛，便后缓解。腹泻以黏液脓血便最常见，每日数次至十多次不等，常伴里急后重、恶心、呕吐、食欲不振。此病常伴有关节炎、结节性红斑和口腔溃疡等。

溃疡性结肠炎的病因至今仍不明。多数学者认为免疫力低下是该病的主要原因。

π 水治疗腹泻的机制：

1. π 水拥有最小的水分子团，能携带氧和营养物质，迅速弥散到肠道的各层细胞中去，加强肠道的营养，提高活性和抗病能力，这有助于炎症和溃疡的恢复。

2. π 水还可以兴奋自主神经系统，促进胃肠蠕动，强化肠道的消化、吸收功能，并改善肠道内环境，使菌群相互平衡、良性繁殖，避免或减少产生腐败的酸化物质，进一步促进溃疡面的愈合。

3. π 水可以提高人体的免疫功能，改善肠道内的血液循环和新陈代谢，从而对溃疡性结肠炎有很好的辅助治疗作用。

腹泻病人空腹饮用 π 水最佳。饮用量每日 2000 ～ 2500mL。初期饮用 π 水后可有暂时腹痛加剧、食欲不振、大便次数反而增多等现象，坚持几天后以上反应就会消失，而后会渐渐恢复肠道的正常生理功能。

第 4 节 胃病

病例1 胃病、低血压、低血糖

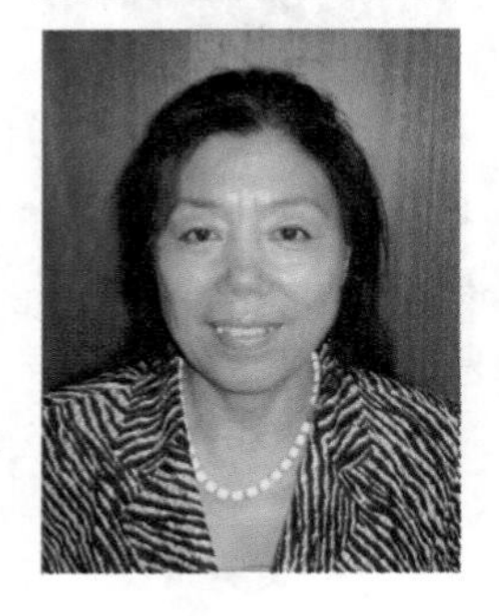

李阜玲，女，55 岁。地址：河北省秦皇岛市北戴河区北邻三区 53-3-1

1982 年，我在北京协和医院确诊为胃溃疡、胃下垂、低血压、低血糖。吃过很多的中药和西药，低血压需每年夏天几乎每周输一次液。低血糖犯病时，早晨只有在被子里，吃过饭才能起床。原来体重只有 82 斤。二十多年来，我一直在痛苦中生活。2008 年 6 月，开始用 π 水杯。当时还不相信 π 水能这么神奇。半个月后胃病有明显好转。喝 π 水一年以后，以上症状完全消失，吃饭也香了，我现在体重 92 斤。喝 π 水到现在有两年多了，再未进过医院的门。

2010-9-8

病例2 胃炎、十二指肠球部溃疡

郭海田，男，57 岁。地址：辽宁省阜新市新邱区长新小区 46-1-403

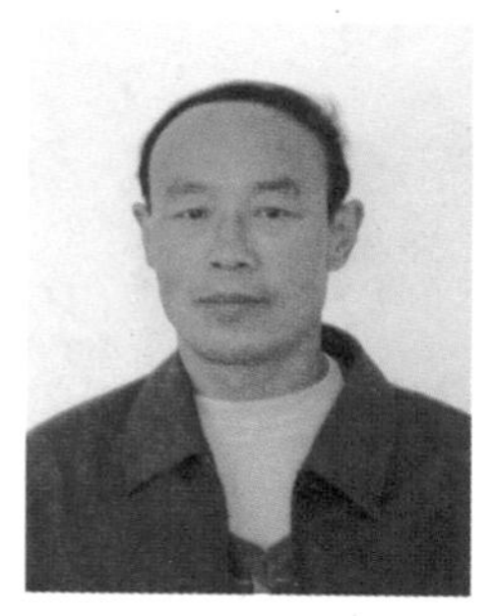

我是阜新矿务局医院放射科的主任，以前下过乡、当过兵、下过井，生活不规律，因此患有胃炎、十二指肠球部溃疡三十多年了，经常上腹部隐痛、灼痛、反酸和饥饿感，睡到半夜痛醒，常服胃舒平、三九胃泰和雷尼替丁等，都未能治好。喝 π 水仅一个月时间，胃部就不痛了，现在已经不用药。到现在有一个多月，体力也显得增强了。

2010-11-6

病例3 胃肠炎、偏头痛、便秘、关节炎、月经不调

祁栋灵，女，44 岁。地址：河南省洛阳市漯河区夹马营路三乐食品厂家属院

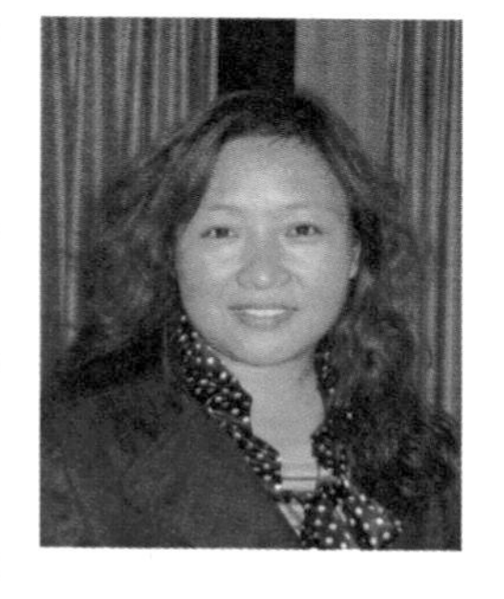

我以前有浅表性胃炎，春、秋季节胃腹部胀得难受，吃不下饭；二十多年的偏头痛，常年服用头痛粉和止痛片等药，但效果不明显；便秘（7 ~ 8 天一次）已二十多年，凡是与便秘有关的药几乎都用过了，但多是治标不治本。还患有肠炎，若吃药就会引起便秘，不吃药就拉稀；腿关节和肘关节有炎症，上下楼困难，肘关节痛得不能干活，拎不动 1 千克重的东西；经常感冒，还不容易好，每次感冒要至少输液一星期。此外，还患有月经不调及妇科炎症。例假该来不来时，乳房胀痛，若来了，颜色也发深。脸色灰暗，无光泽，并且显得苍老。2009 年 11 月 27 号，我开始用 π 水杯，当时还不完全相信。当天就喝了四杯 π 水，第二天，感冒症状消失了。我感觉挺神奇。从那以后，我就每天喝 π 水 8 ~ 10 杯，再忙也坚持喝。四天后，便秘解决了；一个月后，头痛症状消失，胳膊也能拎东西了，肘关节的症状也基本没有了，腿关节上下楼轻松自如。胃部的不适也已经彻底解决。曾经的心脏不适，也在喝 π 水不到两个月的时间明显好转。至今已经用 π 水杯近一年的时间，除了感冒过一次，输了一天的液体之外，再也没进过医院。以前的常用药再也没吃过。总之，自从用了 π 水杯之后，慢慢地一切症状都消失了。

2010-11-5

病例4 萎缩性胃炎、反流性食管炎、便秘、中度脂肪肝

高生宏，男，53 岁。地址：山西省医药集团

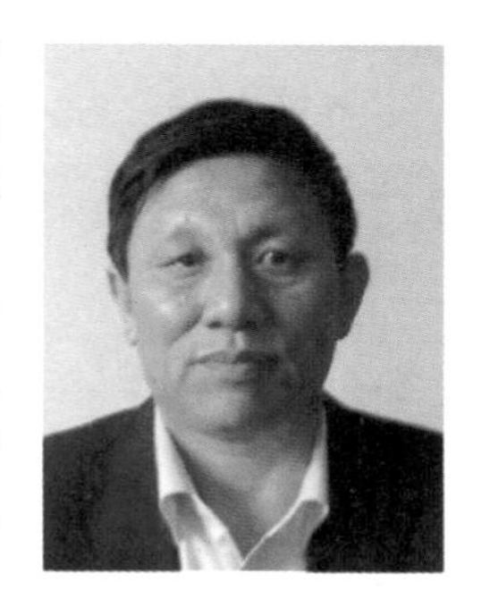

我原来有 20 多年的胃病，医院诊断为慢性萎缩性胃炎、反流性食管炎、中度脂肪肝、便秘。经常感觉腹胀和胃部不适，吃了不少的药，做了各项检查都无济于事。2008 年 8 月开始喝 π 水后，反酸、腹胀症状就没有了。3 天后，原来的便秘也好了，脂肪肝也消失了，现在一切正常。

我的爱人叫任树华，53 岁，服务行业的老板，平时吃饭不规律，导致患有多年的慢性胃炎。特别是胃寒，不能吃凉食、寒性食物，尤其是多年不能吃大米、绿豆、雪糕，吃了就胃痛、胃酸、烧心。有幸在 2008 年 8 月遇上 π 水杯后，每天坚持至少喝 8 杯，从喝上 π 水就有好转，不再反酸、烧心。半年后，什么食物都能吃了，不需要忌口了。

2010-10-10

病例5 胃炎、心脏病、胸椎病、颈椎病、腰椎病

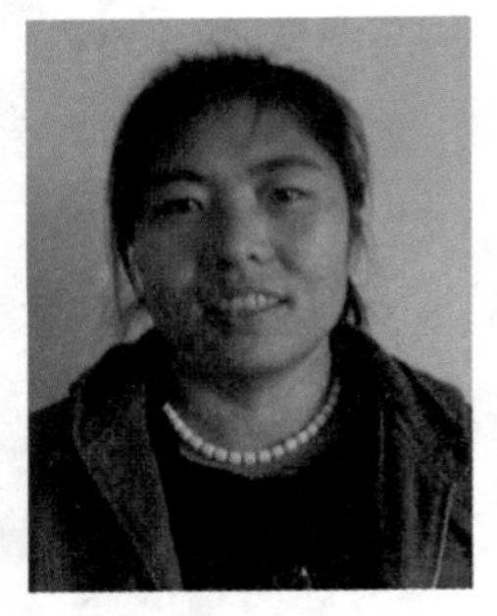

董秀芝，女，39岁。地址：河北省承德市双桥区二化家属院

以前感觉身体挺好，因为生意忙，小毛病也就没在意。2007年10月8号，因感觉浑身不适，去医院检查，结果却意外地查出：①多发性胆囊息肉，后做了胆囊切除手术。②肝脏患有多囊肿及血管瘤。③胃部患有慢性浅表性胃炎。④心脏有慢性心肌缺血，经常后背疼痛。⑤胸椎有先天疾病。⑥腰椎有腰间盘突出、先天发育不良、骶骨裂。⑦颈椎病常引起恶心、呕吐、头晕。从那以后，吃过不少的药品和保健品，有效但不能根治。2009年2月15日，开始用π水杯。喝π水的第六天晚上，感觉胃部痛得厉害；第七天早上，肝区疼痛，中午腰椎、胸椎和颈椎均感不舒服。咨询指导老师才得知是病理反应。十天后所有症状都缓解了。直至现在，只有颈椎偶尔有点不舒服，难受时临时带上两条π石项链，一两天后也会缓解。

2010-11-6

病例6 胃炎、胃溃疡，（朋友）糖尿病、高血压

杨会敏，男，33岁。地址：山东菏泽鄄城什集镇杨村

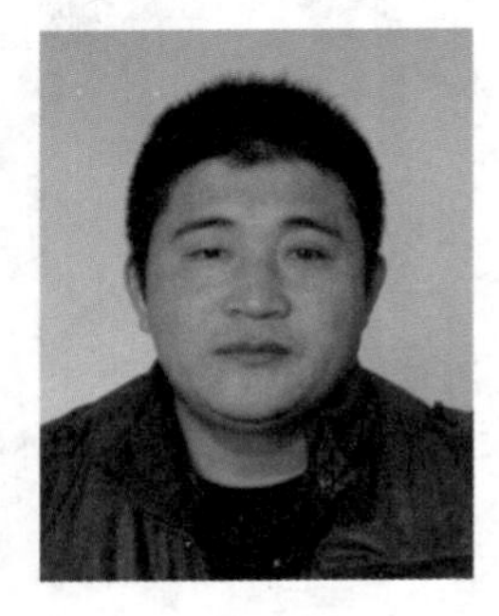

我由于工作关系，饮食没有规律，经常胃痛。经医院内窥镜检查，先是慢性胃炎；因我贪杯，饮酒过度，经医院诊断发展成胃溃疡，病史5年。吃过大唐奥舒、胃肠康宝、三九胃泰、利竹得乐等药物。吃药时好点，不吃药还犯。身体很瘦，体重100斤。用π水杯1个月后，症状就消失了。用π水杯到现在有1年了，病情全好了，对工作很有信心。现在体重增加到146斤，也有食欲，感觉精力充沛、心情舒爽。

我的朋友牟善宾，今年56岁，家住鄄城县。他有糖尿病，血糖为9.6mmol/L，浑身无力，不想运动。使用π水杯1个月后，血糖降至6.9mmol/L。不敢相信，去医院再次检查，结果一样。

我朋友张敬虎的妻子，今年40岁，家住鄄城县什集镇东张庄村。患有15年的高血压，收缩压高达220mmHg，一直吃降压药控制病情。还有双手麻木、头晕、步态不稳等症状。使用π水杯8个月后，血压下降到150mmHg，走路也稳当了，还能骑电动车赶集买菜，精神很好。

2011-1-6

病例7 胃炎、冠心病

乔翠英，女，50岁。地址：山东省东营市西五区65号楼二单元401室

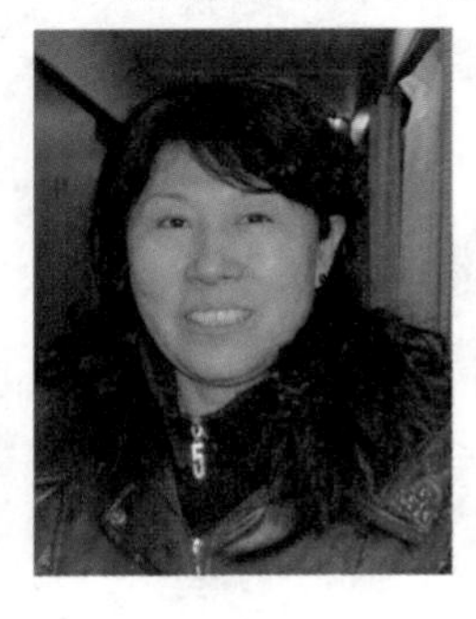

我患有浅表性胃炎20多年了，肠道也不好，大便不成形，不能吃凉食，否则，吃完2～3分钟后，就会拉稀。还患有冠心病，常感到心悸，已十多年了。身高1.65米，原来体重104斤，显得很瘦。2008年7月，开始饮用π水，3个多月后，胃病就得到很好的缓解。饮用π水两年，皮肤变白，人也显得年轻，胃病也好了，也不感到心慌，面色红润，大家都说我比以前漂亮了。现在体重126斤，也能吃凉食了。

2011-2-19

病例8 胃病、便秘、失眠、血黏稠度高

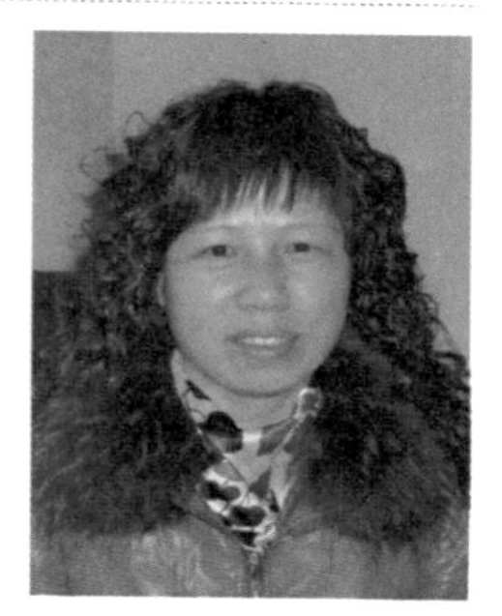

王鹏，女，45 岁。地址：陕西省西安市杨家村 29 号

我患有便秘 20 多年，3～4 天大便一次。2000 年后，患有浅表性胃炎，经常胃痛，痛时症状似心绞痛，吃了多种药也无济于事。2008 年 12 月份，开始饮用 π 水，胃痛症状逐渐减轻，有时因进食不注意，可出现轻微感觉，现在自觉身体比以前好，面部的皮肤也细腻、红润了，大便已正常（每天一次），睡眠质量改善，自觉身体有劲了。原来的血黏稠度高，现在恢复正常。

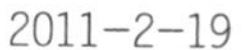

2011-2-19

病例9 胃炎、十二指肠溃疡、便秘

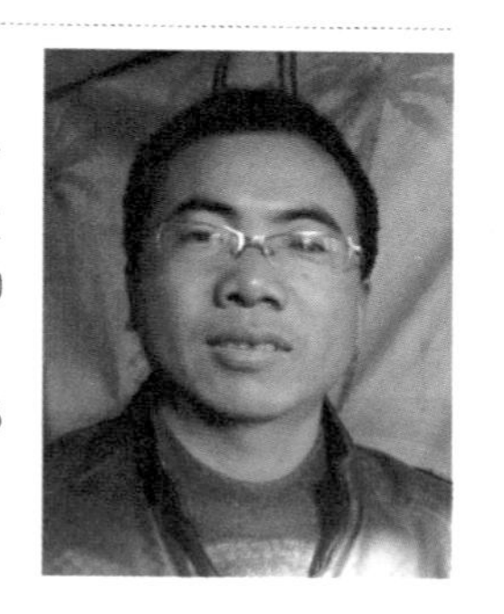

刘文怀，男，47 岁。地址：黑龙江省齐齐哈尔市龙沙区

2007 年，因胃痛去医院检查，诊断为胃炎（胃黏膜脱垂）、十二指肠溃疡，经常感觉胃部疼痛。还患有便秘，已 3 年之久，4～5 天一次大便，每次 40～50 分钟，很麻烦。2010 年 10 月中旬开始喝 π 水，3 天后，便秘见效。20 天后，便秘现象完全清除。喝 π 水到现在有 20 多天，胃痛基本消失。

2010-11-5

病例10 口苦、口臭

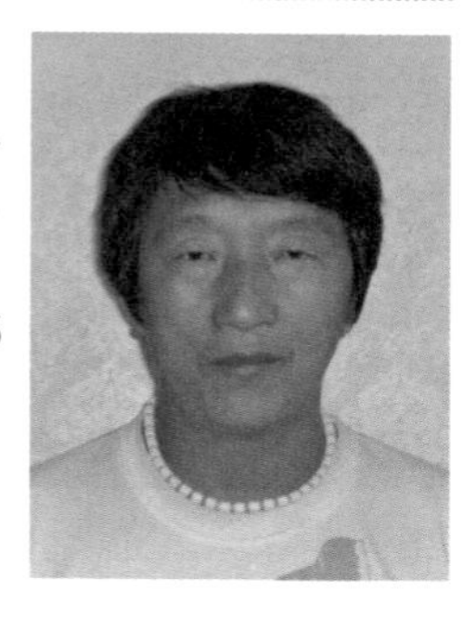

李勇飞，男，36 岁。地址：内蒙古鄂尔多斯达拉特旗铁西区 30 号

1990 年上高中时，每天早上醒来，口腔都感觉特别苦，而且有臭味，吃了很多药不管用。每次吃完饭就要刷牙，特别苦恼。自从用了 π 水杯后，每天 8 杯水，三个月后，这些症状就没有了。

2010-11-6

[病理分析]

胃病是常见病，许多人都患有不同程度的胃酸过多、浅表性胃炎、萎缩性胃炎、胃溃疡、十二指肠球部溃疡和消化不良等症。

我们所吃的食物，经胃肠的蠕动能把食物碎成食糜，并不断向下推进，便于食物的消化和吸收。π 水具有小分子团、弱碱性、高溶氧量等综合作用，促进了消化液（包括唾液、胃液、胰液、胆汁、小肠液和大肠液）的分泌，增强了胃肠蠕动，加快了食糜的传送和粪便的排出，加速了胃肠的血液循环。这些都有利于食物的消化和吸收。胃肠的正常蠕动和运行，提高了消化吸收功能，保证了营养的吸收，起到强身健体的作用。

π 水的分子团小，能迅速吸收弥散到黏膜下的细胞中，很少在消化道潴留，因此可大量饮用 π 水却肚子不胀。饮用 π 水可以兴奋自主神经系统，促进胃肠蠕动，加速血液循环。π 水为弱碱性，有胃酸、

反酸、烧心等症的病人，可以通过饮用 π 水中和胃酸，并保持体液呈弱碱性状态，继而，使溃疡面快速愈合。π 水还可帮助改善胃胀、胃痛、口臭等消化不良症状，能显著改善胃部功能。所以，长期饮用 π 水可以减轻或根除各类胃肠疾病。 由于 π 水的渗透力、溶解力强，还可促进体内排毒，增强消化与营养吸收，增进食欲。

胃病病人空腹饮用最佳，饮用量每日 2000 ~ 2500mL。初期饮用 π 水后可有暂时疼痛加剧、饱胀感，或食欲不好、胃稍感不适、想吐等。坚持几天后以上反应就会消失，而后会渐渐恢复胃的正常生理功能。

第 5 节
糖尿病

病例1 糖尿病、高血压、心律失常、脑动脉硬化、便秘、双肾结石、胆结石

周炎生，男，62 岁。地址：湖北省武汉市江夏区凤凰花园第二期六号楼三单元 601 室

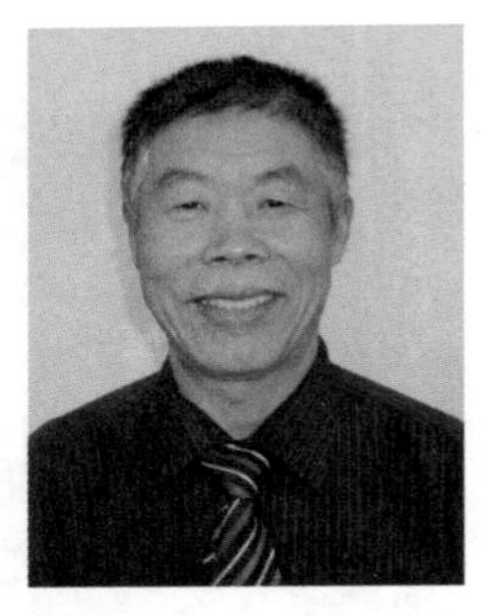

我在湖北江泽油田仪表厂担任财务科长，在任职的十几年间，由于工作性质的关系，常在酒场当醉汉。体重由原来的 132 斤增重至 176 斤，由于饮酒过多，不知不觉逐渐患上高血压病（176 / 118mmHg）、糖尿病（用同位素测定血糖高达 63.4mmol/L，诊断为酮体酸中毒，为此医生给我下了病危通知书）、心律失常、脑动脉硬化、便秘（3 ~ 7 天一次）、双肾结石、胆结石。患病后体重由 176 斤又降到 118 斤，刚开始服消渴丸，最后注射胰岛素和吃各种保健品。花费了十多万元未治愈。 2009 年 9 月 25 号开始用 π 水杯，一周后，便秘症状有所缓解，半个月后大便呈香蕉样，已完全正常。喝 π 水一周后，开始减胰岛素，一月内分三次减完。一个月后，自觉身上有劲了，血糖正常了，感觉好像年轻了。每天坚持喝 π 水 8 杯以上，双肾结石于 2010 年 6 月 1 号检查好转。现在上述的病症逐渐好转，体重 136 斤，以前上楼很吃力，现在上楼一步可以跨两个台阶。

2010-9-26

病例2 糖尿病、便秘、腿痛

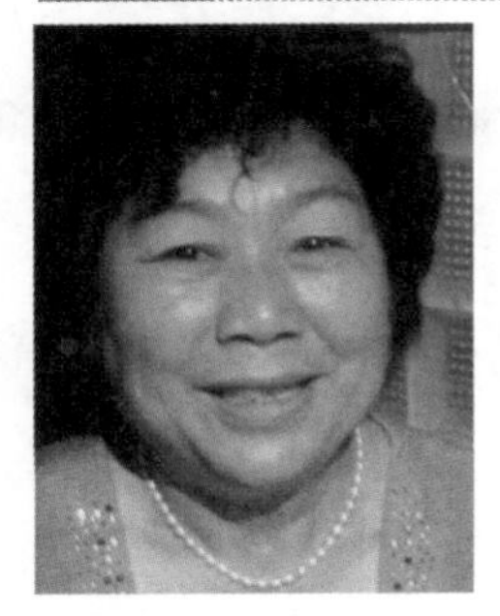

彭文渺（离休干部），女，82 岁。地址：河南省太康县工会

我是孙清兰，我的一位朋友叫彭文渺，她患有 20 多年的糖尿病，血糖高达 15 ~ 19mmol/L，还伴有便秘、腿痛、肢体发凉。以前每天要注射胰岛素，也曾吃过不少别的药。喝 π 水一周后，大便就顺畅了。一个多月后，血糖降到 9.0 mmol/L，腿痛、肢体发凉现象也有明显好转，现在感觉很好。

叙述人　孙清兰　2010-8-7

病例3 糖尿病、便秘、腹泻

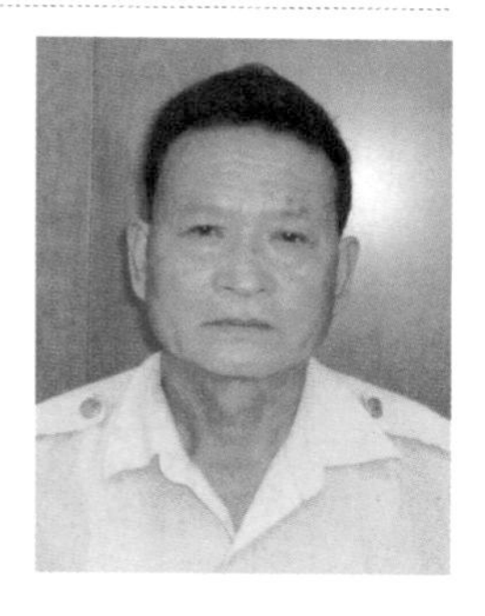

陈国顺（原工商所所长），男，71 岁。地址：河北省定州市东亭镇

我 2002 年患糖尿病，血糖达到 14.2mmol/L，尿糖 3 个 + 号，吃过很多药和用过各种保健品后，病情有所好转，血糖降到 7.8mmol/L 左右，但出现了眼睛模糊、腰痛、尿频、足跟痛、浑身无力、便秘与腹泻交替出现等症状。用 π 水杯半年后，血糖下降到 4.0mmol/L，尿糖正常，并发症消失，便秘、腹泻也好了，感觉浑身有劲，吃饭也香了，现在我觉得身体很好。

2010-9-8

病例4 糖尿病溃疡、气管炎、哮喘

张俊英，女，50 岁。地址：山西省忻州市

我患有糖尿病 3 年多了，血糖为 27mmol/L，平时吃二甲双胍等好几种药物，但疗效不大。因糖尿病导致脚掌部位出现面积为 2cm×3cm 大小的溃烂，颜色灰暗，但无痛感。我从小还患有气管炎、哮喘和腹泻。用 π 水杯 3 个月后，血糖下降到 10mmol/L，原来脚部溃烂的部位也有痛感了，坏死的溃烂部位也开始结痂愈合，颜色也变得红润。气管炎和哮喘也不知不觉好了，也不像以前那样容易感冒了。

2011-1-6

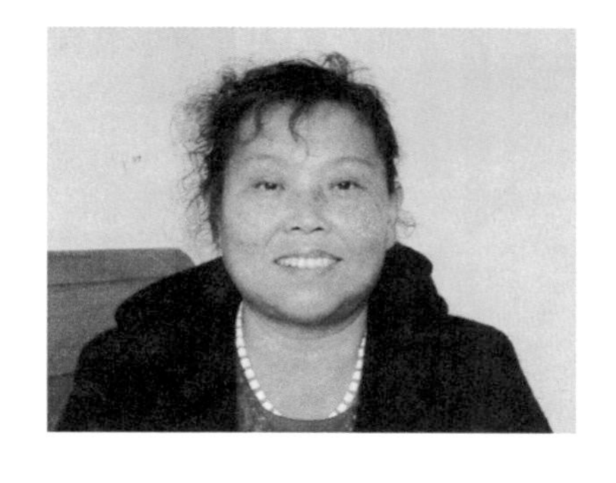

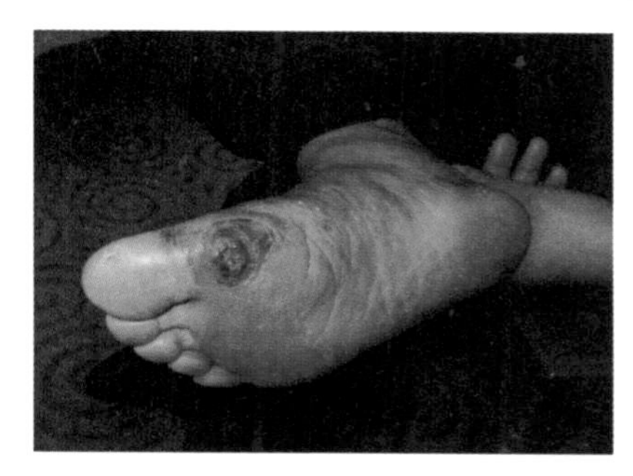

病例5 糖尿病

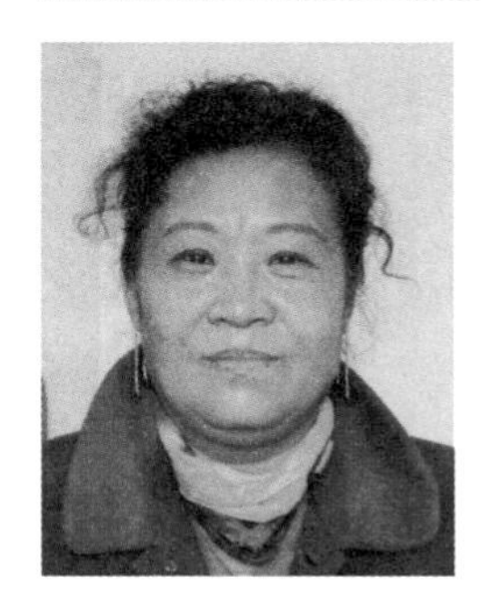

李正勤，女，51 岁。地址：山西省忻州市七贤巷

我患有糖尿病 3 年多了，初诊时血糖为 20.96mmol/L。后来用中药治疗 5 个月，效果挺好，但无法长期承担药物的费用，停药三个多月后，血糖又反弹上升。2010 年 11 月 17 号开始用 π 水杯。半个月后，口臭和尿臭现象没有了，腹泻现象，2 天后就好了。到现在近 2 个月了，血糖下降到 10.05mmol/L。

2011-1-6

病例6 糖尿病、气喘、心慌

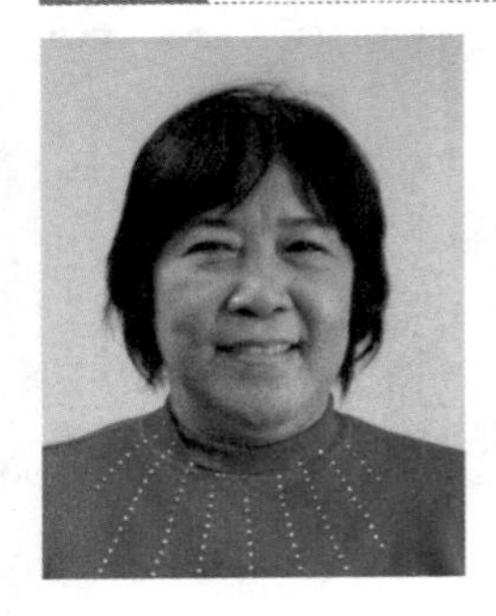

王雪莉，女，58岁。地址：陕西省西安市

我母亲今年76岁了，患有糖尿病、高血压病，以前还患有脑梗死。原来餐前血糖13mmol/L，餐后血糖为17.8mmol/l。2008年开始用π水杯，自从喝了π水，血糖也在不断地下降，现在血糖一直保持在6mmol/l左右。

我以前有心慌、气喘的毛病。自从2008年开始，和母亲一起用π水杯，感觉效果挺好，四川大地震时，我居住的楼高有12层，步行上、下楼3次也没有原来气喘的感觉。

2010-12-5

病例7 糖尿病、便秘、色素斑

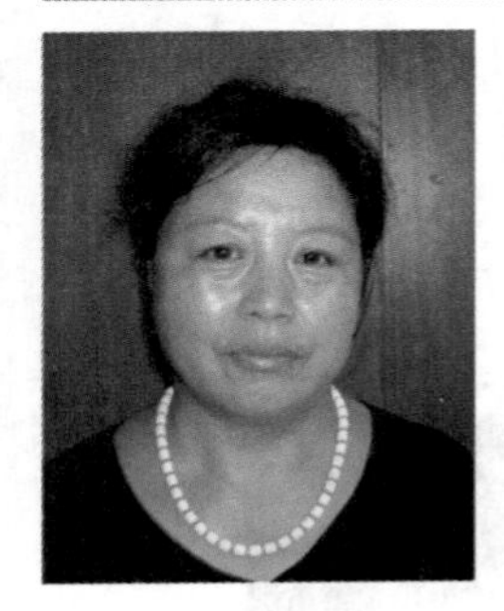

任俊林，女，49岁。地址：内蒙古鄂尔多斯市达拉特旗树林召镇第九中学。

我是一名中学教师，患有糖尿病，2009年4月，血糖16.2mmol/L，曾经住院治疗。脸上有斑、有口臭、经常掉头发，由于工作原因，经常打电话导致耳朵痛，便秘十几年，7～10天大便一次。用π水杯一年后，血糖最高6～7mmol/L，基本接近正常。脸上色素斑也逐渐淡化了，口中异味已消失，头发也不掉了，而且还长出很多新发，耳朵自从戴了π石项链四天后，再也没有痛过。现在每天大便一次，很正常。我现在精神状态很好。

2010-9-8

病例8 糖尿病、高血压、心脏病

张文平，男，47岁。地址：河南省安阳县安丰乡邵家屯村

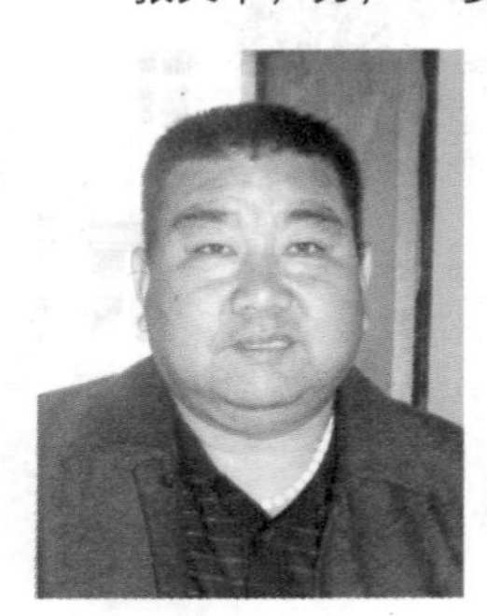

我以前身体非常好，一切都很正常。就因身体好，什么也不在乎，每天经常喝凉水、吃肉。2007～2008年身体就经常感到不适，因生意忙，我也没在意。直到2008年6月23号出现心慌、头晕时，才到安阳市第三人民医院检查。医生检查后，给我的家人讲了我的病情，并下达了一份病危通知书。住院检查发现了很多病：高血压病、心脏病、糖尿病，血压高达170～180mmHg，血糖7.5～10.6 mmol/L。真没想到，以前什么病也没有，突然间检查出这么多种病来，心里就有压力。从此，两年内我住了三次医院。中药、西药都吃了，有降血糖、降血压和治疗心脏的。有消渴丸、降压0号、卡托普利、硝酸异山梨脂片、盐酸吡格列酮片、硝苯地平缓释片、阿司匹林肠溶片等。血压也降了很多，但血糖还在10mmol/L左右。就这样一过就是两年，只有靠药物维持。2010年4月12号的下午开始喝π水，13号早上我就试了一下血糖，到中午一看是9.28mmol/L。到了5月23号，又检查了，血糖是9.87mmol/L，比以前高点。可是身体很好，我还是用心喝π水。到了6月6号，查了是10mmol/L，又高了。到6月13号又检查了一次，是13.9mmol/L，这么高！可身体还是很好，当时我就有些不解，这么高的血糖，为什么身体还好？我还是坚持用心喝π水。到了7月25号又查了一次是8.7mmol/L，一下降了5mmol/L多。真是让我不敢相信。心里也非常高兴，就还是喝π水。到了8月28号又查了一次是7.8 mmol/L，又降了。现在我的血压也正常了，120 / 80mmHg；血糖7.8mmol/L，心脏病的症状也消失了。当血糖降到6mmol/L时，我要减药。

2010-9-6

病例9 糖尿病、前列腺炎、牙周炎、易感冒

李相臣，男，57 岁。地址：安徽省肖县刘套镇刘套小学

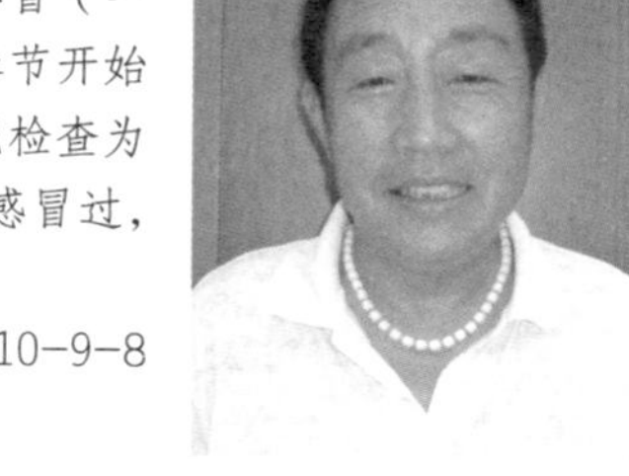

我是一名教师。患有二十多年的糖尿病，身体健康状况不好，经常感冒（一个月内两三次），常服药。我还患有前列腺炎、牙周炎等疾病。2010 年春节开始用 π 水杯，1 个月后，状况明显好转，到现在有半年多了，血糖经县医院检查为 5.6mmol/L，血糖稳定。前列腺炎好了，牙周炎也没了，一直到现在，也没感冒过，总之，各种病症都好了。人也显得很精神。效果确实好！

2010-9-8

病例10 糖尿病

宋秀玲，女，54 岁。地址：河南省安阳市警苑小区 7-5-2 西

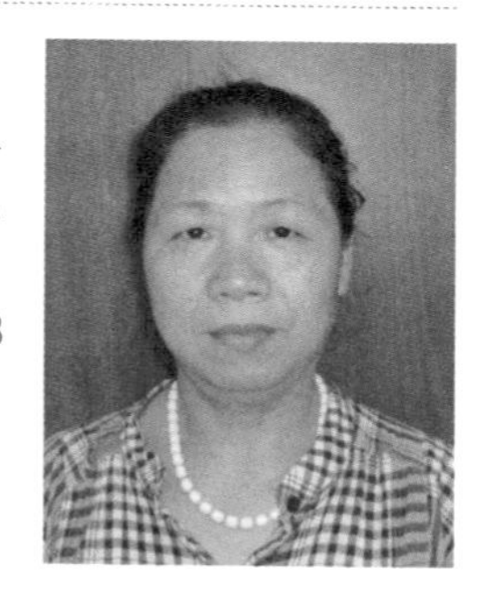

我是一位教师，血糖不正常也有一年了，医院检查我的血糖 7.8mmol/L。上个月开始用 π 水杯，每天喝 8 杯以上，五天后，血糖降到 5.7mmol/L。当时，我感觉很惊奇，真的不敢相信。第十天后，血糖降到 5.6mmol/L。

2010-9-8

病例11 糖尿病、失眠、多梦、便秘

贺建华，女，52 岁。地址：山西省定襄县中小企业局

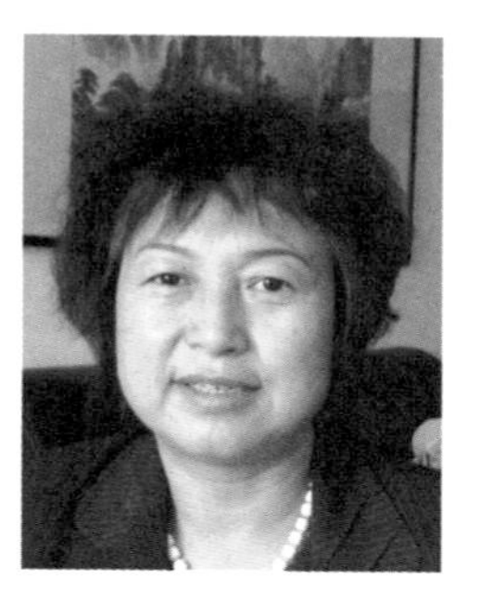

我表哥叫杜宣园，60 岁，原来有糖尿病，血糖餐后 17.5mmol/L。喝 π 水 20 天后，降了 2mmol/L，喝到 40 天时，血糖降到了 13mmol/L，而且精神状况很好，没有以前那种“多吃”的现象。现在他还在继续用 π 水。

我以前睡觉一直不好，失眠、多梦。喝 π 水十多天后，就睡觉很香。感觉非常好，并且精神好多了。

我有一个朋友便秘，喝 π 水一个星期，便秘好了。

2010-11-6

病例12 糖尿病、高血压病

卢满堂，男，60 岁。地址：河南省伊川县鹤鸣花园

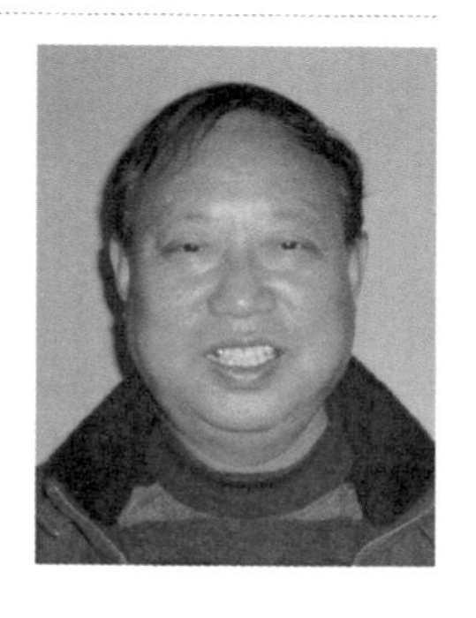

我 2005 年发现血糖 9.5mmol/L，血压 140.8/100mmHg，经常出现头晕、睡眠不好、尿液混浊、全身无力现象。从 2010 年 12 月，开始用 π 水治疗，一月后，感觉身上有劲，血压基本正常，血糖降至 6.5mmol/L 左右。

2011-2-19

病例13 糖尿病

高东旭，男，25 岁。地址：河北省廊坊市大城县

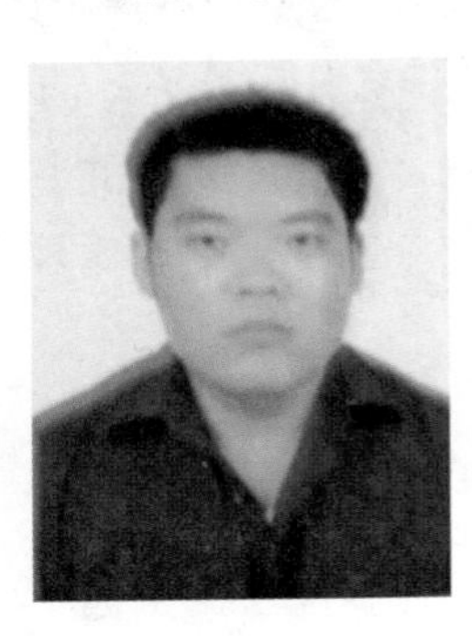

我于 2010 年 1 月 22 日在大城县中医院查出糖尿病，血糖高达 30.3mmol/L，尿常规：酮体（+++）、葡萄糖（+++）、蛋白质（++）。镜检：管型 0 ~ 2 个 / 高倍视野。血生化：K^+ 5.55mmol/L、Na^+ 128.7mmol/L、CL^- 90.5mmol/L、CO_2-CP 11mmol/L。住院治疗 12 天，血糖总在 15mmol/L 左右，用 π 水杯当天就降到 11.6mmol/L，再用两天，降到 9.7mmol/L 出院。出院时，早晨注射胰岛素 10 个单位，中午 10 个单位，晚上 10 个单位。用 π 水杯 10 天时，血糖就降到 7 ~ 8mmol/L，有 3 天未饮 π 水，血糖上升到 11.4mmol/L。用 π 水杯 1 个月，血糖降到 5 ~ 6mmol/L，开始降胰岛素，早晨不用，中午、晚上各注射 6 个单位。用 π 水杯 2 个月，全部停用胰岛素，现在血糖保持正常。

2010-10-9

病例14 糖尿病（伴足底溃疡）

朱德培，男，73 岁。地址：北京通县

我患有糖尿病 22 年之久，经各种降糖药物治疗，病情未能控制住，并出现了并发症足底溃烂，久治不愈。饮用 π 水三天后，病情好转，三个月后，大部分溃烂愈合结痂（附照片）。

2010-9-26

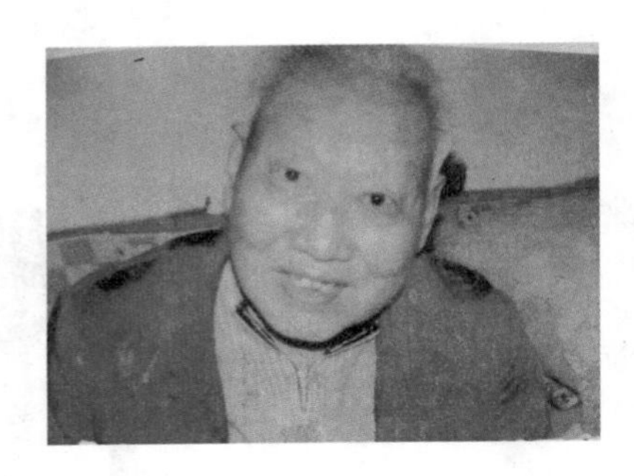

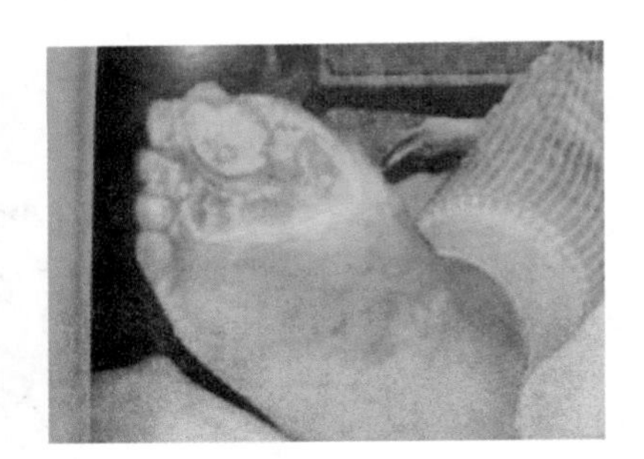

病例15 糖尿病、高血压、腹泻

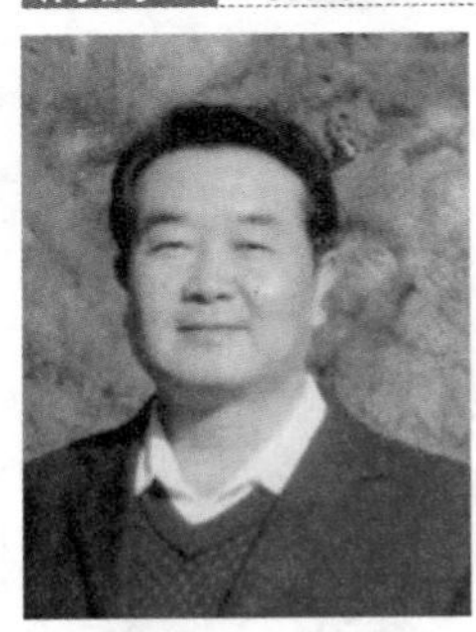

蔡爱，男，48 岁。地址：河北省迁安市人

2007 年查出患有高血压病（140/95mmHg）、糖尿病（8.8mmol/L），手掌脱皮有 10 年的历史。大便每天不少于 5 次。因脑梗于 2007 年年底至 2008 年 5 月，半年之间住过两次医院。2008 年 12 月开始用 π 水杯到现在，以上症状已恢复正常。π 水杯让我的身体越来越好！

2010-12-5

病例16 糖尿病

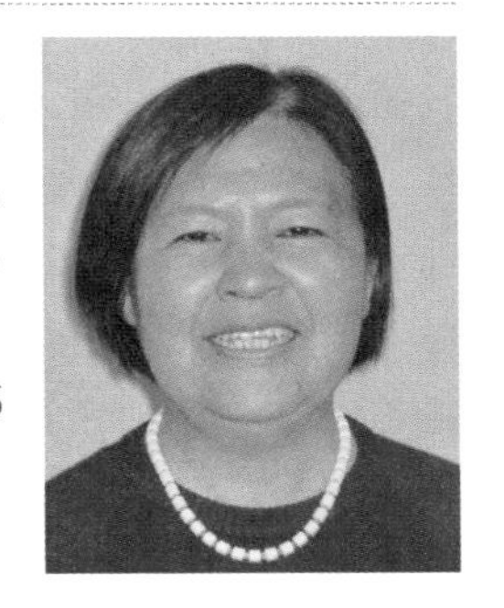

程梅，女，40 岁。地址：山东省曹县曹城镇白蜡园行政村

我朋友程梅于 2010 年 12 月诊断为糖尿病，血糖 8mmol/L，吃二甲双胍等药物降糖。2011 年 4 月 9 号开始饮用 π 水，当天就感觉很舒服。第二天下午开始拉稀，第三天早晨血糖降到 5.7mmol/L，第四天血糖降到 4.9mmol/L，开始停服所有降糖药物，只喝 π 水，到现在血糖均在 6mmol/L 以下。

武步贞代述　2011-4-16

病例17 糖尿病

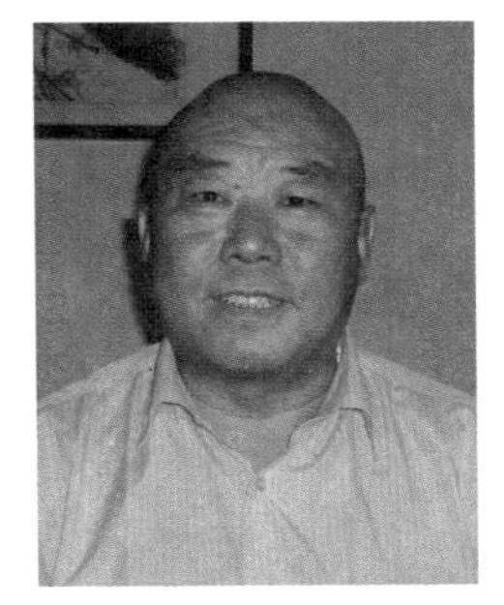

梁喜银，男，57 岁。地址：山西省文水县城

我以前身体虚胖、易感冒、睡眠质量不好、血糖高（18.5mmol/l），是Ⅱ型糖尿病人，有 7 年多的病史，每天吃八粒降糖药，才可使血糖正常。自 2010 年 9 月开始接触 π 水杯，喝 π 水五个月后，降糖药由原来的每天八粒降到了现在的每天 1 粒，血糖始终正常。所以我总结出了防治糖尿病的三大要素：管住嘴、迈开腿、喝 π 水。

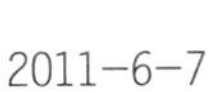

2011-6-7

[病理分析]

糖尿病是由遗传因素、免疫功能低下、微生物感染及其毒素、自由基毒素、精神因素等各种致病因子作用于机体导致胰岛功能减退、胰岛素抵抗等而引发的糖、蛋白质、脂肪、水和电解质等一系列代谢紊乱综合征。临床上以高血糖为主要特点，典型病例可出现多尿、多饮、多食、消瘦等表现，即“三多一少”症状。

症状：由于血糖过高，糖分随尿液排出体外，导致糖大量流失，为维持机体活动，只好从体外大量摄入，因而病人表现了多食。加上新陈代谢紊乱，尿渗透压升高，肾小管水的吸收减少，使尿量增加，排尿次数增多，每日可高达 3000mL 以上，故临床上形成了多尿。又因多尿造成体内水分过量流失，临床上表现为口渴和多饮症状。体内蛋白质及脂肪消耗增多，水分丧失，病人表现为消瘦。

糖尿病可分为Ⅰ型和Ⅱ型。在糖尿病人中，Ⅱ型者占 95%。Ⅰ型糖尿病多发生在青少年时期，是某些致病因素使胰岛素分泌减少和缺乏，致使依赖外源性胰岛素来补充以维持生命。Ⅱ型糖尿病多见于中、老年人，其胰岛素的分泌量并不低，甚至还偏高，但机体对胰岛素不够敏感，即胰岛素抵抗。

胰岛素是人体胰腺 β 细胞分泌的身体内唯一的降血糖激素。胰岛素抵抗是指组织细胞对胰岛素的敏感性降低，吸收、转化、利用发生了抵抗。糖尿病病人抵抗高达 90%。

糖尿病由于血液中糖过高，易引起伤口和下肢感染，发生溃烂和坏疽；更是脑血管病变、肾功能衰竭、眼底出血和双目失明等致残、致死疾病的主要原因。

饮用 π 水可促进和调整新陈代谢，加速血液循环，它从人体的组织细胞开始改善或恢复新陈代谢，提高人体各种酶的活性，促进人体的消化吸收功能，促进胰液的分泌，加强脂肪和蛋白质的代谢能力。日本科学家经过多年研究，得出了这样一个结论：人体的体液 pH 值每降低 0.1 个单位，胰岛素的效率就下降 30%。因 π 水为弱碱性，可提高胰岛素的功效，改善胰岛组织的酸性环境，使衰老和病残的 β 细胞增加活力，提高了分泌胰岛素的水平，有利于体内的新陈代谢。同时也可提高血液质量，克服血脂黏稠，使血流畅通，从而有效地控制血糖的升高。它可把大量的氧、矿物质和微量元素输入体内，从而提高了组织细胞对胰岛素的敏感性，加强了转化和利用率，使糖尿病患者逐渐得以康复。

值得注意的是，对饮用 π 水的糖尿病患者，血糖指数在 8mmol/L 以下，可停用一切降糖药物，以免因服用降糖药物加饮用 π 水而导致血糖过低，引起低血糖性休克。

第6节
皮肤病

病例1 银屑病、冠心病、肩周炎、骨刺、便秘、胃病、老年斑

孙怀银，女，60 岁。地址：山东省菏泽市曹县郑庄乡潘白刘村

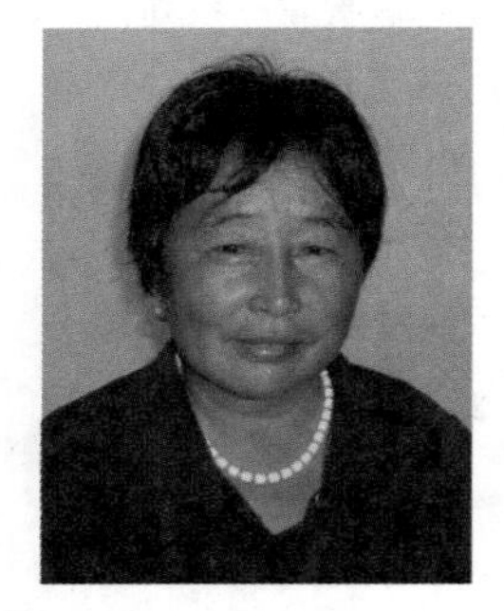

我患有冠心病、肩周炎、颈椎痛、高血压病、高脂血症、脑动脉硬化，整天头痛，右脚跟骨刺，最严重的是患有 20 多年的银屑病，整日全身痒痛难忍，痛苦不堪；还有严重的胃病、肾虚和便秘；右腿外侧三十多年没有知觉，双手麻木。医院的大夫说我是颗“原子弹”（多种疾病）。我每年都住院治疗，整天吃药、打针就是不见好。我体重只有 90 斤，很瘦。2008 年 11 月，开始用 π 水杯喝水、用 π 水宝洗脸、洗澡。喝 π 水第二天便秘就减轻了，1 周后每天 1 次大便。喝 π 水 1 个多月，脚跟骨刺疼痛减轻。几个月以后，去医院检查病情，医生很惊奇地问：“你吃什么药了？”我说什么药也没吃，就用 π 水杯喝水。至今快两年了，一直没有吃过药，也没住过医院。感冒时喝几杯 π 水就过去了。双手麻木也好了，右腿外侧已有知觉。现在脸上的老年斑已消退，也显得年轻。干活也想干、有劲。更可喜的是，20 多年的顽疾——银屑病皮损逐渐减少，症状基本消失，近两年来未再复发。总之，现在一切症状基本上全好了。我这颗“原子弹”不会爆炸了。

2010-9-9

病例2 系统性红斑狼疮、狼疮性肾炎、脑神经萎缩、左眼视神经萎缩

侯红梅，女，41 岁。地址：山西省太原市小店区北格镇

我女儿叫侯静，今年 19 岁。2005 年 4 月，经太原市中心医院诊断为系统性红斑狼疮、狼疮性肾炎、脑神经萎缩、左眼视神经萎缩，多次住院治疗。2007 年 11 月，在山西医大二院住院 22 天。2009 年 10 月，

在山西中医研究所住院二十多天，经中西医结合调理，病情比较稳定。但半年后又复发，2010 年 4 月 6 号，第三次住院，全身浮肿，医院下病危通知书。经过五十多天的治疗，浮肿消下去了。但尿蛋白仍是 +++，在我既没有钱又没有治疗办法的情况下出院。出院后用营养品调理 20 多天，有点效果，尿蛋白降到 ++。但费用太高，我承受不起。2010 年 8 月 31 号，开始用 π 水杯，6 天后，经医院检查，尿蛋白呈阴性。（2010 年 10 月 15 号，电话随访病情至今稳定。）

叙述人：侯红梅　2010-9-9

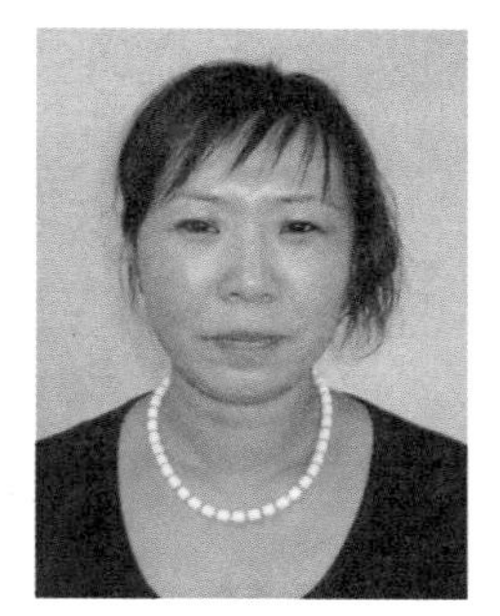

病例3　荨麻疹、长期低烧、消瘦、消化不良

刘新荣，女，44 岁。地址：山西大同矿区政府招待所

我身高 1.60 米，患有荨麻疹 20 多年，原来体重不到 90 斤，吃饭也没胃口，吃得很少，人很瘦而且显得苍老。皮肤的汗毛孔好像被堵死一样，到了夏天也不出汗，皮肤还是凉的，但发低烧，体温在 37.5℃左右。2010 年 2 月开始用 π 水杯。4 个月后最后一次出现荨麻疹症状，起得满身都是疙瘩。不久，慢慢地就好了。从此，再未发作。现在，我的胃口也好了，一顿的饭量赶上以前吃一天的了；体重增加到 120 斤；夏天也能出汗了，皮肤是温的，也不发低烧了，感觉很舒服。以前的朋友们见了我，都说我比以前年轻，人也显得精神了。

2010-8-9

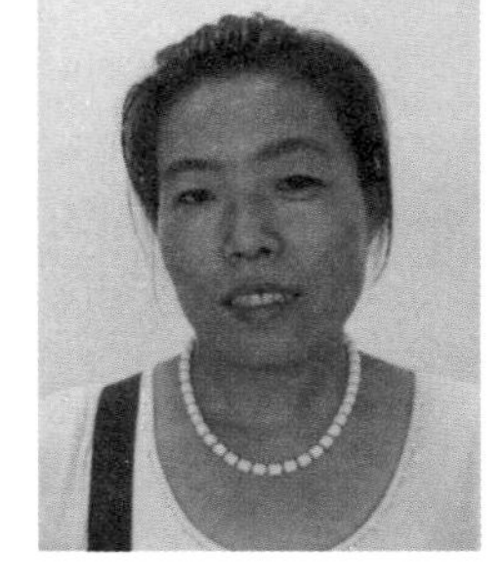

病例4　斑秃、肠炎、高血压

刘景龙，男，40 岁。地址：辽宁省沈阳市新民区

我在沈阳工作，由于平时工作压力过大，造成身体出现了失眠、多梦和记忆力减退，还有十多年的肠炎和高血压病，血压为 170 ~ 180/100 ~ 110mmHg。近几年头发局部脱落呈斑秃。肠炎严重时一晚上要去十次厕所。2008 年 6 月开始饮用 π 水，7 月中旬出现奇迹，上述症状基本消失，脱落的头发开始长出，失眠多梦有所改善，记忆力增加很多，肠炎痊愈，高血压已降至正常（120/80mmHg）。

2011-1-6

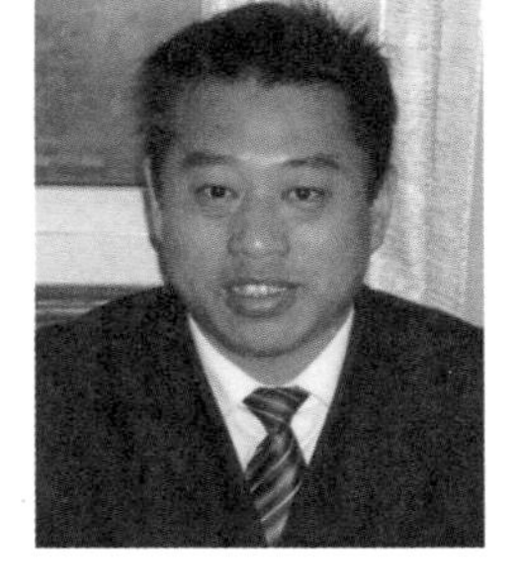

病例5　白癜风

曹国文，男，41 岁。地址：山西太原小店刘家堡乡。

我于 1990 年发现身上患有白癜风，因家境贫困，未行任何治疗。5 年前，发现身上病变面积扩大了 20% 之多。2010 年 8 月饮用 π 水，4 个多月后，无意间发现白癜风的面积减少，色也减淡，现在继续饮用 π 水，我觉得 π 水太神奇了。

2011-2-19

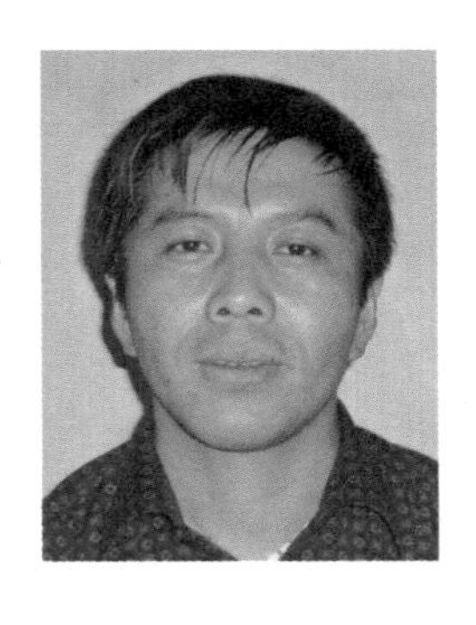

病例6 白癜风、失眠、鼻炎

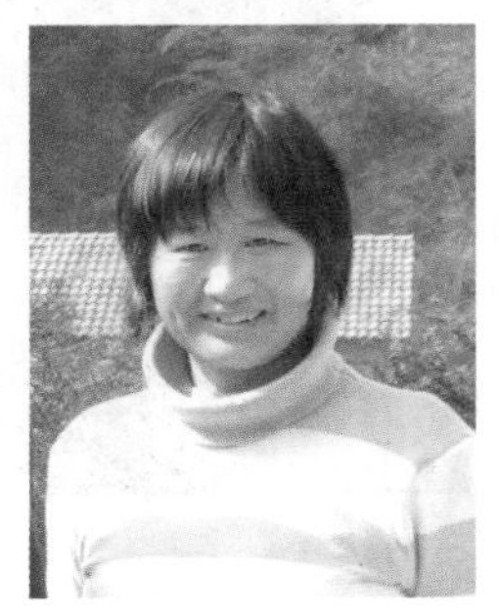

田红玲，女，42岁。地址：山东省枣庄市市中区光裕路32号

我在4年前，面部患有点状白癜风病，刚开始也未在意，1年后，病变部位发展至颈部。曾去多家皮肤科医院就诊，经吃药、外用药物和注射治疗，收效甚微。2009年1月，开始用π水杯，并配合相关药物，病灶部位开始逐渐缩小，现已基本痊愈。原来睡眠质量不好，现在已改善。鼻炎的症状也在不知不觉中好了。

2011-1-9

病例7 带状疱疹、便秘、痔疮

孟苏楠，女，44岁。地址：山东省枣庄市造纸厂

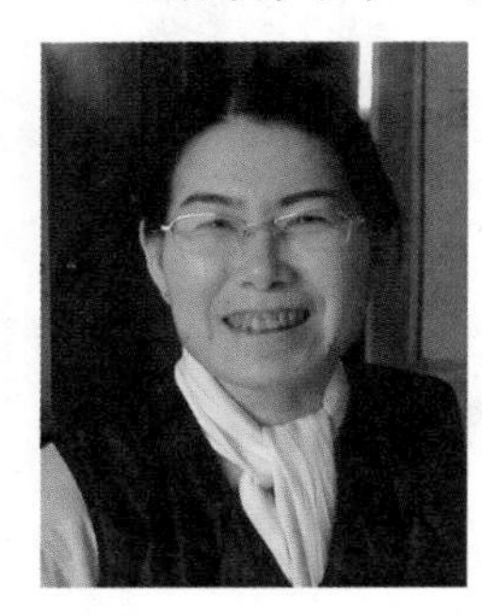

我是造纸厂的一名员工，由于工作性质的关系，久坐科室，形成了十多年的便秘史，3～7天一次大便，每次大便多带有鲜血。我以为得了直肠癌，到医院行肠镜检查，医生说我只是单纯的痔疮，没有肠癌。2009年12月，我左侧面部感染了带状疱疹，并波及左侧眼睛，引起左眼视力明显减退，疼痛难忍。经多种治疗未见改善。2010年1月，开始用π水杯，并配合π水宝清洗面部。1周后，面部症状明显减轻，大便也恢复到每天一次软便。1月后，皮肤病症状已基本消退。至今已有1年之久，以上症状未再复发，痔核也软化了。

2010-12-23

病例8 银屑病

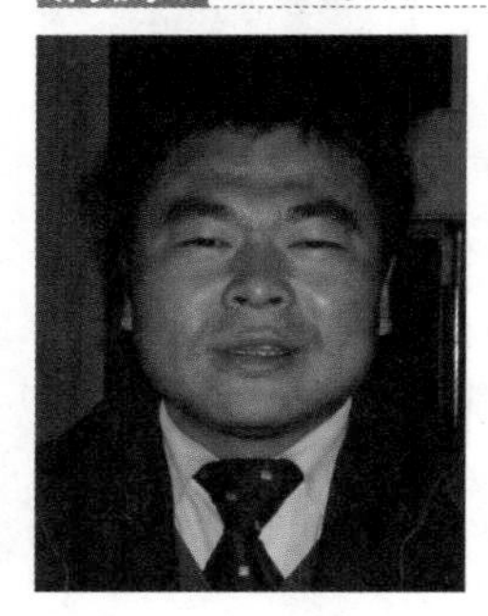

白玉红，女，26岁。地址：陕西省咸阳乾县王乐镇

我叫李治法，我的朋友白玉红患有银屑病6年，经过多种治疗疗效不佳，皮损面积扩大发痒难受，为此对象也要与她分手。2010年开始喝π水加服保健品后，皮损逐渐好转，痒的症状也减轻了，喝π水至2011年元月初，银屑病皮损全消失。

李治法　代述　2011-1-6

病例9 秃顶、便秘、神经衰弱、口臭

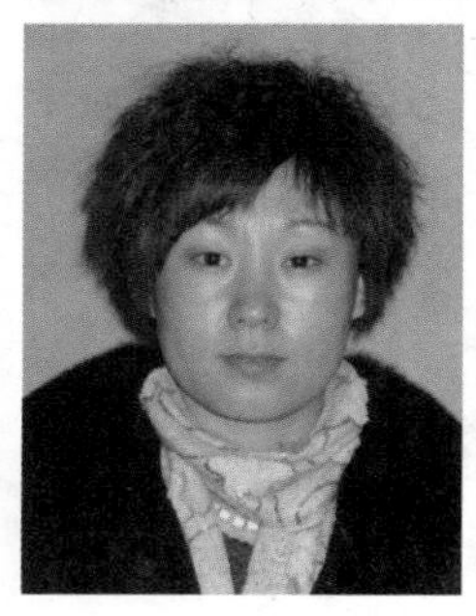

陈殿军，男，58岁。地址：黑龙江省双鸭山市新立矿

我叫陈丽娜，父亲患顽固性便秘三十多年了，5～6天大便一次，服用了好多年的保健品，但疗效不理想；神经衰弱也有七、八年了；口臭几十年了；还秃头顶。喝π水七天的时间，顽固性便秘好了，每天一次大便；不知不觉地口腔异味没有了，失眠改善了；3个月后，秃头顶上面也长出了新发。现在面部的气色显得特别好。

2010-11-6

病例10 炎性包块

赵迁志（退休校长），男，75 岁。地址：山东曹县曹城镇

我后背长有一绿豆粒大小疙瘩，后来发展到核桃样大，红肿热痛。医生让我服用红霉素药片，每日 3 次，每次四片，同时加外用药，半个月也无效果。我喝 π 水并用 π 水每日 3 次湿热敷上，每次 10 分钟，3 日后疙瘩逐渐消失，现仅有很小色素沉着痕迹。

我女儿脐部流水（有臭味），已三四年之久。用 π 水外洗加喝，1 周后痊愈。

2010-10-9

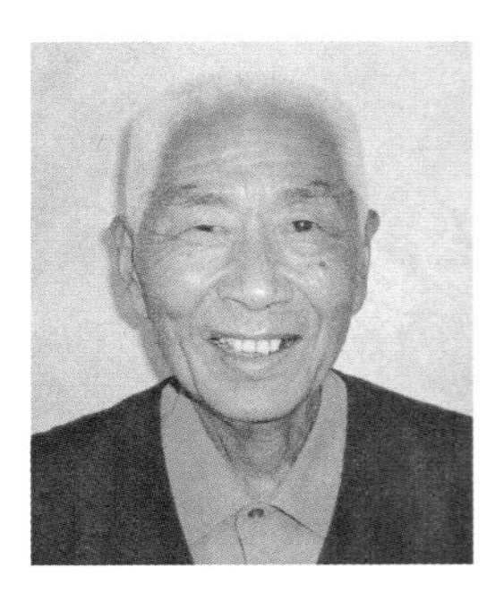

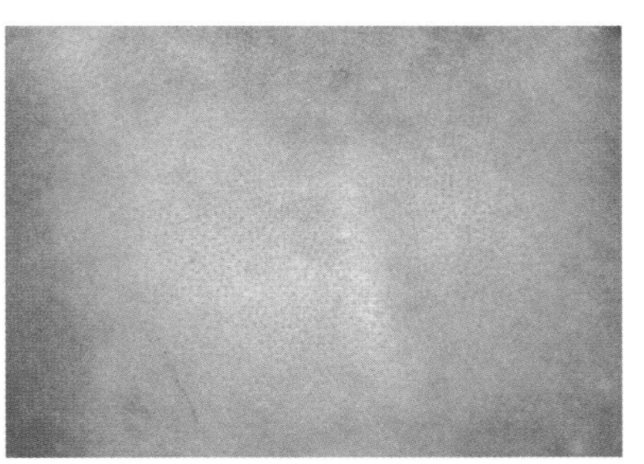

病例11 色素斑、颈椎外伤后遗症、头痛

相金云，女，45 岁。地址：山西省朔州市平鲁区紫河花园 13 号楼

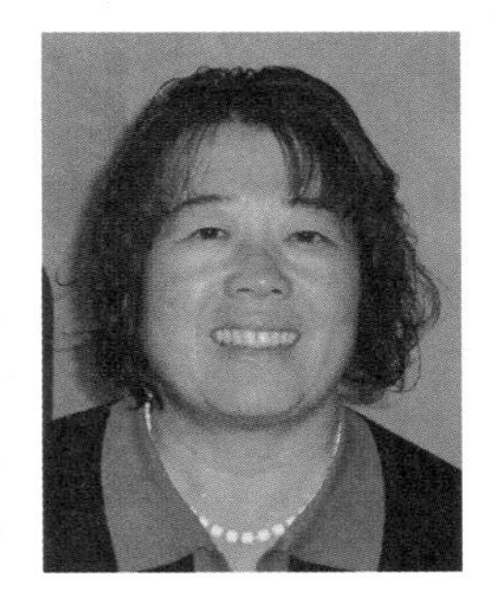

我在农村长大，14 岁的时候，因为骑骡子被摔下后，留下了脖子旋转就疼痛的后遗症。这疼痛折磨了我三十多年。1993 年，我开始摆地摊做生意，由于风吹日晒，皮肤变得很粗糙，而且还有满脸的红血丝。双手三年前也布满了黑乎乎的色素斑。用 π 水杯 2 个月后，面部的红血丝明显地减少。又过了一个月，我的朋友无意间发现，我手上的斑点几乎没有了。自从戴上 π 石项链后，我感觉脖子疼痛的症状已消失。

我有个朋友叫刘文志，他母亲患有 40 年的头痛病，一直每天两片脑宁片控制。带上 π 石项链半个月后，吃的药量就减了一半；一个月后，药完全停了。现在感觉很好。

2011-1-6

病例12 斑秃、肠炎

李广庆，男，35 岁。地址：河南省林州市

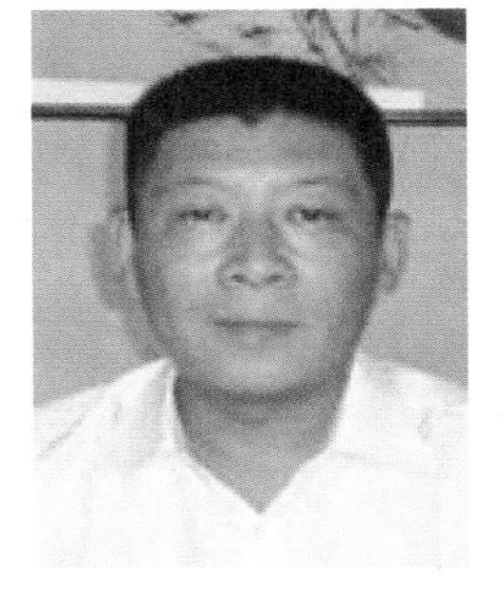

我于 1992 年外伤引起头皮的疤痕，多年不长头发，形成了面积为 1cm×1.5cm 的缺发斑块。2010 年 4 月，开始饮用 π 水，2 个月后，缺损部位的头发已逐渐长出，现已完全看不到疤痕。

我平时胃肠功能不好，经常引起腹泻，严重时每天至少 5~6 次，有十年病史。用 π 水杯半年未再发生过一次，现在每天一次大便。

2011-6-7

病例13 脱发、便秘、月经复出

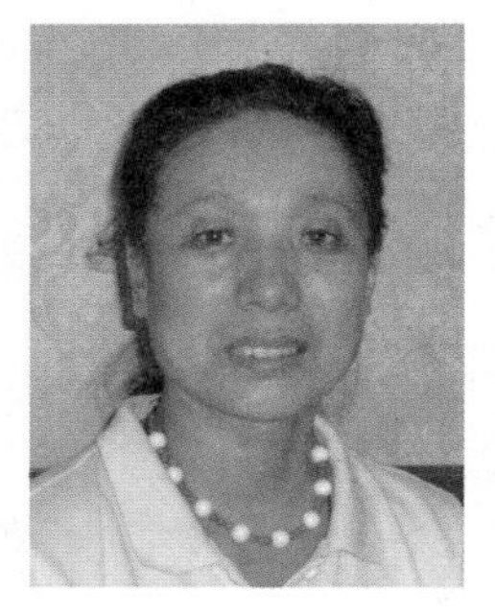

于丽，女，54 岁。地址：沈阳市沈河区会武街 33 号

以前经常肠道不好、便秘，经常吃芦荟，后来导致腹部不舒服，也曾经吃过其他保健品调理，刚吃过挺好，一停就又反复。刚开始接触 π 水，心想抱着试试看的态度，饮用 π 水三、四天后，出现腹泻现象，但感觉挺舒服的，慢慢地大便恢复正常。饮用 π 水一个多月后，在停经 13 个月后又恢复了正常的经期。饮用 π 水两个多月后，发现头发不像以前那样容易脱发了，身体的健康状况也越来越好。

2011-9-6

病例14 银屑病

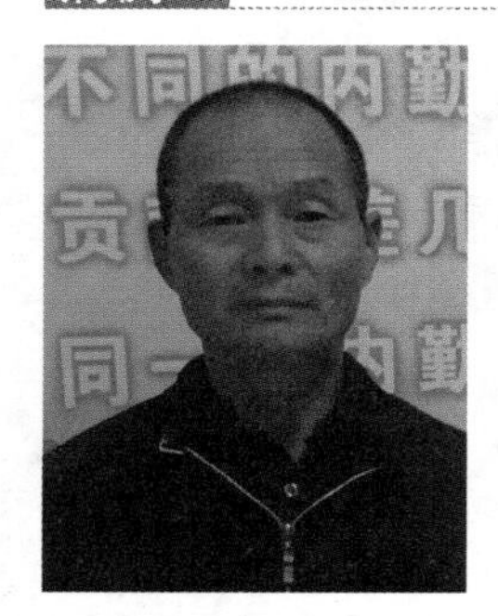

李华田，男，62 岁。地址：山东省曹县菜市场

患有银屑病 8 年了，双下肢瘙痒难忍，用手挠累了，就用刀子刮，在菏泽每年要看好几次也不好。2008 年 10 月开始用 π 水，连喝加外洗。银屑病至今已二年再未复发。

2010-10-9

病例15 银屑病、高血压、糖尿病

刘汉元，男，55 岁。地址：河北省故城县青罕镇于孝子村

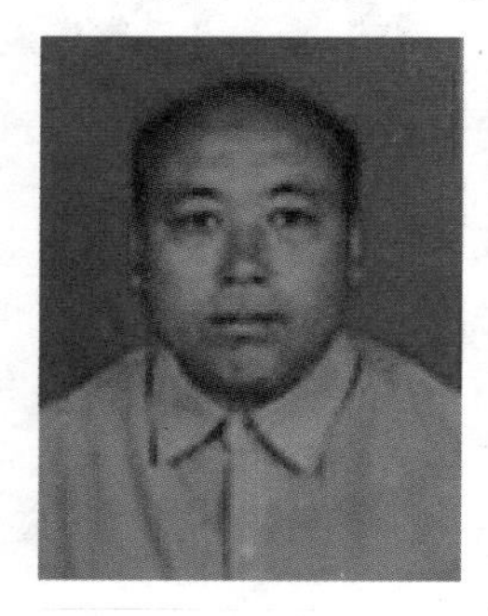

多年来，我的血压高达 150 ~ 160/90 ~ 100mmHg，空腹血糖为 9mmol/L，还患有心脏病，长期服用多种降压和降糖药，每年要冲血管 2 次。腿上患有多年的银屑病，喝酒后痒得难受，经常挠破。喝点酒心脏就难受，每天都离不开药。2010 年 4 月，开始喝 π 水，每天 10 杯以上。第二天眼睛出现了红胀的反应，半天后消失；第三天出现大便次数增多，肚子有痛感，这样的感觉两天后消失。喝 π 水 1 周后，发现身上的癣逐渐消失了，喝酒后不再有痒痛的感觉。喝 π 水 20 天后，心脏在喝酒后也没有不适的感觉，血压、血糖都降至正常，至今没有吃过药。

2010-10-10

病例16 青春痘，（同学）甲沟炎

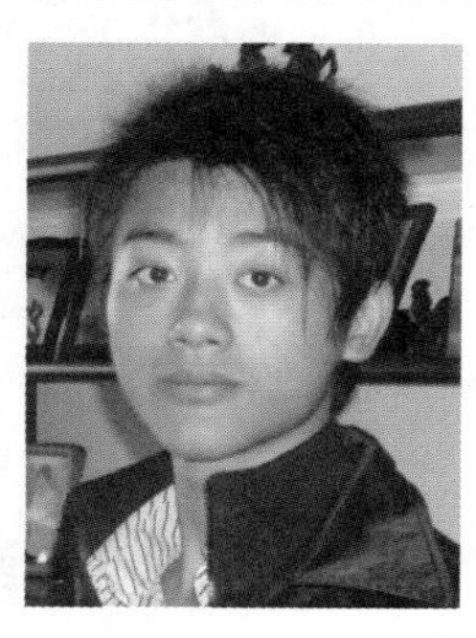

张伦凡，男，19 岁。地址：河北省秦皇岛市安居里小区

喝 π 水之前：满脸的青春痘都不敢面对相机，使我非常苦恼加上繁重的学习使我感到压力很大。2008 年 10 月开始用 π 水杯，喝 π 水两个半月的时间，满脸的痘逐渐地消失。思想压力减轻了，睡眠也得到了很好的改善。

因为同学们看到了我的变化，开始和我抢着用 π 水杯。其中一个同寝室的同学患严重的甲沟炎，做过两次手术，脚烂的不能穿鞋。同学们出于好奇就问我："这个水这么好，能治好他的甲沟炎吗？"我说："试试不就知道了么。"我们就开始用 π 水杯舀水给他洗脚。3 天后，烂的地方开始定痂；半个月基本好了；1 个月后彻底好了。

2010-10-10

病例17 湿疹

田美丽，女，39 岁，本科学历。地址：内蒙古巴彦淖尔市

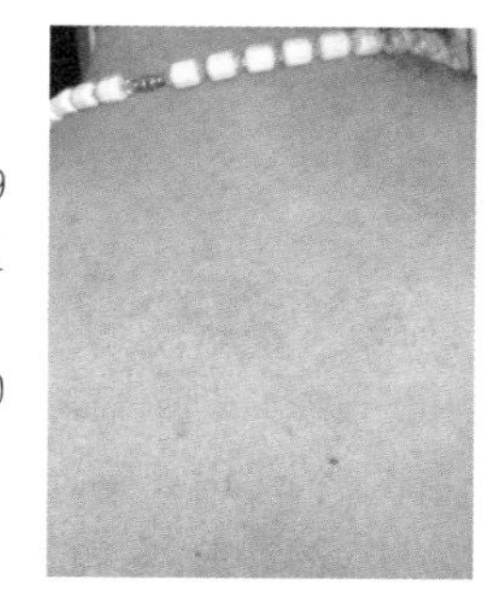

我是一名教师，1989 年起背部起湿疹，反复发作不愈。至 2010 年愈发严重，整个背部全部是红疹，奇痒难忍。1991 年开始牙龈出血，一直未瘉。2010 年 9 月 24 日开始使用 π 水杯，湿疹渐渐缓解（2010 年 11 月 11 日背部照片），牙龈出血也已痊愈。

2010-12-10

病例18 湿疹、慢性胃肠炎

潘美伶，女，32 岁。地址：内蒙古鄂尔多斯达旗

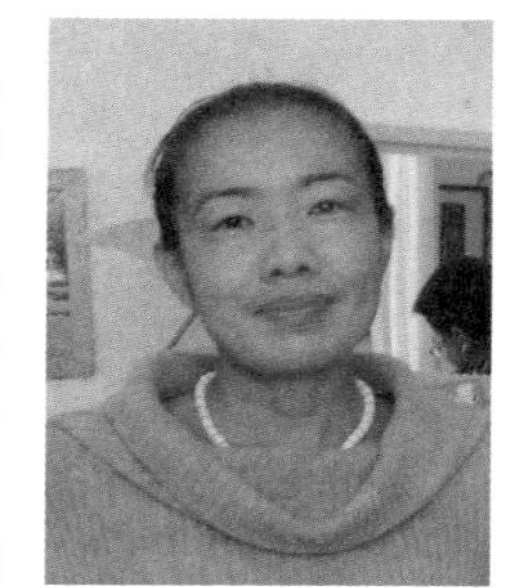

我从小就体弱多病，胃肠功能很弱，不敢吃生冷的食物。更不幸的是 2000 年，我又患上了皮肤病，医生诊断为湿疹性皮炎，后背又黑又硬，抓心挠肝地痒，难受极了。我四处求医问药，但都没有很好的效果。2008 年秋，我用上了 π 水杯。每天至少喝 8 杯以上。刚开始我每天都排出又黑又黏的大便，慢慢地我发现胃肠炎有了改善，之后，冷一点的食物吃进去也不难受了。就这样，大概经过半年的时间，我的皮肤病也有了很大的改善。如今，胃肠炎彻底好了，皮肤还在进一步的好转。都说我的脸色也比以前好看了许多。

2010-11-6

病例19 多形性红斑

徐燕红，女，47 岁。地址：山东铝厂西山四街 7 号

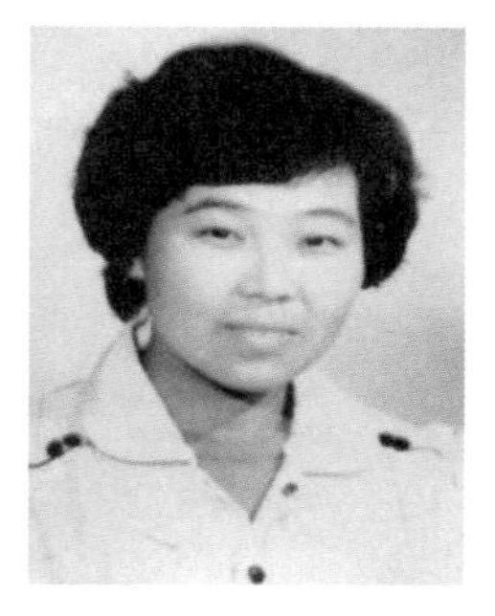

1996 年发病初期似过敏，以后逐渐感觉四肢倦怠，肌肉、关节疼痛，继之在两手背、前臂等处出现红斑，同时出现多处水疱、口腔黏膜糜烂、发热、蛋白尿、血沉加快。2010 年春节前后双手背化脓，先后曾在山东齐鲁医院、上海华山医院诊疗，临床诊断为多形性红斑。行抗组胺药物、钙剂、维生素 C 和皮质类固醇激素做系统治疗，并配合中医辨证治疗，皮损糜烂面曾用 HeNe 激光治疗等，病情时好时坏。2010 年 5 月开始喝 π 水，两个月后上述症状逐渐消失，现身体状况良好。

2011-1-6

[病理分析]

皮肤病是严重影响人类健康的常见病、多发病之一。是皮肤受到内、外因素的影响后，其形态、结构、病理和功能发生变化，并相应的出现各种临床表现。皮肤病种类大约有上千种之多。常见的有银屑病、白癜风、疱疹、癣、青春痘、毛囊炎、斑秃、脱发、湿疹、色素斑以及皮肤癌等。

很多皮肤病是体内疾病的外在表现，例如银屑病、白癜风等，是机体代谢紊乱、免疫功能低下、内分泌失调的外在表现，甚至与精神、神经系统的病理变化有着直接或间接的关系。

π 水用于皮肤的疾病，其机制是饮用 π 水可以提高人体各种酶的活性，促进和调节新陈代谢，加速血液循环。π 水从人体的组织细胞开始改善或恢复新陈代谢。π 水为弱碱性，改变了皮肤组织的酸性

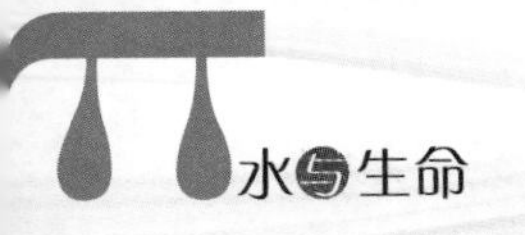

环境，驱除了各种酸性代谢产物，使细胞增强了活力。这有利于各种皮肤炎症和溃疡的康复。

饮用 π 水可提高血液质量，使血流通畅，从而有效地控制皮肤病的发展。也可把大量的氧、矿物质和微量元素输入皮肤组织，增强皮肤的抗病能力。将病变的部位直接用 π 水浸泡或清洗，还可以直接作用于病变的皮肤，加速病变的改善和消除。上述各种作用共同起效，使皮肤病病人逐渐得以康复。

π 水具有稳定的还原性，可将由于紫外线、化学物质、衰老、激素水平失衡而引起的老年斑、黄褐斑等色素斑淡化。皮肤的衰老、色素斑形成主要是氧化的结果，加上各种因素造成皮肤细胞的损伤，愈合过程中细胞膜表面变厚变色，形成斑和色素沉积。衰老就是细胞干枯的过程，使皮肤逐渐变干、变黑、变皱。当细胞吸收了足够的小分子团水时，皮肤变白、湿润而有弹性。部分中年人会感觉稍胖，其实不是脂肪的堆积，而是干燥的细胞重新充盈的结果。女性饮用 π 水还可以调节内分秘，起到美容养颜的功效。通常的化妆品很难渗透过增厚的细胞膜，因此效果不理想。而一些特殊的祛斑霜加入的汞、铅等化学物质，强行溶掉痂皮，使色斑迅速消失，皮肤变白，但此时又造成了新的损伤。因此我们常常见到的是，迅速祛斑，但不久皮肤损害状况更严重。π 水稳定的还原性和抗氧化作用，可以将细胞的损伤修复还原，同时增加皮肤的抵抗力。

对于患有皮肤病的患者最好用 π 水杯生成的 π 水清洗患处，因 π 水杯还有磁化水的功能，可以加强 π 水治病的效果。

下面，我们介绍一下国外将 π 水用于美容、美发的例子，供参考。

例 1　日本的美容师小笠原惠美子讲述，经营美容院至今，已有十多年的历史。过去，很少有客人觉得自己需要护发，但是现在要求护发的客人却越来越多了。“自从 π 水净水器问世后，我曾试着利用 π 水来为客人做头发。结果发现头发的触感变得更好，同时更富光泽、波褶更为明显。由于做出来的发型效果良好，客人在满意之余，上美容院的次数也由原来的每个月一次增加为两次、三次了。π 水不但能提供头发能源，使其更具活力，同时也可以用作化妆水。根据我的经验，只要于每晚就寝前擦上 π 水，就可达到美化肌肤的效果。”（选自《π 水惊人的效果》一书。）

例 2　皮肤表面已开始老化的表皮细胞接受了 π-water 气的能量，细胞就可复活。π-water 营养了皮肤的表皮细胞，同时也带走了代谢产物，这些都是化妆品所必备的功能。事实上，利用掺有浓缩 π-water 的化妆品涂抹在灼伤或切伤处，在短时间内连伤痕都会消失。其他如喷雾在头发上白发消失；在海水浴前后涂抹掺有浓缩 π-water 的美肤水就不会被太阳晒伤；雀斑、色斑变淡等相关事例很多。本人对于化妆品的领域非常生疏，因此一直认为化妆品是靠广告和气氛销售其产品的。没有想到经由美容师使用，应用浓缩 π-water 的护发剂后，因其效果惊人而改变看法。一位推销员朋友把应用浓缩 π-water 的护肤品只涂抹在左手上，一个月后左手的皮肤细腻，一眼就可以看出和右手不同。

目前已经有应用 π-water 的洗发用循环器，即一种利用加到适温的 π-water 化洗净液淋洗头发的设备。洗净液起初是无色透明的，经过 15 分钟后就变成牛乳般的白色溶液。当然利用洗净器之前，头发已用洗发精清洗过，所以不会残留污秽。另外，洗净液本来有 300cc，洗发后减少成大约半量的 150cc。不可能在 15 分钟蒸散那么多，所以最有可能被头皮和毛发吸收了。利用自来水进行相同实验，水的减少量不过是 70 ~ 80cc。头皮能吸收那么多水分，可见平常洗发时利用含有界面活化剂的洗发液，经由头皮吸收也能进入体内。每年春天有很多新人加入美容师的阵容，据说几年内就有二成脱离这行业。并不是不喜欢美容师的工作，而是无法忍受自己的手指变粗糙。据说，每天替二、三十人洗头发，由于界面活化剂的副作用手指都会红肿，严重时连指纹都会消失。界面活化剂由于渗透性极强，所以去除肮脏的效果也很强，自然洗用时也会从手指吸收进去。这种手指皮肤变粗糙的人，利用 π-water 的洗净循环器代替人工洗发，粗糙的皮肤是可以治好的。所以这种 π-water 不只是顾客喜爱，美容师们也相当欢迎，已经成为美容院的重要工具。应用 π-water 的化妆品，目前经由 New-way Japan 公司销售而博得广泛好评。其最大的贡献是对于美容师有增进健康的效益吧！（此实例引自《神奇的 π-water》一书。）

第7节 高血压病、低血压病

病例1 高血压病、便秘、肥胖

王冠群，女，72 岁。地址：山西省太原市五一东街 15 号

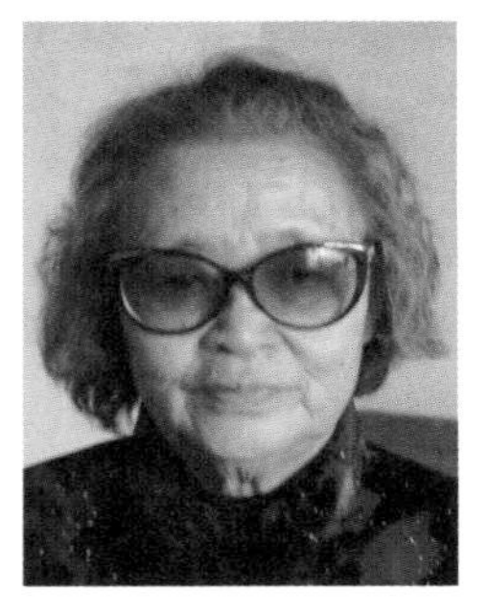

我原在山西省民革省委工作。从 1980 年开始步入政界，曾担任市人大常委、市政协副主席、民革省委秘书长、市长等职；其间我先后有 20 年担任省人大代表和省政协委员。我患有高血压病（180 / 90mmHg）、便秘（大便三天一次还常带血，但不是痔疮和癌症），若吃治疗便秘的药，就会拉稀，不吃就便秘。我曾因便秘有四次晕倒在厕所里而入院治疗。2008 年开始用 π 水杯，现在治疗高血压的药量减到了每天半片，血压还能维持在 120 / 80mmHg。原来体重 170 斤，现在已减到 140 斤。大便已恢复正常。

2011-1-9

病例2 高血压病、便秘

刘太运，男，76 岁。地址：山东省济南市齐鲁师范学院

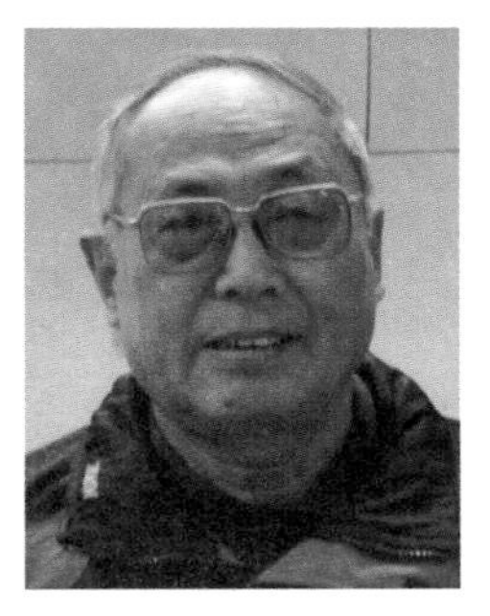

我是山东齐鲁师范学院的教授，2010 年 9 月 15 号，山东省千佛山医院体检报告诊断：高血压病、胃炎、多发性甲状腺结节（8mm×8mm）、肌酐偏高、胆囊结石（11mm×7mm）、胆囊息肉（5mm×6mm）、脂肪肝、癌胚抗原偏高（5.51ng / mL）、低密度脂蛋白（2.22mmol / L）、胆固醇（5.26mmol / L）。高血压病有 2 年的病史（最高血压为 180 / 90 ~ 100mmHg）；还患有便秘（2 ~ 3 天一次）。到现在喝 π 水有近半年的时间，大便已完全恢复正常，每天一次软便。血压最高为 150 / 89mmHg，感觉很好。

2011-1-6

病例3 高血压病、糖尿病、哮喘病、老年斑

孔发元，男，62岁。地址：河南省太康县城关镇

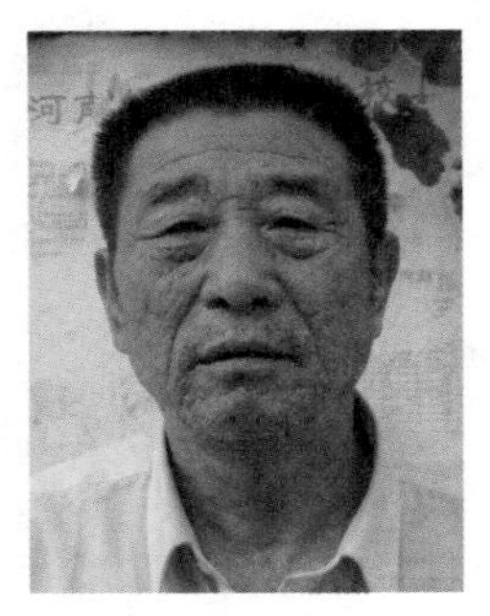

我丈夫是退休干部。患有20年的高血压病（血压180～190／110mmHg）、糖尿病（血糖19.3 mmol/L）；30多年的哮喘病史。以前每天都要面对很多的药物和喷剂，仅抗哮喘药物就吃6～7次。药物已控制不了病情，和朋友们坐在一起，总是咳痰不止，令人厌烦，但无法控制。另外，他的面部、前臂和手背有很多明显的老年斑。自从开始饮用π水，一般每天喝15～20杯。两个半月后，县医院检查证实，他的血压已降到120／80mmHg，血糖6.0mmol/L。降糖、降压药已经停止服用，哮喘病症状已减去70%，咳痰消失，每天服哮喘药1～2次就能很好地控制症状，有时还不用服药。原来经常夜里起床解小便，每夜六七次，现在只一次，多尿也好了。以前解小便时经常有腿抽筋现象，现在不抽筋了。另外，老年斑逐渐消失，皮肤变白，人显得年轻了很多。π水杯给我丈夫带来了健康！

柳凤梅　代述　2010-8-9

病例4 高血压、偏瘫

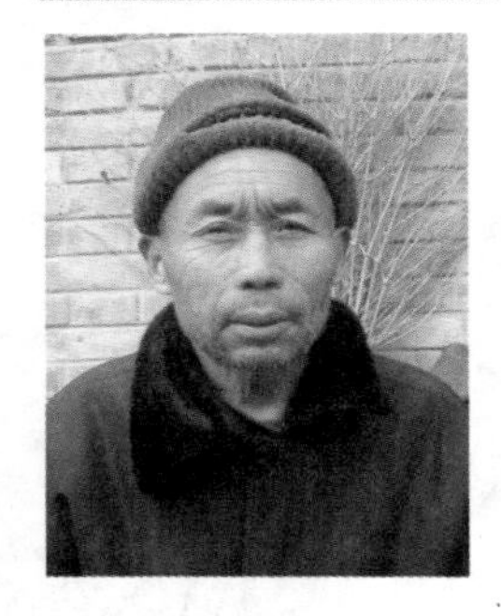

刘冠荣，男，62岁。地址：河南省太康县老冢镇刘屯7队

我姑父是一位农民，以前患有高血压病（180／60mmHg），2010年10月患了偏瘫，左手活动受限，花了很多钱，吃了很多药，疗效甚微。每天坚持饮用π水已三个月，偏瘫的左手能慢慢地活动，至2011年2月18号，左手已活动自如，现在血压已恢复正常（130／70mmHg），身体的其他不适，也有很明显的改善。

张煜　代述　2011-2-19

病例5 高血压病、动脉硬化、帕金森综合征、小脑萎缩、脑血栓

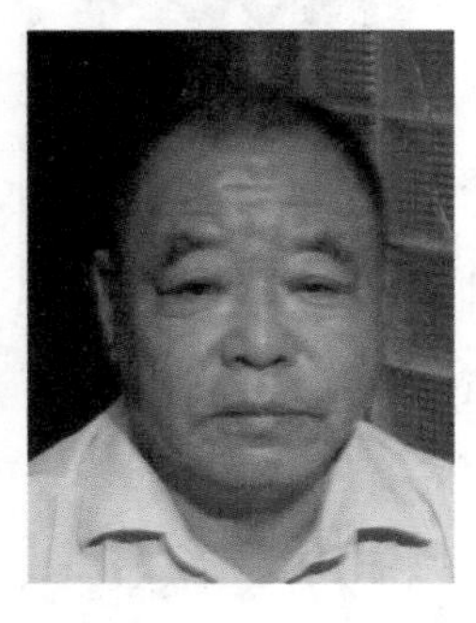

王贵珍，女，68岁。地址：河南省太康县工商局

我爱人王贵珍，过去3年间，曾在多家医院就诊住院四个多月，诊断患有动脉硬化闭塞症，发生在左腿股内侧，做过手术，效果有所好转，但并未痊愈。另外，医院还确诊她患有帕金森综合征、小脑萎缩、脑血栓，血压高（160／100mmHg）。通过喝π水四个多月，现在血压130／80 mmHg，原来都是他人架着走路，现在可以自己行走，而且还可以做一些家务劳动，精神很好。

玉清　代述　2010-8-7

病例6 高血压病、慢性支气管炎、便秘、腹泻、失眠

高敏珍，女，80岁。地址：天津市河北区

我母亲患有多年的便秘和高血压病，收缩压高达180～200mmHg；只要感冒就转成肺炎。自从2009年开始喝π水，每天坚持喝十多杯以上。几个月后，血压稳定在150～160／80～90mmHg；从那以后，

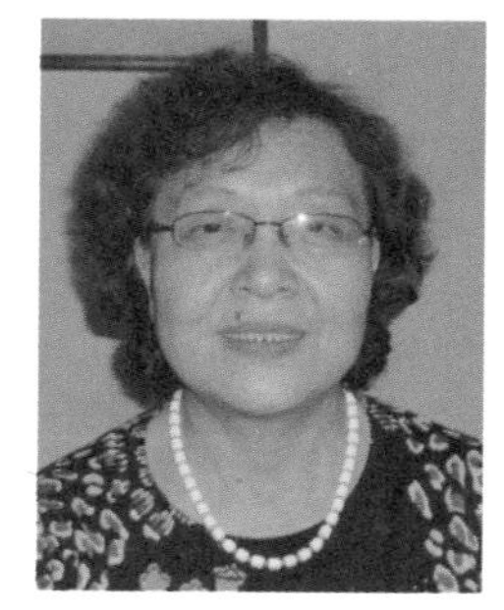

一年多来，只感冒一次，且喝了4杯π水，出点汗就好了。大便也顺畅。

我朋友陈忠，以前患有十多年的腹泻，每天大便7～8次，每次只要有大便就特急，非常痛苦，还有失眠。通过喝π水，两个月大便就成形一天只2次。睡眠质量也好了。

蔡维贤　代述　2010-12-5

病例7　高血压病、糖尿病、脑梗死、颈部酸痛、口苦、便秘

王解心，女，78岁。地址：山西省文水县下曲乡田家堡

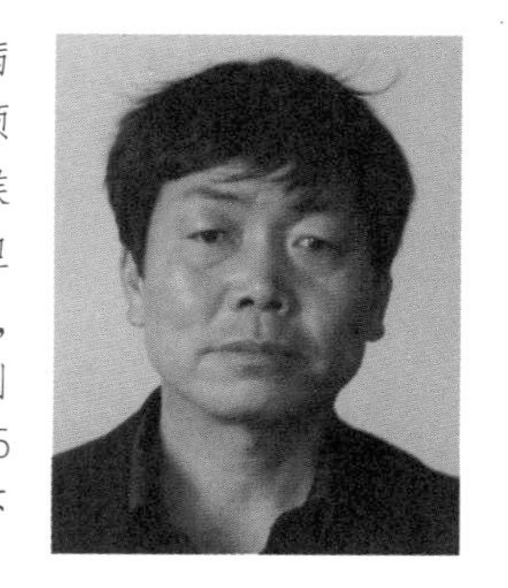

我叫李广洲，母亲王解心于1990年经医院检查，确诊患有高血压病（180 / 100mmHg）、糖尿病（血糖为6.8mmol/L）和脑梗死；腿痛、头晕、后颈部酸痛、口苦和便秘。口中舌苔发黏，发黄。平常4天大便一次，最困难的时候7～10天一次，有硬块2小时才便完。经常用肥皂水灌肠、使用开塞露等药，但只是暂时有效。2010年9月开始饮用π水，7天后，大便1～2天1次，无硬块，排便时间也缩短了很多。又过了两个星期，大便每天1次呈香蕉样。喝π水到现在有五十多天了，腿痛症状减轻，口不苦，舌苔也清晰了。（2011年3月25日电话随访，现在血压吃药加喝π水已降至150 / 90mmHg。以前因脑梗死落下说话不清楚的毛病，现在吐字也清晰了。睡觉也香，人也显得精神。）

李广洲　2010-11-6

病例8　高血压病、便秘、鼻流血

吴秀珍，女，66岁（退休职工）。地址：天津市航道工程处

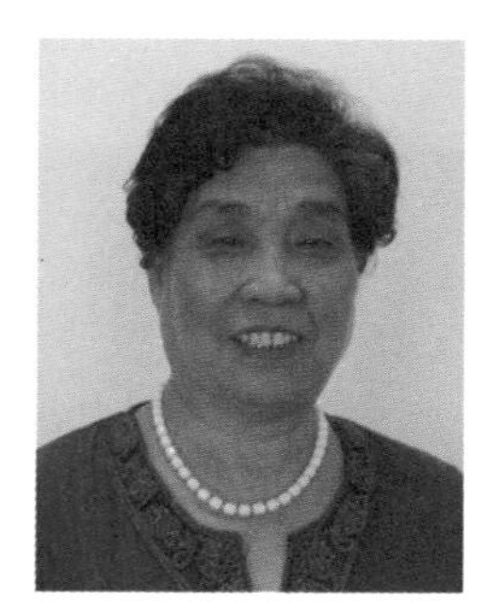

原来有高血压病（170～200 / 130mmHg），吃药后收缩压有时也达到160～170 mmHg，天热、着急血压就会升高。另外便秘、左鼻孔常流血，差不多每星期流一次，但不知何故。用π水杯三天后，便秘就明显好转了，每天大便一次。22天后血压恢复正常。现在鼻孔已不流血，也有了饥饿感，吃饭也香，以前从没有这种感觉。现在不吃药最高收缩压130～140 mmHg，上楼很轻松。原来体重176斤，现在降至160斤。关键是血压好了，再着急、天热，血压也不升高。我早已停服降压药。

2010-8-8

病例9　高血压病、糖尿病

王显清，男，61岁。地址：天津市北辰区青光镇红光农场31号

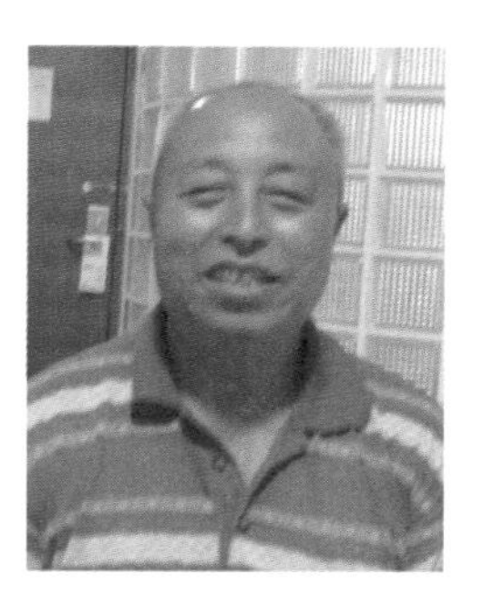

我已退休。以前有高血压病（血压最高时达180 / 140mmHg）、糖尿病（餐前血糖高达19mmol/L），吃过多种降糖药，血糖可降到10mmol/L左右。血压高时，必须吃药，否则头晕。一天到晚没精神，老想睡觉。用π水杯喝水一个多星期后，经过化验检查，血糖降至8mmol/L，精神也见好，身上也显得有劲了。停药一星期看看效果，结果，10天后检查，空腹血糖6.8mmol/L。我很高兴。每天坚持喝π水十杯左右，到现在有四个多月了。餐前血糖一直保持在5.8～6.1 mmol/L之间，很稳定；血压降到120 / 80 mmHg，一切正常。

2010-8-7

病例10 高血压病、胃肠炎、青春痘

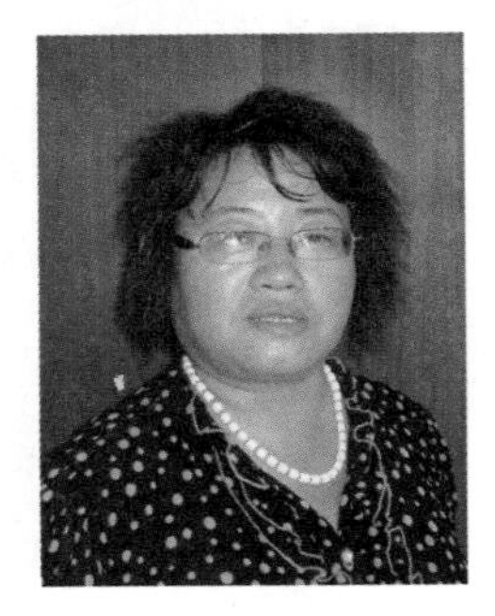

李秀莲，女，41 岁。地址：内蒙古鄂尔多斯达拉特旗

我以前总感觉浑身乏力，怀孕时患有严重的妊高症。血压高达 170mmHg，必须用药控制。多年的高血压让我感到每天头重脚轻的，很不舒服。脸上的红血丝也很多。通过喝 π 水一个月，血压逐渐下降，现在降压药也不吃了。脸上的红血丝越来越少，脸也白了。我感到越活越轻松、越活越年轻。通过喝 π 水，我丈夫多年的胃肠炎好了。我儿子脸部有青春痘，喝 π 水青春痘也慢慢下去了。

2010-9-8

病例11 高血压病、冠心病

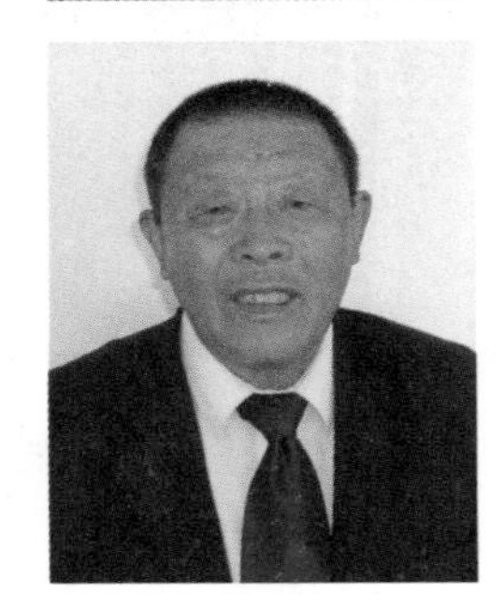

计如学，男，71 岁。地址：黑龙江省大庆市让胡区

我以前患有冠心病、高血压病（血压 160 ~ 170/110mmHg），长期吃药治疗，刚开始吃丹参片，最后吃丹参滴丸。2008 年 9 月 8 号开始喝 π 水，不到四个月，原来的头发颜色发黄，慢慢地就开始发黑并有亮光；四个月后，血压降至 130 / 90 mmHg，什么药也不吃了。现在感觉浑身有劲，精神很好。

2010-9-26

病例12 高血压病、高血脂、冠心病、脂肪肝、颈椎病、关节炎

马中梅，女，64 岁。地址：河南省三门峡市虢国路文峪金矿家属区

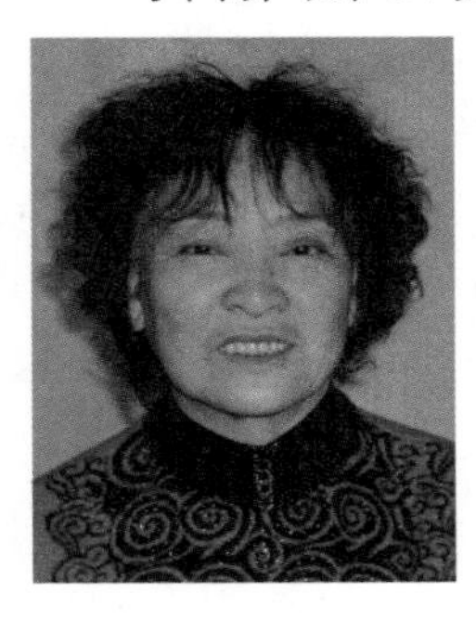

2001 年，经医院检查，我患有高血压病（160 / 100mmHg）、高血脂、冠心病、脂肪肝、颈椎病和关节炎，经常吃中西药治疗，头脑一天到晚昏昏沉沉的。2009 年 2 月用上 π 水杯，两个月后血压有所下降，半年后脂肪肝、高血脂消失了。6 月戴上 π 石项链，颈椎病、关节炎疼痛减轻。现在血压一直保持在 110 / 70mmHg，身体非常健康，全身轻松。

我的朋友叫孙菊风，52 岁，是名家属工，从事体力劳动时间久，导致身体状况不佳。2005 年经医院检查确诊为高血压病（180 / 95mmHg）、心脏病和高血脂。2006 年又查出患有糖尿病，经常吃药控制。随着时间的推移，心脏病越来越严重，一个月要犯病 3 ~ 4 次。2009 年 4 月 30 号开始用 π 水杯，6 月 30 号戴上 π 石项链。一年多后，医院检查血压、血糖、血脂均已正常。血压已降至 120 / 80mmHg；心脏病也不犯了。

2011-1-7

病例13 高血压病、膀胱炎

赵秀荣，女，75 岁。地址：河北省秦皇岛市北戴河区

我有十几年的高血压病史，最高时高压达 200 / 90 ~ 95mmHg。一天三次服降压药从来不敢停，还因脑血栓住过医院。多年来脸色灰暗、无光泽。2008 年 9 月，用 π 水杯喝水，三个月后，原来看上去无神的眼睛有了光，脸部也有了光泽，原来的大肚子也不见了。女儿对我说喝 π 水要常检测血压，π

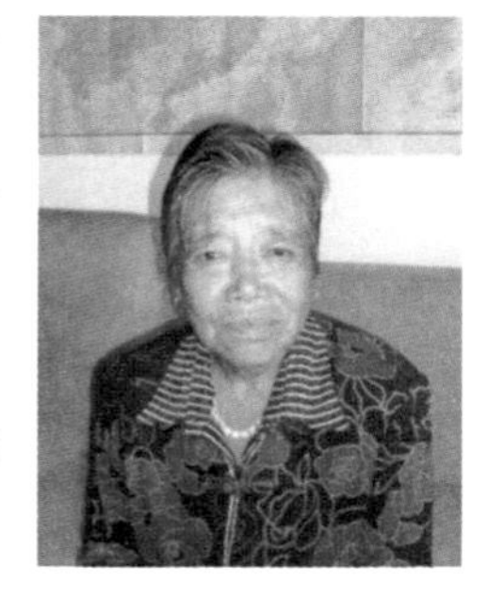

水对降血压效果很好；等血压降到正常就要停药。当时我们老夫妻还和女儿争执，医生说了高血压停药有危险。可血压在慢慢地降，服药从每天 3 次减到每天 1 次，但一直不敢停。直到有一天血压已降到了正常，我还在服降压药，致使血压过低而摔倒在地，我才再不敢吃药了。现在已经半年多不用降压药了，血压在 120 ~ 130 / 75 ~ 80mmHg 之间，非常正常。就连我多年来治不好的膀胱炎也不知不觉地好了，再也没有犯过。

2010-9-8

病例14 低血压病、胃病

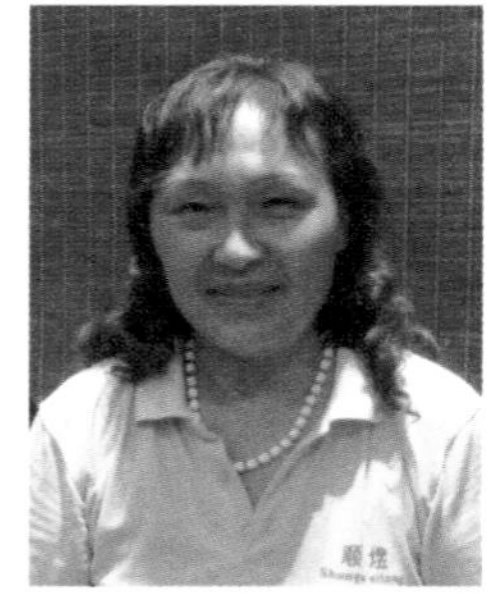

徐影，女，48 岁。地址：安徽省太和县旧县镇

我 6 年前发现患有贫血、低血压病（80 / 50mmHg），这期间经各种治疗未见明显好转。同时还患有胃病，长达 7 年之久，晚饭后经常呕吐。2010 年 11 月开始使用 π 水杯，两个月后，血压在不知不觉中恢复到正常（120 / 80mmHg）。三个月后，胃病症状也消失了。

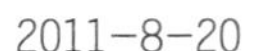
2011-8-20

[病理分析]

原发性高血压病人是由于外界的不良刺激，长期反复的精神紧张和焦虑，使大脑皮层的兴奋和抑制过程发生紊乱，失去对皮下中枢的控制和调节，交感神经节前纤维处于紧张状态，大量分泌乙酰胆碱。于是神经节后纤维也处于高度兴奋状态，分泌大量儿茶酚胺类介质，引起小动脉收缩、痉挛，导致血压升高。有的是因为全身小动脉硬化造成肾组织缺血，引起肾素分泌增加。肾素是一种蛋白水解酶，进入血液循环和肝脏中，产生血管紧张素，导致血压升高。

高血压病人多数是酸性体质，其主要原因是摄取脂肪过多，血管壁容易附蓄胆固醇，使血管腔变窄，血液黏稠。因 π 水为弱碱性、小分子团等，故其溶解力和渗透力强，可分解脂肪、胆固醇、甘油三脂和低密度脂蛋白，并可以有效的中和血液内的酸性物质，从而对血脂、血压有一定的改善作用，避免血管硬化、破裂。因 π 水含氧量丰富，心脏的每次收缩，都给器官、组织和细胞送去了充分的氧和营养物质，故心脏的频率减少，使心脏得到休息和血压下降。

低血压是心脏机能不完全、血压调节不正常所引起的病症。

饮用 π 水是一种无任何毒副作用的疗法，可以辅助治疗高血压和低血压。高血压不是终生疾病，喝几个月以上的 π 水，就可以逐渐地摆脱服药，可改变后期并发心梗、脑梗或肾衰竭的厄运。

π 水的小分子团，能把天然水分子簇团切割成很细小的水分子团，饮用后能较好地改善人体生物化学作用，提高酶的活性，使体内不产生或少产生血管紧张素，从而使血压下降。当饮用 π 水五六十天之后，交感神经节内的乙酰胆碱脂酶活性增高，原来堆聚或新分泌的乙酰胆碱迅速水解，使人体不产生血管紧张素，于是血压下降，逐渐趋于正常。同时脂肪酶的活性增强，不断带走动脉管壁内的脂质沉积，减轻动脉粥样硬化，使血流阻力减小，血压逐渐恢复正常。肾组织的缺血也有所减轻和改善，增强了肾脏的利尿功能。由于 π 水是负电位，被人体吸收进入血管腔后，可以使血液中红血球表面带有一定量的负电荷，相互之间有排斥作用，不会粘聚在一起；或者使原来聚集的红细胞分散，不再成团。心肌自身

也获得了充足的血液供给，使心肌有力，从而低血压得以提高。因此，饮用 π 水几个月之后，可逐渐摆脱高血压之苦，低血压病人也可以得到改善。

高血压病人饮用 π 水应从少量（每日 1000mL）开始，以后逐渐增加。高血压病人饮用 π 水，可有暂时血压升高现象，头部有沉重、头昏的感觉，而后渐渐好转，此时可以配合药物治疗，用药量逐渐减少。经常饮用 π 水对于低血压有显著效果。低血压病人应空腹或饭前 1 小时饮用。每日饮用量至少 2000mL 以上。饮用 π 水初期可有头晕、困乏等反应，大约 3 ～ 5 天可逐渐消失。很多实例充分证明在饮用 π 水一段时间后，可将降压药逐渐减量而后停药。一般 50 ～ 70 岁的人饮用 2 ～ 4 个月，不少人短至一月，就可减服甚至停服降压药。

第 8 节
肥 胖

病例1　肥胖症、肠炎、便秘、胃病、皮肤粗糙

刘俊良，男，26 岁。地址：山东省蓬莱市潮水镇衙前村

我朋友的儿子叫刘俊良，从小就胖。现在身高 183.5 厘米，未婚，用 π 水杯前，体重 241 斤（左侧照片）。2010 年 7 月底，一家三口开始用 π 水杯，一个月后，体重下降 35 斤（右侧照片），感觉良好，无不适感觉。

我朋友叫刘翠华，用 π 水杯前，在山东某医院检查为肠炎，肚子经常痛，经输液与吃药治疗有所好转，但还是时有肚子痛，病情已有十几日。使用 π 水杯 2 日，肚子痛有所好转；5 日后肚子痛感消失；现身体非常硬朗，精神很好。在用 π 水杯时，我告诉朋友，因肠子有病，不要局限八杯水，要多喝，这样效果更佳！她照做了，疗效很明显。

我朋友的丈夫叫刘建军，54 岁，用 π 水杯前，有便秘、胃酸、面皮粗糙、总是烦渴，但医院排除糖尿病。用 π 水杯喝水 1 个月后，以上症状全部消除，而且身体感到很轻松。

刘文秀　代述　2010-8-8

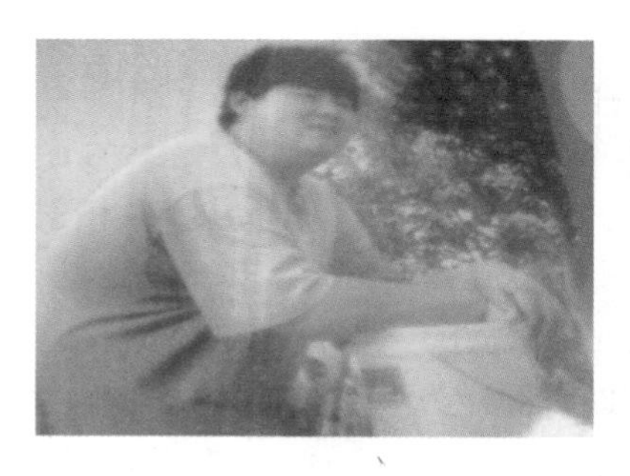

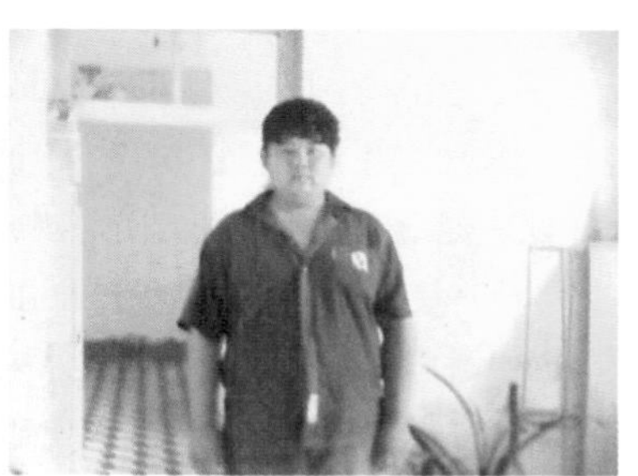

病例2 肥胖、咽炎、颈椎病、腹泻、关节炎、失眠、脊髓灰质炎后遗症

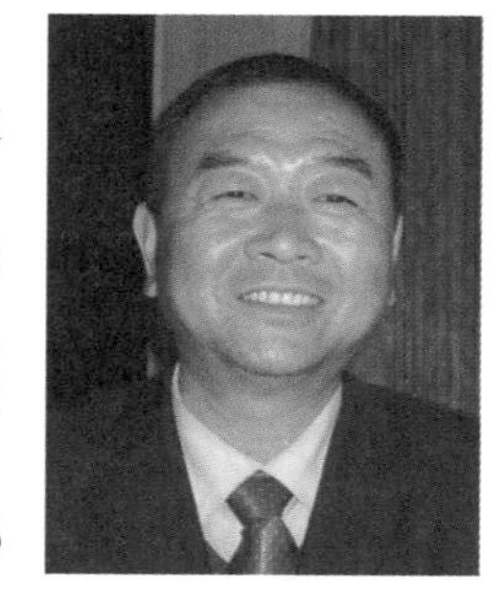

李增炜，男，47 岁。地址：山东省曹县西大街西门里胡同 3 号

我患脊髓灰质炎已 30 多年，咽炎 20 多年，颈椎病 10 年，腹泻多年，下肢发凉多年，膝关节酸痛 4 ~ 5 年；肛门脓肿（瘘），经常便血，肛门手术后，刀口处发硬；失眠、疲劳 4 ~ 5 年；面色也不好看，显得灰暗和苍老。原来体重 190 斤。2009 年 10 月，开始用 π 水杯，同时也戴上了 π 石项链。大约半年以后，所有症状大减，现在逐渐消失，状况基本良好。面色也比以前好看了，显得年轻了许多。

2010-12-5

病例3 肥胖、脑瘤

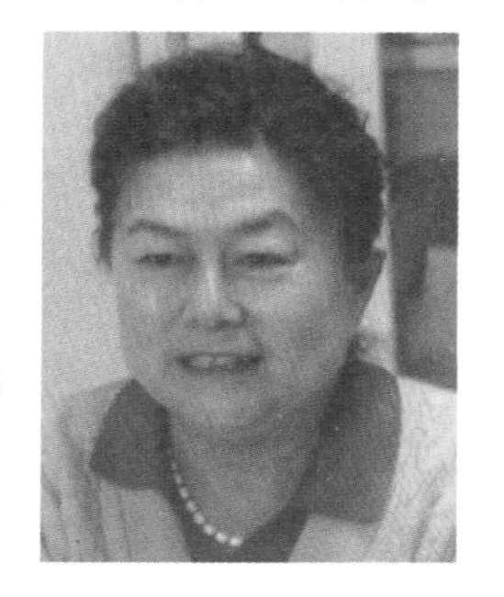

东北著名田径女教练程斌女士，原来体重 168 斤。全身患有多种疾病，在多家大医院诊断为脑瘤（3.8cm×3.5cm×1.8cm），2001 年做过一次手术，行走时步态不稳。经医院治疗效果不明显。2008年6月过生日，家人给程女士买了个 π 水杯，喝水量每天达到 20 多杯。到 10 月去医院检查，脑瘤已经钙化，症状消失。体重已降至 135 斤。腰围已从原来的 2.7 尺降到 2.1 尺，也显得苗条了。

2010-12-10

病例4 肥胖症、高血压病

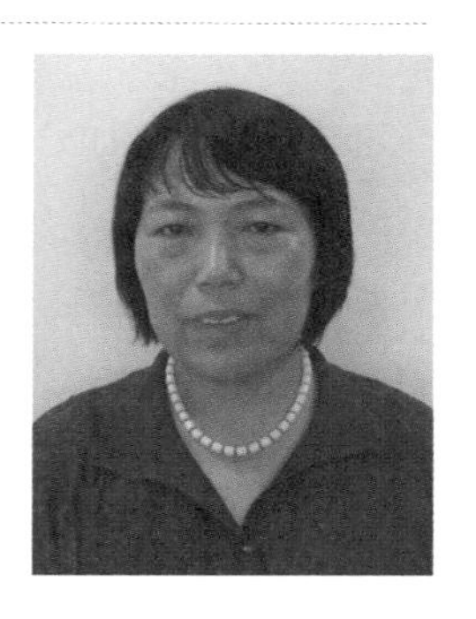

刘志贤，女，50 岁。地址：山西省朔州市平鲁区

我以前有高血压病(160/130 mmHg)，腰围 2.6 尺。脸色又黑又黄。用 π 水杯一个月后，腰围由2.6尺降为2.2尺。血压降至正常。脸色有光泽了，也显得好看了。

2010-8-7

病例5 肥胖

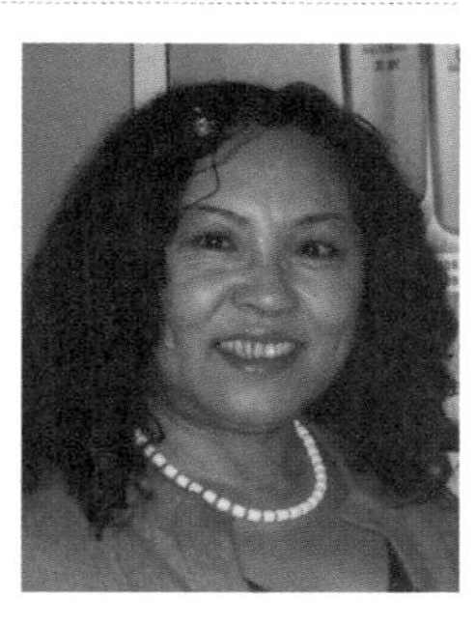

谭学娟，女，59 岁。地址：河北省秦皇岛市幸福里小区

喝 π 水之前体重 145 斤。2008 年 6 月 27 日开始用 π 水杯，通过喝 π 水减掉了多余的脂肪。皮肤越来越好，非常的滋润有光泽。体重减了 20 多斤，一直保持在 122 斤左右。喝 π 水让我身体健康，人也显得年轻了。

2010-10-10

病例6 肥胖、痔疮

薛利勤，男，33 岁。地址：山西省吕梁市离石区

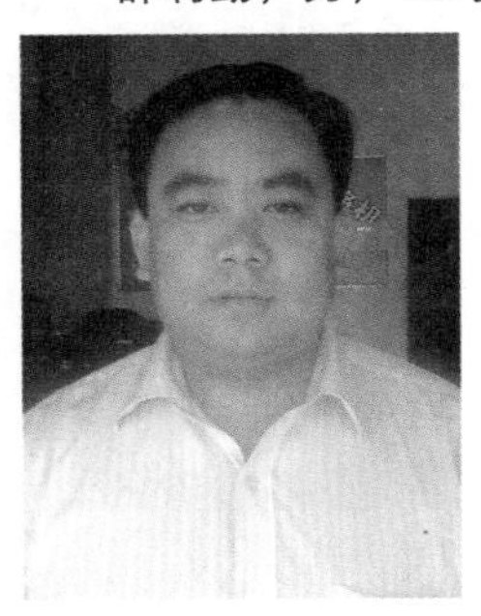

我以前吃过许多的减肥药，从 146 斤开始减肥一直增到 199 斤，我害怕了，再也不敢吃减肥药。就在一个多月前，我接触到了 π 水杯，自从开始饮用 π 水，一个多月来，体重下降了 7.5 斤。

我患有痔疮五年之久，服过痔速宁片，刚开始还有效，可后来一次吃 5~6 片也不起作用，平时不敢饮酒和吃辣椒，上火亦便血，疼痛难忍，严重地影响我工作和生活。用 π 水杯喝水两天后，就不便血了，当时我还不太相信，后来的 10 多天我一直吃那个辣辣的火锅，可是再没有出现便血，也没有疼痛过。

病例7 肥胖

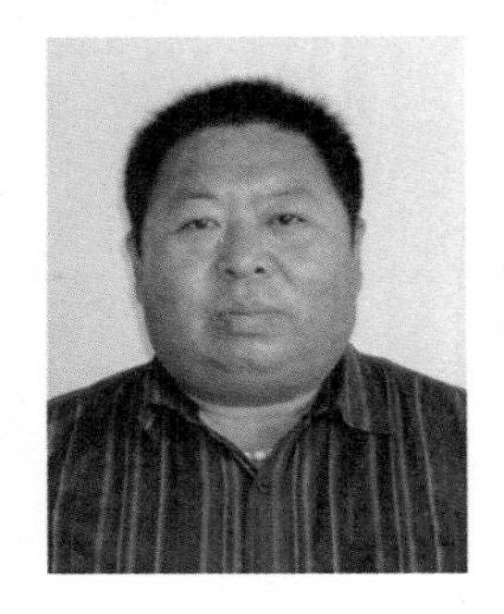

高承军，男，46 岁。地址：山东省莘县网通公司

原来我身体很胖，体重 278 斤。并患有高血压、高血脂、高血糖、前列腺肥大、心梗、上楼时气喘头昏。2011 年 7 月 6 日，开始用 π 水杯饮水，3 个月后，感觉效果很好，现在体重已降至 256 斤。因还没有测试血糖，但感觉比吃药效果还好，上楼时也觉得很轻松。

2011-10-16

[病理分析]

肥胖症是一种慢性病，临床上最容易被忽视，是当今社会上发病率在急剧上升的一种疾病。人体进食热量多于消耗热量时，多余热量以脂肪形式储存于体内，其量超过正常生理需要量，且达一定值时遂演变为肥胖症。正常男性成人脂肪组织重量约占体重的 15% ~ 18%，女性约占 20% ~ 25%。随年龄增长，体脂所占比例相应增加。临床上分为单纯性肥胖症和继发性肥胖症两类。无明显病因者称单纯性肥胖症；有明确病因者称为继发性肥胖症。

1. 单纯性肥胖症约占肥胖人群的 95%，简而言之就是非疾病引起的肥胖。这类病人全身脂肪分布比较均匀，没有内分泌紊乱现象，也无代谢障碍，其家族多有肥胖病史。

2. 继发性肥胖症约占肥胖人群的 5%，是因疾病引起的肥胖。继发性肥胖症是由内分泌紊乱或代谢障碍引起的一类疾病，虽然同样具有体内脂肪沉积过多的特征，但仍然以原发性疾病的临床症状为主要表现，肥胖只是这类病人的重要症状之一。

由于我们生活水平的提高，高热量食物的过量摄入，加上快节奏的生活方式，使运动量减少，体内脂肪和代谢物逐渐堆积，便形成了肥胖。因 π 水的渗透解析性好，油脂可以溶于 π 水中，所以 π 水能分解人体内多余的脂肪而使之代谢排出体外，从而达到减肥的目的。尤其对单纯性肥胖病人，饮用 π 水效果最好。

第9节 胆结石、胆囊炎、肾结石、肾炎

病例1 胆结石、胆囊炎、颈椎病、便秘、高血脂、高血压、高血糖

赵天华，女，53 岁。地址：山西太原市南内环街阳光数码港

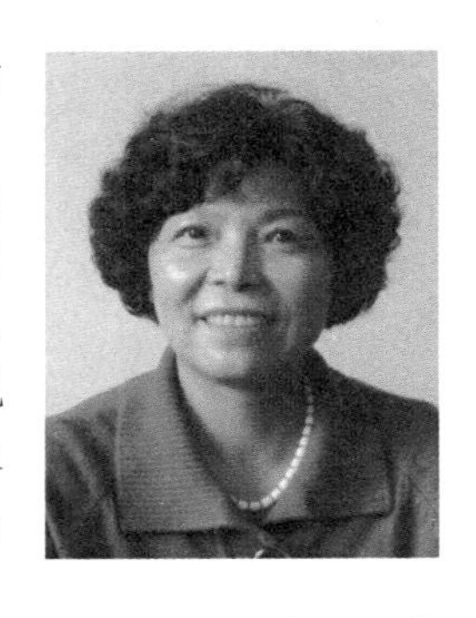

我是一名老师，原来患有颈椎病、浑身酸痛、失眠、便秘。1996 年查出患有胆囊炎、胆结石（为泥沙样碎石）。便秘时都是头一天下午五点开始吃四消丸，第二天才能解下大便。2004 年以后，经常感冒和嗓子发炎，都是天天吃药。因为上课时间长特别累，每个星期至少做一次按摩，以缓解身体的劳累。2010 年 1 月 20 号，开始喝 π 水。因为急于想把病治好，第一天就喝了 15 杯。第二天一大早，便秘缓解，而且大便颜色发黑，但感觉很舒服；3 天后，就感觉身体轻松了，现在每天大便顺畅。后来每天都饮 10 杯以上 π 水，现在胆囊炎好了，石头也消失了。颈椎病、全身酸痛和睡眠全好了，去医院检查了五项皆正常。自从喝了 π 水，也不再感冒和嗓子发炎了。每天精神好，体力充沛。

我母亲 82 岁，和我一起生活。她患有高血脂、高血压、高血糖、手麻背痛，心脏也不好。我们住在五楼，她原来上楼非常吃力，平时吃药都喝稀饭，根本不喝水。小便次数多，但量很少，而且上厕所味很浓。2010 年 1 月 23 号开始喝 π 水，每天 8 杯。10 个月后，症状基本消失，高血压现在只吃一种药了，血糖也降了不少，现在是 8mmol/L 左右。小便的次数也少了，但量很多，也没味。现在上楼显得很有劲，腰也比以前直，所有家务活都是我母亲帮我做。人也显得精神，脸部的皱纹少了，身体状况特别好。

2010-10-10

病例2 胆结石

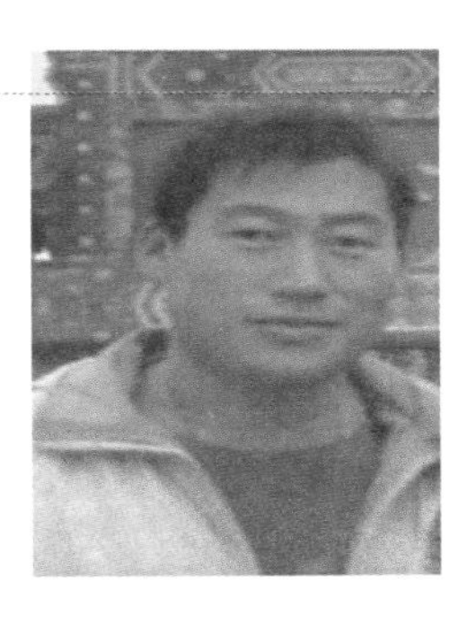

魏云志，男，48 岁。地址：秦皇岛海港区幸福里

2007 年 2 月 8 日，经港民结石医院 B 超检查确诊患有胆结石，胆囊内结石最大的为 1.2cm。当时有两个治疗方案：一个是激光碎石，一个是手术切除胆囊。当激光打完后碎石还要靠药物排除，并且每月一次。从 2008 年 6 月 27 日，开始使用 π 水杯，直到现在胆结石再也没疼痛，也就没再去碎石。

2010-12-5

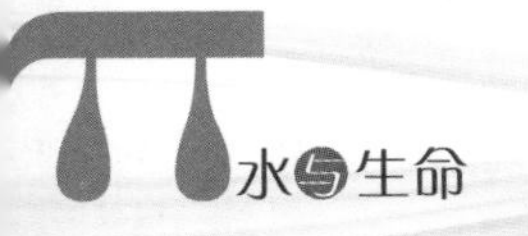

病例3 胆囊炎、便秘、失眠、腰腿痛

秦志英（原税务局职工），女，53岁。地址：河南省太康县城关镇北街

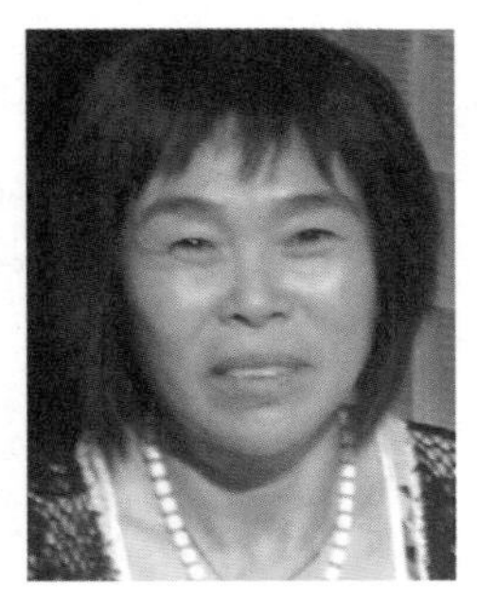

我患有12年的胆囊炎，并伴有便秘（大便3～5天一次，像羊粪蛋），经常失眠多梦、头晕眼花（医生说我心肌无力、大脑供血不足），胃也不好，腰腿疼痛。1998年，胆囊炎严重时，满腹胀痛，发烧，在医院吃药、挂吊瓶，止烧不止痛，抗菌素的剂量是平常人的三倍，才能见效。也用过其他药物、偏方，见效但不能根治。刚开始接触π水杯，我不相信水杯能有这么神奇的作用，经儿子多次劝说我才开始用。刚开始一天才喝5～6杯π水，一星期后，便秘就好了，大便基本上每天一次，为香蕉样便。胃部也感觉不涨了。以后每天8～10杯π水，二十七八天后，胆囊部位疼痛消失，于是停止服用胆囊炎的药物。两个多月后，一切症状都已消失。到现在停药有四个多月，一切正常。心电图检查正常，头脑也不晕了，体重也比以前增加了8斤。朋友们见了就说，我皮肤比以前白净了，人也胖了，脸色也好看多了。

我婆母今年77岁，有十多年的便秘病史，3～5天大便1次，也不想吃饭，经常吃泻药。喝π水3天后，大便变为香蕉样，每天1次。现在胃口也好了，也能吃肉了，感觉很好。

2010-8-7

病例4 肾结石

申七光，女，49岁。地址：山西省太原市永兴路7号

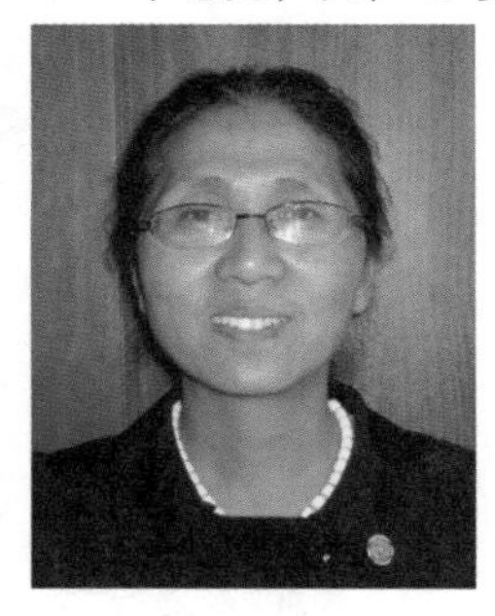

使用π水杯之前，只是感觉腰不舒服。2008年8月，使用π水杯后，腰部更加难受，而且出现疼痛难忍的症状。吃舒尔芬也止不住疼痛。当时我正在孟县办事，只好去孟县一家医院去检查，结果才发现自己是肾结石。大夫告诉我，大量喝水可以排出。当时我正好有π水杯，通过每天大量喝π水，没想到2008年10月10号查出病，13号下午7点多将石头排出，一块有小米粒那么大，一块大米粒那样大。

2010-9-8

病例5 肾结石、胆囊结石、高血压病、高血糖、便秘

姜英杰，男，58岁。地址：山西省万荣县南环东街南苑小区5-009号

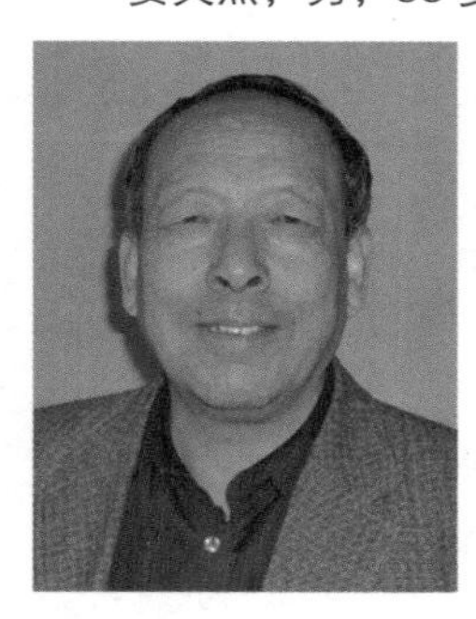

我是县文化馆馆长，中华学术会会员。1996年，经医院检查出糖尿病，空腹血糖为14～18mmol/L，还患有肾结石、高血压（140 / 110mmHg）、便秘。2010年又检查出患有胆囊结石。2010年11月，开始饮用π水，饮后感觉能解除疲劳，解决了便秘问题，血糖下降至6.9～8mmol / L，现在血压不吃药高压稳定在140～100 mmHg，在尿中发现有较多的颗粒状结石排出。

2011-2-19

病例6 肾盂肾炎、失眠、胃炎、血小板增高症

黄东红，女，38 岁。地址：甘肃省嘉峪关

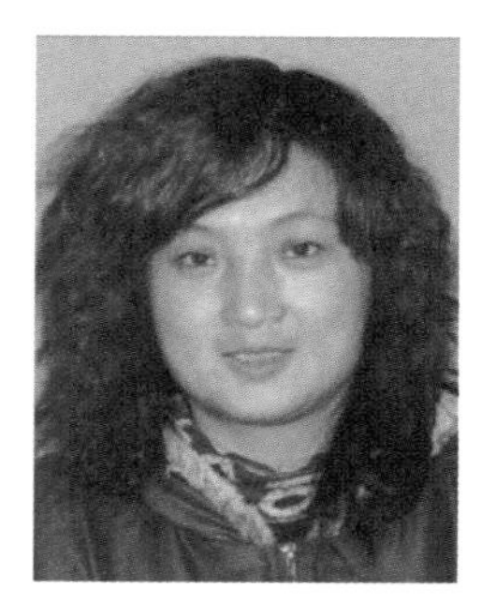

我自幼体弱，因遗传的关系，皮肤粗糙似鸡皮。并患有肾盂肾炎和失眠十多年了，经常感觉尿痛，很不舒服。大夫叫我服用谷维素，还经常吃保健品，但收效甚微。2008 年 6 月开始用 π 水杯，每天 15 杯水以上。三天后，尿痛现象消失了；一星期后，失眠好了。仔细想想，真的很神奇。两个月后，突然发现我的皮肤特别光滑，很高兴。这段时间我没吃任何的药物和保健品，只是喝 π 水，效果却很好。

我爱人叫郭峰，开车十多年了，由于平时饮食不规律，导致患有多年的胃炎、十二指肠炎、胰腺炎等多种疾病。我爱人刚开始不认可 π 水，我劝他多喝点水，反正没有坏处。结果喝一段时间的 π 水后，我爱人对我说，这水杯真好，我现在的饮食量是以前的好几倍，而且身体很好。

我公爹经医院确诊为血小板增高症。2008 年 3 月，住院治疗两个多月，被抽取多余的血小板，结果两次下来，从一楼到二楼都很困难，数值还是正常人的两倍多，很难治疗，没办法。喝 π 水半年后，奇迹出现，血小板恢复正常了。

2011-1-9

病例7 肾盂肾炎

李彩霞，女，56 岁。地址：山西省太原市长风小区东区 7 号楼 1-1 室

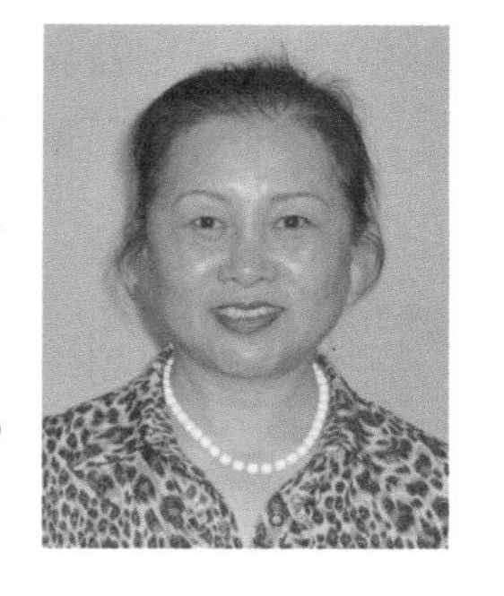

我是太原市常春超市的一名退休员工，1980 年 6 月，经医院诊断为慢性肾盂肾炎，住院治疗 2 个月，吃中药并忌盐一年。后因尿不畅而临时服用呋喃坦啶，劳累后就出现脚肿、腿肿、尿频、尿急、尿痛和腰部酸胀。每年 5 ~ 7 次进行输液治疗。2009 年 12 月开始用 π 水杯至今 1 年多，再没有因为劳累犯病而服药和输液治疗。

2011-4-15

[病理分析]

结石病是由于钙盐或脂类积聚而引起的一种疾病，如肾结石、胆结石等；此外还有与感染、异物沉积等多种因素有关的各类结石。

正常人的胆固醇与胆盐、卵磷脂以一定的比例混合呈微胶粒状悬浮在胆汁中，当这一比例失常，便会形成胆结石（胆固醇结石）。胆固醇结石是胆道系统中最常见的结石病变，60% 的病人无明显临床症状，多在常规健康体检时被发现。当结石嵌顿引起胆囊管梗阻时，常表现为右上腹胀闷不适，类似胃炎症状，但服用治疗胃炎药物无效。病人多厌油腻食物。

胆囊炎是细菌性感染或化学性刺激（胆汁成分改变）引起的胆囊炎性病变，为胆囊的常见病。胆囊炎发病多因胆结石刺激和感染引起。

泌尿系结石是肾、输尿管、膀胱及尿道等部位结石的统称，是泌尿系统的常见疾病之一。泌尿系结石多数原发于肾脏和膀胱，输尿管结石多由肾结石下行到输尿管所致，尿道结石多为膀胱内结石随尿液冲入尿道引起。

机体细胞的代谢产物不断地排到细胞外，再由组织液和血液带走排出体外。如果血液长期酸性化，废物的排出受阻而积聚，就会逐渐形成结石。肾脏里的弱酸盐固态化而引起的病叫肾结石，这种病也是因为肾脏里的固态酸性废物吸取血液里的钙和镁，制造强酸盐并堆积在一起而产生的。因 π 水为弱碱性，能中和酸性废物，并将体内的废物随尿液、汗液等排出体外，所以有助于预防和治疗各类结石。

经磁化的 π 水有排石、溶石及预防结石复发的作用。磁化 π 水由于其渗透压和表面张力增大，容易渗入结晶体内，使结石溶解，可使结石大者化小，小者化为泥沙，排出体外。π 水还能预防结石的再形成。

尤其是炎热的夏天，人体水分蒸发得很快，不补充水分的话，排尿量就会大大减少，从而使一些碎小的尿液结晶沉积在体内，引起结石病。

饮用 π 水，可调理肾脏的机能，其机制：用 π 水能充分发挥钙质应有的强化利尿效果，对于各种肾脏的疾病都有显著的调理作用。

大量饮用 π 水，对尿路结石有防治作用。每日饮 π 水量在 2000 ~ 4000mL，这样可维持每日尿量在 2000mL 以上，可促使小的结石排出体外，并可稀释尿液，从而防止尿路结石的形成。

值得注意的是，肾或膀胱结石的患者当大量饮用 π 水，而使肾或膀胱内结石排出至输尿管或尿道时，有可能因结石嵌顿引起输尿管或尿道梗阻，导致肾盂积水或膀胱积尿，这时可以到医院外科进行相关处理即可缓解。

对于肾炎患者尤其是面部出现浮肿者，饮用 π 水，应从小剂量开始，逐渐增加，以免大量饮用 π 水，加重了肾脏的负担，从而导致病情加重。

第10节 心脏病

病例1 风湿性心脏病、低血压、神经性头痛、支气管肺炎、结肠炎、便秘

张桂兰，女，69 岁。地址：黑龙江省大庆市让胡路区九楼区 3 号楼 301 室

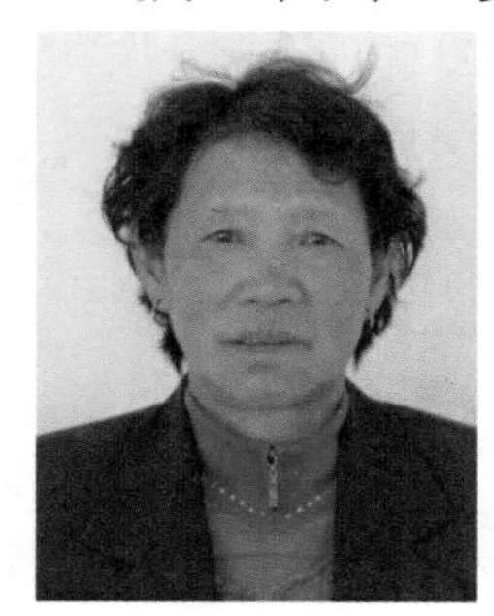

1964 年，发现我患有心脏病（风湿性二尖瓣狭窄）。四十多年来，一直不好。还患有低血压病（90 / 60mmHg）、神经性头痛和支气管肺炎，每次感冒都引起支气管炎症，多住院治疗，每年平均要花医药费七八千元。结肠炎和便秘病史也有 1 年了。2008 年 9 月 29 号，开始用 π 水杯。7 天后，两天排的全是黑红色大便，后来就好了。通过喝 π 水 4 个月，血压上升到 110 / 70mmHg，到现在已两年；原来夜里多尿现象（每夜 3 ~ 4 次）也好了；不心慌了。一切症状都消失了。原来脸上有色素斑，现在也没有了，脸色也好看了。

我女儿 40 岁，便秘 5 ~ 6 年了，通过喝 π 水十多天，便秘就好了。

2010-9-26

病例2 冠心病、风湿性心脏病、颈椎病、糖尿病、胆囊炎、便秘、浮肿、肥胖

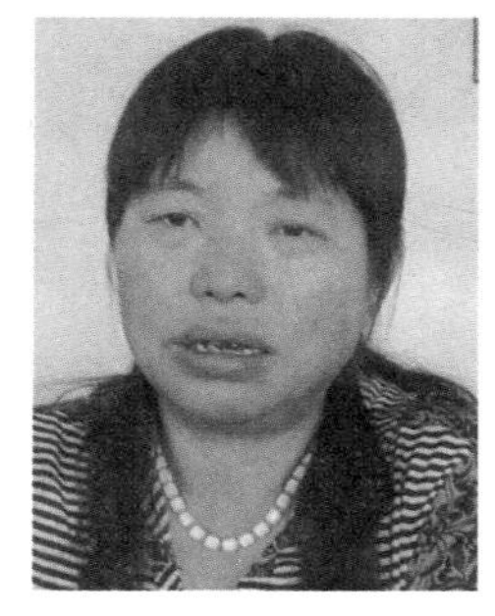

吕淑贤，女，56 岁。地址：吉林省松原市

我患有颈椎病十几年了，还有冠心病、风湿性心脏病、糖尿病（血糖 11.7mmol/L）、腹胀、胆囊炎（严重时吃鱼就吐）、便秘（有近 20 年的便秘史，便秘时易引起肛裂，导致便血，而且出血量很大）、面部和腿部经常浮肿，体重 158 斤。2008 年 9 月 17 号开始，每天喝 8 ~ 12 杯 π 水，三个月后，体重降至 140 斤左右，一切症状都没有了。

2010-9-26

病例3 心动过速、手麻木、腹泻

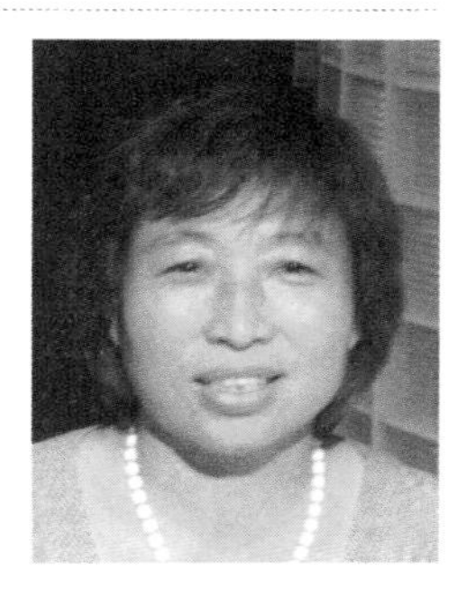

祁冬梅，女，50 岁。地址：河南省太康县实验小学

我患有二十多年的阵发性心动过速、右手麻木、每天多次便稀。喝 π 水一周余，手麻好了；20 多天后，便稀好了；1 个多月后，心脏跳动正常了。无论在什么紧张状态下皆未发作过心动过速。

2010-8-7

病例4 心脏病、高血压病

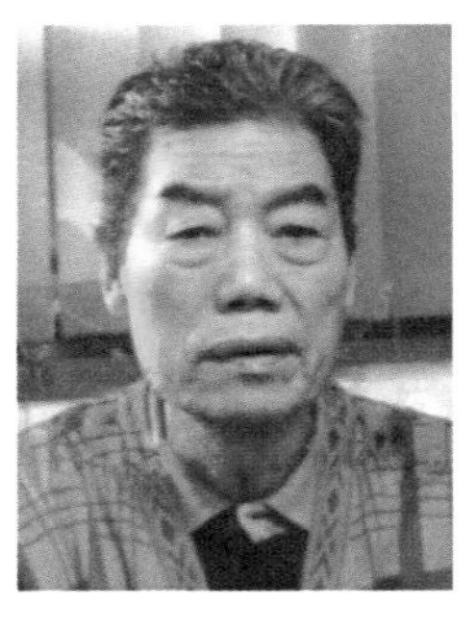

王春生（高级工程师），男，75 岁。地址：山东铝厂医院

我丈夫患有十多年的高血压（170/110mmHg），并伴有冠心病。1988 年春因感冒诱发心肌炎后，心脏相继出现二联、三联律，房颤、心律紊乱，心绞痛时常出现（曾抢救过三次）。2000 年 10 月又患重症心肌梗死，由于抢救及时，仅遗左侧肢体轻微感觉缺失。平日速效救心丸、麝香保心丸、丹参滴丸、银杏叶片常备用。2010 年 5 月开始饮用 π 水一个月后，上述症状逐渐减轻。目前症状明显好转。血压降至 130/90mmHg。原来因前列腺炎之故，每夜小便 6 ~ 7 次，总有尿不净的感觉。现每夜起夜 2 ~ 3 次，自觉全身症状好转，药物已逐渐减量。

王翠兰　代述　2011-1-6

[病理分析]

心脏病包括风湿性心脏病、先天性心脏病、高血压性心脏病、冠心病、肺源性心脏病、心肌病和心肌炎等。

病因：肥胖、生活紧张、情绪激动、吸烟、喝酒、油脂类食物吃得过多、高血压病、糖尿病、血管硬化、风湿热、慢性肺脏疾患等，易引发心脏病。

症状：呼吸困难、气喘、心悸、头晕、下肢浮肿、胸部不适和心律不整等。

病理：正常状态下，我们人体血液中红细胞表面，带有一定量的负电荷，相互之间有排斥作用，不会粘聚在一起。但不良饮食、烟酒、人工化学食品以及长期饮用过酸饮料和被污染的呈酸性化的水，使血液呈酸性状态，夺走原本健康红细胞表面的负电荷，使红细胞容易呈串状聚集，造成血流阻力增大，血液黏稠度增加，而引起血管病变，心脏负荷增加。

常饮 π 水，对预防心、血管性疾病的功效在于 π 水能使血细胞的电泳率明显提高，保持血液 pH 值在弱碱状态，能防治因血液中游离自由基过多而引起的心血管损害。常见的心血管疾病包括冠心病、高血压和低血压等。冠心病大多都是因为脂肪及代谢产物沉积在冠状动脉管壁内，导致正常血液运行受阻而引起。π 水的重要功能就是分解、排除这些脂肪及代谢产物；同时 π 水中的钙离子促进心脏收缩，钾离子可使心脏舒张。因此，可以维持心脏正常功能。学者们研究发现，π 水还具有明显乳化甘油三酯和胆固醇的功能，从而降低血脂，使血管恢复弹性，血液循环畅通。

医学界普遍认为，晚上饮用 π 水可以降低血黏度，维持血流通畅，防止血栓形成。π 水的小分子团对心脑动脉粥样硬化、高血脂和高血压有良好的医疗保健作用，降脂、降压的作用非常明显。

注意：对于心脏病患者饮用 π 水应从少量开始，以后逐渐增加。少数人饮用 π 水后，有呼吸急促、不顺畅、情绪不稳等现象，数日后，这些症状将逐渐消失。

第11节
静脉曲张

病例1 静脉曲张、胆囊炎、胆结石、糖尿病

张安成，男，59 岁。地址：河南省太康县老冢镇张楼村

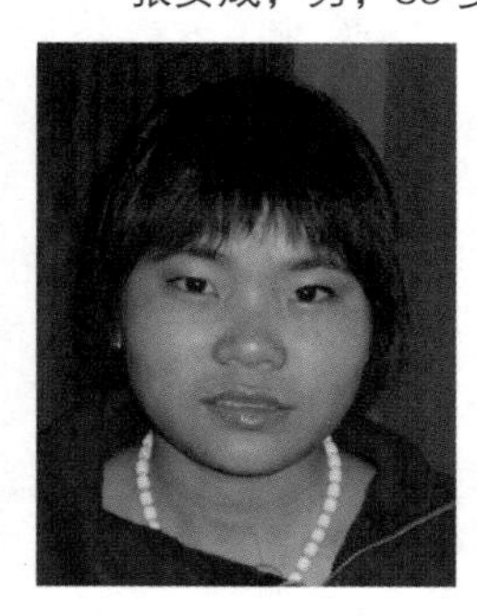

我父亲以前有胆囊炎、胆结石、胃病，上、下肢均患有静脉曲张 20 多年。2010 年 8 月，经我多次劝说，父亲半信半疑地开始使用 π 水杯。用了三个多月后，我问父亲的腿怎样了？当时父亲挽起裤脚一看，意外的发现静脉曲张不见了，用手拍了拍腿部，也未再出现以前那样凸起的血管，感到很神奇。其他症状也在不知不觉中好了。

我有位朋友叫李秀琴，今年 46 岁，患有 5 年的糖尿病，血糖高达 12mmol / L，一直吃降糖药。2010 年 8 月开始喝 π 水，20 天后，将降糖药停掉，只喝 π 水。又过了 1 个月，血糖降至 6.4mmol / L。

张煜代述　2010-12-5

病例2 静脉曲张、胃病、高血压病、便秘

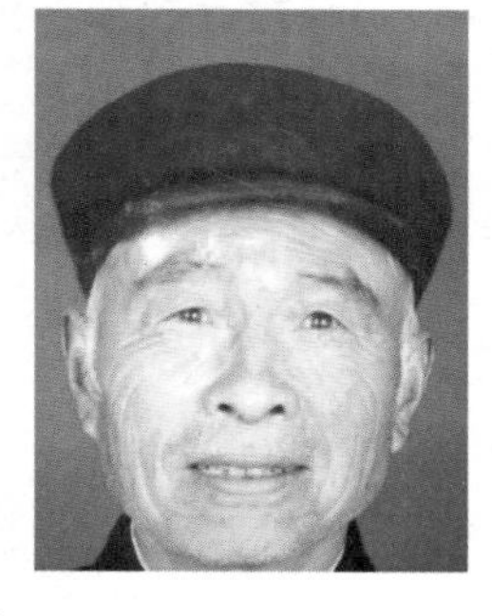

祁洪胜（原村支部书记），男，76 岁。地址：河南周口太康县转楼乡大赵行政村

我父亲在 3 年前，因脑栓塞出现了偏瘫，并且患有胃病、高血压病（血压最高时达到 190 / 130mmHg）、便秘以及双下肢静脉曲张。喝 π 水 1 周后，20 多年的便秘好了；二十多天，进食后腹胀症状明显好转；1 个多月后，血压降到 130 / 90mmHg；五个月余，静脉曲张有明显好转。现在什么药都停了，精神状态很好。

祁冬梅代述　2010-8-7

[病理分析]

静脉曲张多发生在下肢。主要原因是由于先天性血管壁比较薄弱，再加上长时间站立，静脉血液回流不畅蓄积下肢，在日积月累的情况下，破坏了阻止血液回流的静脉瓣而产生静脉压过高，从而导致血管突出皮肤表面，像蚯蚓一样弯弯曲曲、疙疙瘩瘩的症状。长时间站立的职业为高危人群。目前，国内外尚没有一种药物明确标明治疗“静脉曲张”。在临床上药物治疗静脉曲张很难起到作用，多采用手术将弯曲的静脉切除。轻症病例仍可借用弹性袜和弹力绷带来保守治疗。

π 水的小分子团更易进入细胞，将更多水分和营养物质带入细胞；另外 π 水的渗透力高，溶解力强，可以很好地改善血管壁自身的血液供应，增强了管壁的弹性和耐受力。这都将促进静脉血液的回流，减轻和逐渐消除静脉曲张的临床症状。

第12节
癌 症

病例 胃癌、胆结石，（朋友）糖尿病

郭大瑛，女，50 岁。地址：山西省第二人民医院特检科

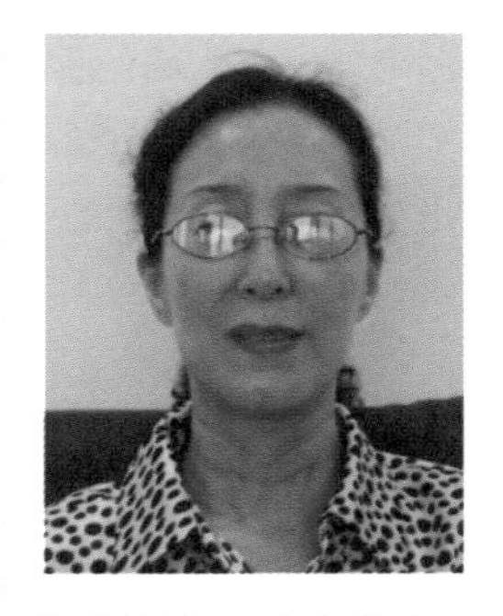

我在山西省第二人民医院特检科任职，父亲是山西医大解剖学教授，母亲是妇产科的医生，哥哥、弟弟也是学医的，哥哥在美国哈佛大学，弟弟在澳大利亚皇家医院工作了 8 年，受国家邀请回国内任职。1983 年我发现面部有红斑狼疮样皮损，但未检出狼疮细胞。化验检查还患有甲状腺功能低下。1996 年开始，我感觉身体疲倦无力，胃部常感不适，曾做过两次胃造影，皆未查出溃疡和占位性病变。2003 年因常呕吐，第五次胃镜检查并取活检，病理诊断为胃窦部黏液细胞癌。即行胃大部切除术。未得病之前体重 136 斤，得病做手术前体重降至 90 斤。术后行化学药物治疗，化疗后白细胞、红细胞下降。术后月余 B 超检查时，发现胆囊有泥沙样结石，大便不成形，颜色发黑，味奇臭。化疗后有明显的脱发、皮肤粗糙现象。整个人显得没精神，而且全身无力。由于贫血，经常感觉头晕。2008 年 8 月开始用 π 水杯饮水，三天后，大便成形，颜色金黄，无明显臭味，半年后，经 B 超检查胆结石消失。头发不再脱落，并长出了新发。皮肤光滑细润。术后胃酸症状严重，每当胃酸时，喝 π 水后，症状立刻消失。亲戚、朋友和同事都知道我患的是高度恶性的胃癌，未曾想到还能很健康地活下来。胃口也好了，也有食欲了，以前没有这种感觉。体重增加至 118 斤。现在白细胞已恢复正常，浑身上下也显得有劲了，感觉很好。我恢复得这样好，与喝 π 水有很大的关系。

我一个朋友的母亲 70 多岁了，患有糖尿病，20 多年卧床不起，并伴有下肢浮肿。喝 π 水半年多，就可以下床了，腿肿也消了。我爱人有Ⅱ型糖尿病好些年了，平时吃药治疗，用 π 水两个多月，血糖恢复正常，就停药了。

2010-8-9

[病理分析]

在前苏联南部的高加索长寿村是世界上唯一没有发生过癌症的地方，连成年人一般病的发病率都极低。在这个地区，超过100岁的老人比比皆是，人均寿命为120岁。他们没有疾病的痛苦，临终时一觉睡去，很安详地离开人世。

那么长寿村的人喝的是什么水呢？原来他们喝的都是早期火山喷发喷出的岩浆形成的火山岩湖中的水。这种火山岩中含有二价、三价铁盐，它碰到地球自转产生的磁场时，产生电子核能，呈激发状态，发出299000次/秒的高频振动磁波，将湖中的水由13～17个分子组成的大分子团振动成为5～6个分子组成的小分子团。小分子团的水带有大量的动能，运动速度快，称为活性水。这种活性水进入人体后，可激活人体细胞，并能更多地携带对人体有益的养分、矿物质和氧气。使人体细胞内外充盈干净、有活力、营养丰富的液体，从而促进新陈代谢，使细胞生长发育，让人体更具活力。小分子团水还有很强的溶解能力，能将多余的脂肪、胆固醇和其他物质充分溶解，排出体外，提高身体的排毒、解毒能力。小分子团水是弱碱性水，它可中和体内酸性毒素，提高机体的自身抗病能力。因此小分子团水被称为高能量健康水、长寿水。

美国纽约史蒂文·开达林格癌症中心的研究员雷蒙，将死于各种癌症的106人的癌细胞以及因其他疾病而死的病人的细胞取样，通过仪器查明细胞内所含水的特性，结果发现，围绕在癌细胞DNA周围的水和正常细胞DNA周围的水结构是不同的。依据这一成果，日本林秀光博士进一步研究认为，DNA在癌化以前，细胞水就出现了异常。他用仪器检测得知，细胞内水的特性的改变，不仅出现在癌细胞里，炎症等损害的细胞也可以见到这种现象。也就是说，不仅是癌症，其他很多的疾病都是由于细胞内水的特性改变所引起的。因而，治疗疾病的根本，也在于使细胞内的水正常化，从而保证细胞恢复正常的生理机能。

临床上观察发现癌症病人体内严重缺水，体内血液氧含量严重不足，缺水使体内代谢出现障碍。实际上，癌症就是有毒物质在人体细胞内外体液的长期积累，造成细胞损伤后发生异常增殖的结果。而癌细胞的扩散首先是通过体液进行的。人体内的水每5～18天更新一次。如果人体内总是好水，如长期饮用小分子团弱碱性的π水，其含氧量丰富，可给细胞提供好的生存环境。而癌细胞是厌氧的，只能在低氧酸性环境中生存。人体缺水正好产生这种环境。癌细胞滋生的区域血液循环会受阻，新陈代谢所产生的酸性废物无法排出体外，氧气供应也会严重不足。这样就更加快了癌细胞的滋生，从而形成恶性循环。弱碱性的π水还可排出体内的酸性废物，使原本酸性的癌细胞环境得到中和。π水又含有充足的氧，所以就破坏了癌细胞正常的生存条件，并使之慢慢恢复健康的弱碱性状态。本文上述病例，就是大量饮用了π水，而使身体慢慢恢复的实例。人体的新陈代谢可使红细胞、白细胞每10天，胰脏每隔1～2天，胃黏膜、上皮细胞每隔2～3天，绝大多数细胞更新一次。这些细胞在几个月内都可以完全更新，并恢复到正常状态。关键是要在求医问药的同时，还要使源源不断的好水充满在细胞中，努力为细胞创造一个清新的生存环境，再加上适量的运动，防患疾病于未然。

下面介绍一例国外的病例，供参考：

日本的一位男士，1991年10月，自感下腹部不适、疼痛并有大便带血，也未在意。第二年3月，腹部疼痛异常而入北海道医院。结果包括肛门在内全部直肠被剔除，装设人造肛门；并且由于肝脏转移而被部分切除。虽然发现膀胱也有癌细胞转移，但考虑病人身体情况而未在膀胱动刀。当年5月出院，8月底定期做CT检查，发现肝脏又有新的转移灶而再入院。但已不能再切除肝脏，而只好在肝动脉注射抗癌剂，医院宣布生命只剩3个月。

10月，经北海道一家医院的主治医师介绍来到东洋医院。介绍信里详细记录过去治疗的经过。如果是一般医院只有将死马当活马医。入院后，大量饮用高能量 π-water，同时并用免疫疗法。未再用抗癌剂。从 10 月起，不过 4 个月的治疗，所有的癌细胞都消失了。现在，这位男士非常健康，可从事重体力劳动。（此病例引自《神奇的 π-water》一书。）

源于植物生理学研究的 π 水诞生之后，因为其具有“高能量”和“小分子团”的特性，吸引了不少致力于医疗改革的年轻医学专家。他们率先将之运用于临床，在难治性疾病的治疗上取得了惊人的效果。这些成果引起了广大科学工作者的兴趣和政府的重视，于是日本成立了日本生物体能量研究与普及协会，专门从事生物体能量基础研究和普及。它的会员包括政界要人、医学博士、理学博士、海外医学专家。该协会甚至受到日本宽仁亲王殿下的亲切关怀。身患食管癌，经历了 6 次手术的宽仁亲王，他也是 π 水系统的受益者。多年前，开始使用 π 水健康疗法后，癌症再也没有复发。

第13节
感冒、哮喘、气管炎

病例1 易感冒、失眠、浑身无力、视力不清

孙贤臣，男，69 岁。地址：安徽省萧县圣泉乡薛庄村

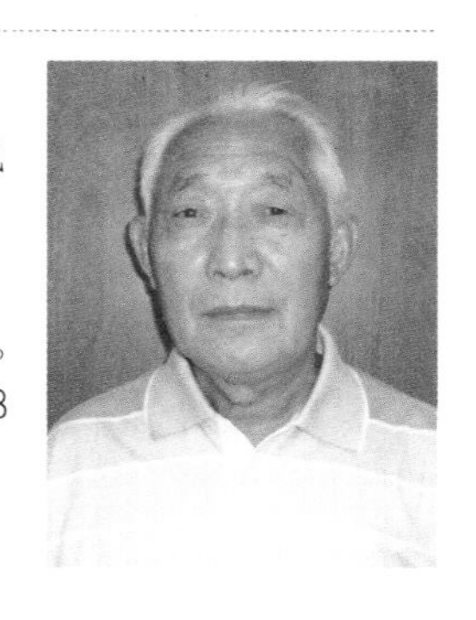

我以前容易感冒、浑身无力、疲惫不堪、眼睛看东西模糊、睡眠还不好。我平时爱喝酒，而且喝完酒还难受。自从用 π 水杯，三个月后，感觉效果非常明显：极少感冒，偶尔感冒很快就好，用药少，效果好；感到浑身有劲，想干事；睡眠好了；眼睛看东西也清楚了；酒后不良反应也少。到现在用 π 水杯有半年多，感觉很好。

2010-9-8

病例2 感冒、失眠

马秋丽，女，48 岁。地址：河北省秦皇岛市工农里小区

我是 2008 年 7 月接触的 π 水杯，开始也不相信。我有个毛病，喝了水一会儿就要去厕所。喝了 π 水一个月以后，这个毛病渐渐减轻，现在已彻底好了。我的睡眠原来很不好，喝了一段时间的 π 水，这些症状都没有了。我喝了一年多 π 水，没有患过一次感冒，身体一切都正常。

2010-10-10

病例3 哮喘

梁汝新，男，46岁。地址：山东省微山县

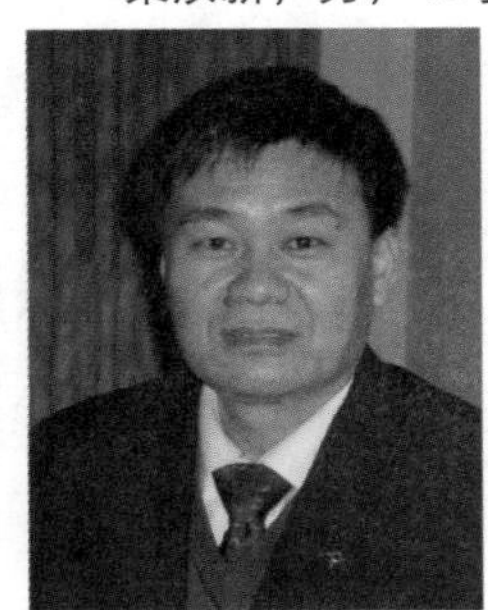

在我5岁时，就得了支气管哮喘，过去常感冒，一打针就是好几天，夜里睡觉时常因气不足而憋醒。2008年10月开始用π水杯，现在夜里也不醒了，一觉睡到天亮。哮喘也比以前轻。也不容易感冒了，面色也比以前好看。

2010-12-5

病例4 慢性支气管炎、便秘、胃病

白秀香，女，52岁。地址：郑州市金水区农业路112号院万佳苑7号楼1单元201室

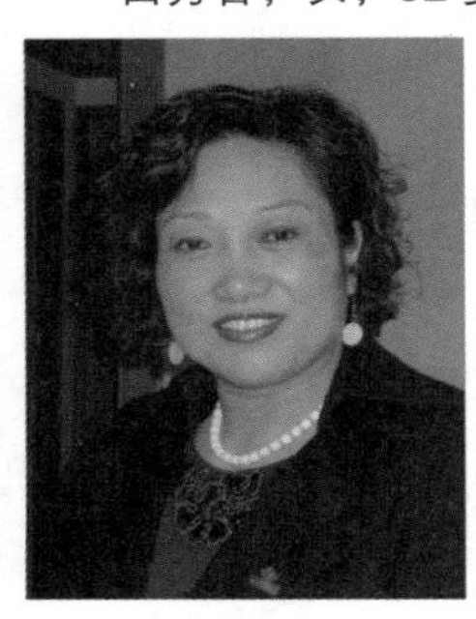

我患有便秘（2～3天1次大便）十多年之久，胃反酸也有八九年。患慢性支气管炎7年来，吃药、打针当时能缓解，过后仍复发。2010年10月2号，开始饮用π水，1周后，便秘、胃酸症状得到改善。半个月后，除轻微咳嗽外，其他症状消失。3个月后，也不咳嗽了。

2011-2-19

[病理分析]

人要健康，细胞首先必须要健康。由于π水的分子团非常小，且具有弱碱性、氧充足、富含矿物质和微量元素、低电位或负电位、溶解力和渗透力强等特点，可快速渗入人体细胞，加强养分的补充和废物排出，使细胞充满活力。

哮喘症和过敏症是身体需要水的一种“危机信号”，证明人体处于脱水状态。对于哮喘病病人，需长期饮用π水，不要以为几天工夫就可以消除几个月甚至多年的病症。一位学者相信肺缺水会导致通气孔收缩，使哮喘病人的肺产生黏液，这两个因素导致哮喘发作。学者推荐哮喘病病人需要保持正常的饮水量，用250mL水杯，喝8～10杯以上，长时间后身体才能获得足够的水。

π水的溶解力强，可使矿物质及微量元素易被电解为离子，提高其吸收率。如钙离子就能被人体很好的吸收，补充钙质，增加碱性物质，促进细胞的新陈代谢与自我修复能力，增强了机体免疫力，使人体减少了感冒和哮喘的发生。钙与镁、钾、钠等离子保持一定比例，可使神经、肌肉保持正常的反应。因π水中确含这几种离子，所以常饮π水还可促进睡眠。

中国量子化学家和水营养学专家金日光教授指出：“没有生命动力元素的水，是人们健康的隐形杀手。”而π水的波动率，与细胞波动频率相近，在与细胞接触时会产生共鸣、共振效应，并借此将细胞中的代谢产物及毒素稀释，排出体外。

π水富含负离子，能迅速消除体内多余的自由基，增强人体的免疫功能，堪为人体抗衰老的一副良药，

长期饮用就会为健康长寿打下坚实的基础。

下面介绍一例国外的病例：

日本的安田公子女士述说："我们是一个四口之家，丈夫今年 49 岁，我 43 岁，儿子 17 岁，女儿 16 岁，全家相处的和谐、幸福。唯一美中不足的是，我和孩子都属于过敏性体质。当孩子为过敏性鼻炎、气喘所苦时，我也因日晒、洗涤剂所引起的过敏性皮炎而感到苦恼。自从早晚饮用 π 水至今六个月来，类似的过敏症状已经很少发生。因此，我深信只要持续每天饮用，一定能够改善过敏体质。人体有 60% ~ 80% 为水分，维持充足的水分固然重要，但如果能以良质水代替一般自来水，则血液循环及各项机能的活动都会更加顺畅……"选自(《π 水惊人的效果》一书。)

第14节
血液病及其他

病例1 再生障碍性贫血

李桂娥，女，46 岁。地址：河北省承德市隆化县郭家屯镇南兆营村 6 组

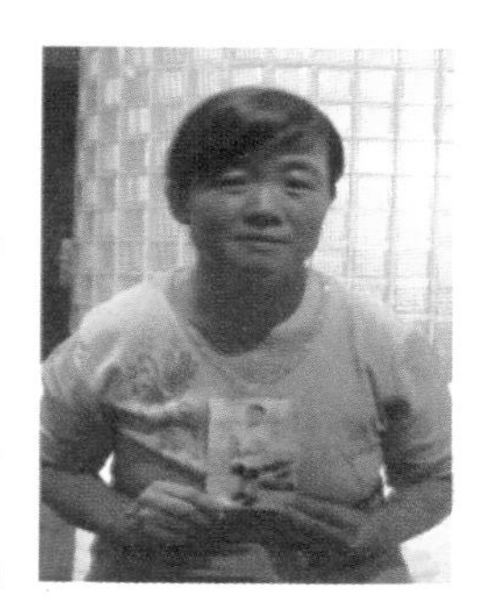

我叫李桂娥，儿子杨硕今年 9 岁。从 2008 年 11 月 25 号开始，经承德市中心医院、北京儿童医院、天津血液病研究所、石家庄现代中医血液肾病医院诊断，我儿子均被诊断为再生障碍性贫血。通过治疗病情稳定，但回家后一个多月就会复发，需再到医院接受输血治疗。病情始终不能控制，时好时坏。住院没钱了，就领着孩子回家了。2010 年 4 月 27 号开始用 π 水，2 个月后，输血次数减少，以前每月输血 3 ~ 5 次，用 π 水后逐渐改为每月两次、一次。病情处于基本稳定状态，至今已两个月没有输血了，现在配合相关的药物继续用 π 水巩固治疗。

2010-8-8

病例2 血小板减少症、骨髓异常增生综合征

周银梅，女，44 岁。地址：河南省郑州市伊河路

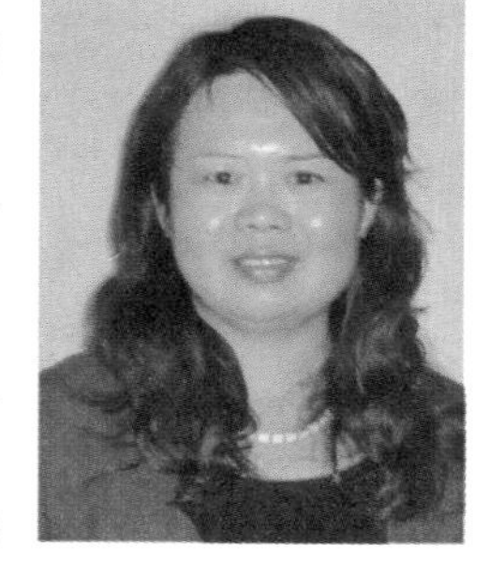

我的朋友周银梅，2000 年开始，患有肺结核，以后出现 3 个月的月经周期都不正常的现象，每次月经期都在 10 天以上，经量过大，导致血中红细胞、白细胞偏低，血小板下降，胃肠蠕动减慢。经各大医院检查，诊断为血小板减少症、骨髓异常增生综合征（MDXRA 型）。做过各种治疗，但效果不佳，药物的副作用使月经停止。当时，她很绝望，甚至有轻生的念头，我多次安慰她。2010 年 9 月份，我好言相劝，让她开始饮用 π 水和吃些保健品，现在例假基本正常，身体也感觉有劲，想干活了，症状比以前好多了，她很高兴。

李俊代述　2011-2-19

病例3 闭经

张育，女，23岁。地址：山西省太原市

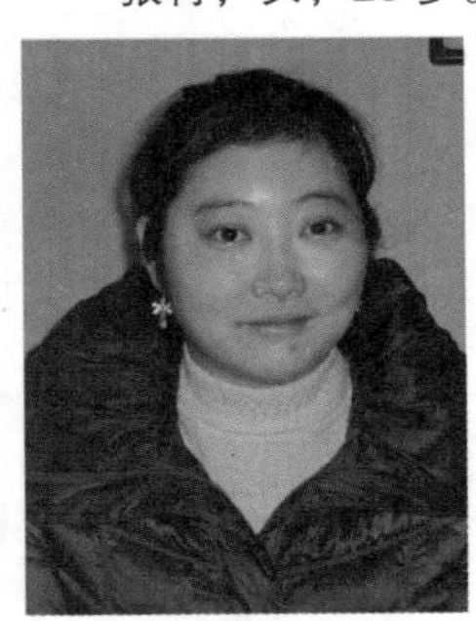

我于13岁月经来潮，一直不正常，到18岁时，有半年的正常经期后就闭经了。之后，若吃雌激素就来，否则就没有经血。而且还胃胀，经常吃保健品和中药，但还是无效。我的子宫还小（3.3cm×3.7cm），因为常吃激素类药物，导致脸部浮肿、虚胖，体重也由原来的不到90多斤增加到130多斤。2010年4月开始喝π水，一天喝到20杯，3天后就消肿了，半月后就来月经了。喝π水一个月后，下肢有肿胀现象，两个月后，肿胀现象消失。三个月后，下肢完全正常，气血充足。2010年10月，月经已完全恢复正常，胃胀症状消失，体重从130多斤减到120斤，精神也比以前好。

2011-1-6

病例4 老年性花眼、白内障

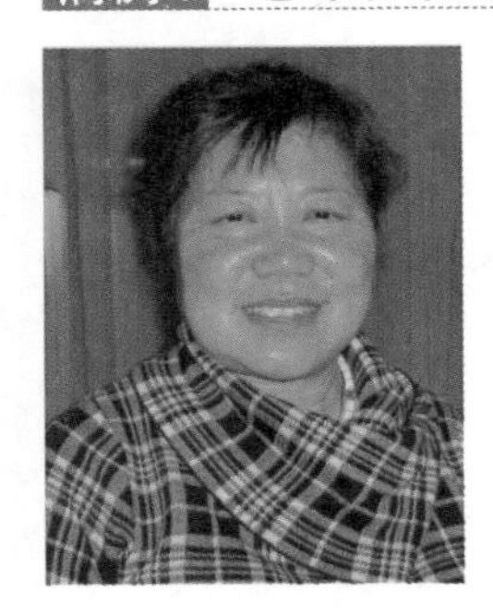

王彩凤，女，58岁。地址：内蒙古包头市青山区

我于40多岁后开始出现老年性花眼，2007年检查出有白内障，不戴眼镜看不清东西。用π水杯一周后，发现眼前视物清亮，离开老花镜看东西也没问题了，目前身体状况良好，人也显得年轻，精神状态也比以前好。

2011-2-19

病例5 三叉神经痛、斑秃、肥胖、痔疮

童淑花，女，46岁。地址：山西省吕梁汾阳冯家庄

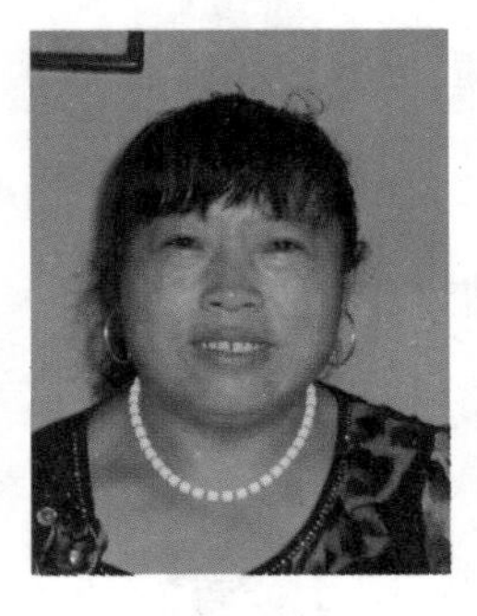

我的一位非常要好的朋友从2003年开始出现了三叉神经痛，一直求医问药，中药、西药、理疗等都进行过治疗，曾去过河北二院诊治，结果是：刚经过治疗时，感觉好转，一停下来就会再次发作，疼痛难忍。9年来，病痛一直折磨着她。痛的时候吃不下饭，睡不着觉，导致身体特别瘦弱。自从2011年开始饮用π水和戴上π石项链的第一天晚上，就感觉减轻了许多，当她把这个消息告诉家人的时候，都没人相信她。但是，她抱着试试看的态度继续戴着项链，喝着π水。两天、三天……一周过去了，一直没痛。至今再未发作。

我丈夫武斌发从事家庭装饰工作30余年，由于工作环境和超负荷工作，使他的身体和生活都不正常。导致有一块面积为3cm×5cm的斑秃。患病六七年来，一直求医问药，用斑秃丸等药，还用生姜擦泡患处，都没任何效果。通过喝π水一个多月的时间，无意中发现头发长出来了，全家人都很高兴。同时30多年的便秘也好了。

我有位朋友叫梁永明，今年42岁，家住山西省吕梁市离石区西属巴街道办东属巴村。他原来体重174斤，身高1.63米，因肥胖行动不便。2011年2月19号开始饮用π水，三个月后，体重降到163斤，精神饱满，精力充沛。原来有痔疮，喝π水后再没有感到不适，感觉挺好。

矦青莲代述　2011-6-7

[病理分析]

再生障碍性贫血通常指原发性骨髓造血功能衰竭综合征，病因不明。主要表现为骨髓造血功能低下、全血细胞减少和贫血、出血、感染。而 π 水是生命之水，进入人体后，不断地激活细胞，使细胞内外都充盈干净的、有活力的、营养丰富的液体，这样就能大大促进细胞的生长、发育，使人体细胞更具活力。同时又将身体积存的脂肪、胆固醇和其他物质充分溶解、排出体外，提高身体的排毒能力。π 水的弱碱性，可以中和体内酸性毒素，调节平衡体液的酸碱性，这有利于再生障碍性贫血疾病的恢复。π 水还可以活化细胞、提高机体的自身抗病能力，从而有利于各种疾病的康复。

人体是一个充满智慧、具有无限能量的机体。长期以来，我们一直都低估了人体自身的能量，高估了自己的知识和现在的医疗体系，所以很多的病就产生了。人体本来就有疾病的自我康复能量，如淋巴和脾就是我们的免疫系统。但是我们生病的时候，只希望去找到灵丹妙药，以为这样就可以一举将病治愈。但是并不重视，真正治病的能量还要依靠自身的免疫力。

免疫力是识别和消灭外来侵入的病毒、细菌等，以及处理衰老、损伤、变性、死亡和突变的细胞的能力。这也是免疫系统识别和排除“异己”的生理反应。数百万年来，人类生活在一个既适合生存又充满危机的环境，人类得以存续，也获得了非凡的免疫力。所以说免疫力是生物进化过程的产物。要充实生命的能量，让自我疗病系统更好地工作。π 水具有的弱碱性、小分子团、低电位或负电位、含氧充足、富含矿物质及微量元素等特点，可以激活人体的免疫系统，促进免疫细胞的新陈代谢，提高人体抗病毒的能力。从理论上讲，相信 π 水对流感、SARS、AIDS 等都有治疗与辅助治疗的作用。

当然，π 水的神奇功效目前还不甚明了。在日本，每年一次的年会，都有很多来自世界各地的医学专家报告他们应用 π 水所取得的成绩，以及一些医学专家在 π 水的应用研究中所取得的进展。这些成绩可谓举世瞩目。已故的中国领导人邓小平先生说得好：“不管黑猫白猫，抓到老鼠就是好猫。”我们不能因为 π 水的效果暂时还无法用科学理论去圆满解释，就不去应用它、普及它。我希望全世界的医学同仁们都携起手来，共创医疗改革的新天地。

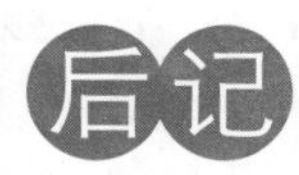

后记

炎热的夏季，骄阳似火，口渴难耐。渴是身体对水的呼唤，这呼唤短促而有力、焦急而难忍，此时，倘若饮一杯清凉的水，身体的呼唤就会停息，因为水满足了身体的需要，消除了人的焦躁不安。然而，令人遗憾的是，人们很少去思考水在身体内究竟起着怎样至关重要的作用。

我们对身体外面的水了解得很多，但对身体内的水却知之甚少，如果了解了水在身体内的具体运行情况，就会恍然大悟，会惊讶地发现许多疾病的病因是：身体缺水。身体缺水造成了水代谢功能紊乱，生理紊乱最终又导致了诸多疾病的产生；而治疗这些疾病的方法简单的令你难以置信，那就是喝足对人体确实有益的水。为此，我们组织相关人员和专家，编写了《π水与生命》一书，献给渴望健康的人们。

本书在编写过程中，承蒙各级领导和朋友的关心、支持和帮助，在此深表谢意！

由于我们的水平有限，书中缺点和错误在所难免，恳请读者批评指正。谢谢！

全体作者敬呈